普通高等教育中医药类创新课程"十三五"规划教材
全国高等中医药院校教材

主 编

刘春英

副主编

于兰英 王 莹 肖 桦 何彦丽 苗宇船

病理学
与病理生理学

（第2版）

供护理·康复等专业用

上海科学技术出版社

普通高等教育中医药类创新课程"十三五"规划教材
全国高等中医药院校教材

图书在版编目(CIP)数据

病理学与病理生理学 / 刘春英主编. —2 版. —上海:上海科学
技术出版社,2019.7(2024.7 重印)
普通高等教育中医药类创新课程"十三五"规划教材
全国高等中医药院校教材
ISBN 978 - 7 - 5478 - 4509 - 7

Ⅰ.①病… Ⅱ.①刘… Ⅲ.①病理学－中医学院－教材
②病理生理学－中医学院－教材 Ⅳ.①R36

中国版本图书馆 CIP 数据核字(2019)第 132547 号

病理学与病理生理学
主编 刘春英

上海世纪出版(集团)有限公司
上海科学技术出版社 出版、发行
(上海市闵行区号景路 159 弄 A 座 9F-10F)
邮政编码 201101 www.sstp.cn
浙江新华印刷技术有限公司印刷

开本 787×1092 1/16 印张 19.25
字数:310 千字
2012 年 9 月第 1 版
2019 年 7 月第 2 版 2024 年 7 月第 10 次印刷
ISBN 978 - 7 - 5478 - 4509 - 7/R·1875
定价:65.00 元

病理学与病理生理学

编委会名单

主　编

刘春英

副主编

于兰英　王　莹　肖　桦　何彦丽　苗宇船

编　委

（以姓氏笔画为序）

编写说明

病理学与病理生理学是一门重要的医学基础课程，是为沟通基础医学与临床医学而设置的桥梁课程。近年来护理及康复等医学专业发展迅速，但与中医药院校护理、康复等专业发展和人才培养不相称的是一直没有适合上述专业的教材。

本教材的编写主要为适应我国高等中医药教育发展，全面推进素质教育，培养21世纪高素质实用型人才，正确把握中医药本科教学内容和课程体系的改革方向，在已有的教材基础上进行改编。本书将国内外新近的科学知识、先进的实验研究基本技术和方法收纳其中，以提高本版教材的先进性、科学性和实用性。坚持"系统全面、简明实用、内容精练、突出特色"的编写原则，注重把握"科学、严谨、知识公认"等教材编写特点，为培养创新型护理、康复等专业人才奠定基础。

全书除绪论外，分为上、下两篇，共计23章。上篇主要介绍患病机体的形态结构变化，包括细胞和组织的适应、损伤与修复，局部血液循环障碍，炎症，肿瘤，心血管系统疾病，呼吸系统疾病，消化系统疾病，泌尿系统疾病，常见传染病与寄生虫病。下篇主要介绍患病机体的功能、代谢变化和发病机制，包括疾病概论，水、电解质代谢紊乱，水肿，酸碱平衡与酸碱平衡紊乱，缺氧，发热，应激，缺血-再灌注损伤，休克，弥散性血管内凝血，心功能不全，肺功能不全，肝功能不全，肾功能不全。上、下两篇从不同角度，共同探讨疾病的本质，有着不可分割的密切联系。

本教材使用对象为中医药院校护理、康复等专业本科学生，也可以供中医药高职高专的护理、康复等专业使用。

本教材是由国内多所高等中医药院校长期从事病理学与病理生理学教学、科研和临床诊断的一线教师共同编写。尽管我们在教材的编写工作中力求尽善尽美，但由于主客观条件所限，仍难免存在某些欠妥或失当之处，希望读者提出宝贵的意见，以便今后进一步修订和完善。

《病理学与病理生理学》编委会

2019 年 4 月

目　录

上篇　病理解剖学

第一章
细胞和组织的适应、损伤与修复

第二章
局部血液循环障碍

第三章

炎　症

第四章

肿　瘤

第五章

心血管系统疾病

第六章

呼吸系统疾病

第七章

消化系统疾病

第八章

泌尿系统疾病

第九章

常见传染病与寄生虫病

下篇　病理生理学

第十章

疾病概论

第十四章

缺　氧

第十五章

发　热

第十六章

应　激

第二十章

心功能不全

第二十一章

肺功能不全

第二十二章

肝功能不全

第二十三章
肾功能不全

绪　　论

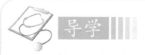

熟悉：病理学与病理生理学在医学体系中的地位和研究方法。

了解：病理学与病理生理学的学科内涵和学习方法。

一、病理学与病理生理学的学科内涵

病理学与病理生理学是以自然科学方法，研究疾病发生、发展及转归的规律和机制的科学，包括传统的病理学（pathology）和病理生理学（pathophysiology）两部分内容。病理学着重研究患病机体的形态结构变化，病理生理学着重研究患病机体的功能、代谢变化和发病机制，两者从不同角度，共同探讨疾病的本质，有着不可分割的密切联系。

二、病理学与病理生理学在医学体系中的地位

病理学与病理生理学是联系基础医学和临床医学之间的桥梁学科，在医学体系中占用重要地位。患病机体的生命活动复杂多变，研究疾病时，首先应了解正常机体的结构、功能和代谢变化规律，因此，解剖学、组织学、生理学等是学习病理学与病理生理学的理论基础；病理学与病理生理学又为临床各科疾病的症状、体征和诊断提供理论依据，成为临床医学课程的基础，同时，临床医学不断向病理学与病理生理学提出新的研究课题，促进两者的深入发展。由此可见，病理学与病理生理学在医学体系中起着承上启下的作用。

三、病理学与病理生理学的研究方法

（一）人体形态学研究方法

1. 尸体剖检（autopsy）　简称尸检，即对死者遗体进行病理解剖，是查明死因、明确诊断的重要方法，也是积累病理学知识的主要来源。

2. 活体组织检查（biopsy）　简称活检，即用局部切除、钳取、穿刺等方法，从患者活体获取病变组织进行病理检查，是确定诊断，尤其是良、恶性肿瘤诊断的重要方法。

3. 细胞学检查（cytology）　从患者的痰、胃液、尿液、胸腹水、阴道分泌物等体液或溃破的肿瘤表面采集脱落细胞，涂片染色进行观察，作出细胞学诊断，现已广泛应用于防癌普查。

（二）实验病理学研究方法

1. 动物实验（animal experiment）　指在动物身上复制某些人类疾病的模型，研究疾病的病因、发病机制以及药物或其他因素对疾病的疗效和影响等，这对于研究人类疾病有着非常重要的意

1

义。但动物与人类间毕竟存在差异,动物实验的结果不能直接套用于人体。

2. 组织与细胞培养(tissue and cell culture) 将人体或动物的组织或细胞,用适宜的培养基在体外加以培养,研究在各种病因作用下细胞、组织病变的发生发展及外来因素的影响。其优点是,可以较方便地在体外观察研究各种疾病或病变过程,周期短,见效快,可以节省研究时间,是很好的研究方法之一。但是孤立的体外环境毕竟与互相联系、互相影响的体内的整体环境不同,故不能将研究结果与体内过程等同看待。

(三)分子生物学技术

近年来,随着学科的发展,病理学与病理生理学的研究已不仅仅依靠传统的手段而采用了许多新方法、新技术,如核酸分子杂交技术、多聚酶链反应(PCR)技术、DNA 测序等核酸分析技术和蛋白质分析技术等分子生物学技术。这些新技术的应用使常规的形态学观察,发展到将形态结构改变与组织、细胞的化学变化结合来进行研究,也使形态变化从定性研究发展到定量研究,从而获得了大量的新信息,加深了人类对疾病本质的认识。

(四)临床观察

在不损害患者健康的前提下,进行一些必要的临床检查与实验研究,观察患者治疗前后机体功能和代谢的变化是病理学与病理生理学研究的重要方法。

四、病理学与病理生理学的学习方法

病理学与病理生理学是一门很重要的课程。通过本门课程的学习,学生可储备一定的医学和预防保健基本知识,从基础医学学习顺利过渡到临床医学的学习,为临床工作奠定基础。学习本门课程的目的不仅要学会病理学与病理生理学的基本知识和基本技能,更要培养创新思维和自主学习的能力。

学习病理学与病理生理学不能只靠单纯背诵相应的基本概念、基本理论和基本方法,而是要对其进行理解,在理解的基础上记忆。学习中还要养成提问的习惯,能提出问题并且通过查阅资料、思考分析并解决问题的学习是高效率的,可以获取更多课堂外、教材外的知识和能力。

临床上疾病的发生和发展是一个动态的演变过程,学习中应注意原因与结果、损伤与抗损伤、形态与功能、局部与整体的关系,将学习与兴趣、理论与实践相结合,认真学好病理学与病理生理学,为临床、教学及科研工作奠定扎实的基础。

（刘春英）

上　篇

病理解剖学

第一章

细胞和组织的适应、损伤与修复

导学

掌握：萎缩、各种可逆性损伤、坏死的概念、基本病理变化和结局；肉芽组织的概念、形态特征和作用。

熟悉：肥大、增生、化生的概念。

了解：再生、纤维性修复、创伤愈合的类型。

　　正常机体的细胞和组织可以对体内外环境变化等刺激作出及时的反应，表现为功能、代谢和形态上的改变，其反应形式既取决于刺激的性质和强度，也与受累细胞的类型与状态、营养状况和遗传背景等有关。当生理负荷发生变化或遭受轻微病理性刺激时，细胞和组织发生非损伤性应答反应（即适应）。若病理性刺激超过了细胞和组织的耐受、适应能力，则会发生损伤性变化。轻度损伤常为可逆性损伤，或称为亚致死性细胞损伤（如变性）。而重度损伤则为不可逆性损伤，最终引起细胞死亡（如坏死）。适应、可逆性损伤和不可逆性损伤是在功能、代谢和形态上连续发展的变化过程，在一定条件下可相互转化，其间界限有时也不甚清楚（图 1-1）。

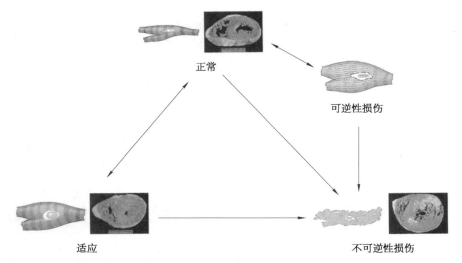

图 1-1　正常、适应、可逆性损伤和不可逆性损伤的细胞、组织间的关系模式图

本模式图以心肌肥大代表适应，以心肌脂肪变性代表可逆性损伤，以心肌坏死代表不可逆性损伤

在疾病的发展过程中,机体内经历着一系列复杂的变化,既有致病因素引起细胞、组织的适应和损伤性变化,又有机体对损伤的修复和代偿,两者是疾病过程中出现的一对基本矛盾,也是疾病过程中出现的基础性病理变化。因此,认识细胞和组织适应、损伤、修复的规律,具有重要的意义。

第一节 细胞和组织的适应

适应(adaptation)是指细胞、组织和器官对持续性的体内外环境刺激作出的非损伤性应答反应。通过适应性反应,细胞、组织和器官改变自身的功能、代谢和形态以达到新的平衡,从而适应环境条件的改变,避免刺激因子造成的损害。

适应是机体对细胞生长和分化进行调整的结果,其发生机制涉及细胞代谢的所有过程,包括基因表达与调控、蛋白质转录翻译、蛋白质合成调节、蛋白质受体结合和信号传导等。

适应是介于正常和损伤之间的一种状态,通常在早期仅表现为功能和代谢方面的改变,在晚期才出现形态学的改变,主要表现为萎缩、肥大、增生和化生,涉及细胞数目、体积或分化的改变。

一、萎缩

发育正常的细胞、组织和器官的体积缩小称为萎缩(atrophy)。萎缩组织和器官的体积缩小是由于实质细胞体积缩小甚至数目减少造成的。萎缩不同于发育不全和未发育,后两者是指器官或组织未充分发育到正常大小或根本没有发育的状态。

(一)病因和发病机制

引起萎缩的根本机制是实质细胞的合成代谢小于分解代谢,根据其具体原因可将萎缩进行以下分类。

1. 生理性萎缩 与机体生长发育的不同时期有关,如青春期后胸腺的萎缩和更年期后性腺的萎缩等。

2. 病理性萎缩

(1)营养不良性萎缩:包括全身性萎缩和局部性萎缩。

1)全身性萎缩:因长期饥饿、厌食或消化系统疾患等造成蛋白质摄入、吸收不足,或结核病、恶性肿瘤等慢性消耗性疾病等造成蛋白质消耗过多所致。一般脂肪组织首先被消耗而发生萎缩,其次是肌肉、脾脏和肝脏等器官发生萎缩,心脏和脑往往最后发生萎缩。

2)局部性萎缩:常见于局部缺血,如冠状动脉粥样硬化时可引起心肌萎缩。

(2)压迫性萎缩:因组织、器官长期受压所致,如脑室积水可压迫周围脑实质导致其萎缩、尿路梗阻所致肾盂积水可压迫周围肾实质导致其萎缩等(图1-2)。

(3)废用性萎缩:因器官、组织长期工作负荷减少和功能代谢低下所致,如肢体骨折后经长期石膏固定,可引起肌肉萎缩和骨质疏松。

(4)内分泌性萎缩:因内分泌腺功能下降导致相应的

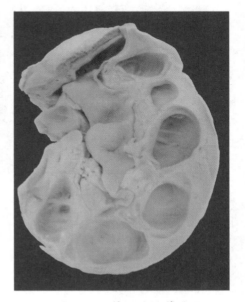

图1-2 肾压迫性萎缩

肾盂积水、扩张,肾实质受压萎缩

靶器官萎缩,如脑垂体前叶功能减退可引起甲状腺、肾上腺皮质和卵巢等发生萎缩。

(5)神经性萎缩:因运动神经元或轴突损伤导致效应器萎缩,如脊髓灰质炎患者因脊髓前角运动神经元损伤引起所支配的肌肉和骨骼发生萎缩。

(6)放射性萎缩:因接受放射线所致,如鼻咽癌患者经局部放射治疗后可引起周围腺体等组织的萎缩。

临床上萎缩也可由多种因素综合所致。

(二)基本病理变化

肉眼观,萎缩的组织、器官体积缩小,重量减轻,颜色加深或呈褐色,质地变硬,被膜稍增厚。此外,不同的萎缩器官可呈现不同的特征性变化。如心脏萎缩时,心尖变锐,心室壁变薄,乳头肌和腱索变纤细,冠状动脉迂曲(图1-3)。脑萎缩时,脑回变窄,脑沟增宽变深。

光镜下,萎缩的组织、器官内实质细胞体积变小和(或)细胞数目减少,胞质浓缩,胞核深染。因胞质内线粒体、内质网等细胞器大量退化,可见未能被彻底消化的富含磷脂的细胞器残体积聚于细胞质内,称为脂褐素(lipofuscin)。脂褐素呈褐色颗粒,可使器官或组织的颜色变深或呈褐色,故有褐色萎缩之称,常见于心肌细胞(图1-4)、肝细胞和神经节细胞的细胞核两端。在实质细胞萎缩的同时,往往可伴有一定程度的间质纤维组织和脂肪组织增生,甚至造成组织和器官的体积比正常还大,出现假性肥大(pseudo-hypertrophy)。

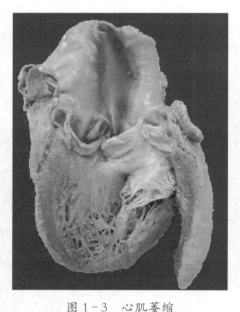

图1-3 心肌萎缩

心脏体积缩小,颜色加深,心尖变锐,心室壁变薄,乳头肌和腱索变纤细,心脏表面冠状动脉呈蛇形迂曲

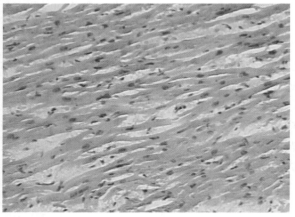

图1-4 心肌萎缩(镜下)

心肌纤维变细,数目减少,同时伴有间质纤维组织增生

(三)影响和结局

萎缩器官、组织和细胞的功能常有不同程度降低。萎缩一般是可复性的,原因消除后可以逐渐恢复正常。如病因持续存在,甚至加重,则萎缩细胞将逐渐消失而不能复原。

二、肥大

由于实质细胞的体积增大所造成的组织和器官体积增大称为肥大(hypertrophy)。对于再生能力强的组织和器官(如子宫、乳腺等),其实质细胞的体积增大通常也可伴有实质细胞的数量增加,而再生能力弱的组织和器官(如心肌、骨骼肌等)仅表现为实质细胞的体积增大。

引起肥大的根本机制是实质细胞的合成代谢大于分解代谢,根据其具体原因可分为内分泌性肥大和代偿性肥大两类,在生理与病理情况下都可发生。

1. 内分泌性肥大 因内分泌激素作用于效应器所致。如在生理状态下,哺乳期乳腺发生肥大、妊娠期子宫平滑肌发生肥大等。在病理状态下,肝硬化时雌激素灭活减少可引起男性乳腺肥大。

2. 代偿性肥大 多因器官和组织工作负荷增加所致,具有功能代偿作用。如在生理状态下,经锻炼导致骨骼肌肥大。在病理状态下,高血压时心脏压力负荷过大可引起左心室心肌代偿性肥大。

肥大的细胞功能增强,但其功能代偿是有限度的,一旦超出代偿限度,肥大的组织、器官可发生失代偿,最终出现功能衰竭,如高血压晚期的左心功能衰竭。

三、增生

由于实质细胞数量增多所造成的组织和器官体积增大称为增生(hyperplasia)。增生是实质细胞有丝分裂活跃的结果,也与细胞凋亡受到抑制有关,通常受到增殖基因、凋亡基因、激素和生长因子等的调控,在生理和病理情况下都可发生增生。根据其病因可分为以下常见类型。

1. 内分泌性增生 如在生理状态下,正常女性青春期乳腺的发育和月经周期中子宫内膜腺体的增生。在病理状态下,雌激素过多时可导致乳腺增生和子宫内膜过度增生。

2. 代偿性增生 功能代偿也可引发增生,且常伴随代偿性肥大,如低血钙可导致甲状旁腺增生。

3. 再生性增生 指在组织损伤后进行再生修复的一种反应性增生,如病毒性肝炎时残存肝细胞的增生、肠黏膜慢性炎症时黏膜上皮内腺体等成分的增生(图1-5)。

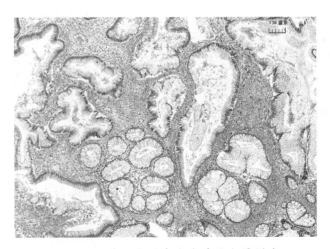

图1-5 直肠炎性息肉内腺体大量增生

增生与肥大的原因往往十分相似,故两者常相伴出现。弥漫性细胞增生可致组织和器官的均匀弥漫性增大,局限性细胞增生可致组织和器官中形成单发或多发结节。增生通常具有可复性,当原因消除后可恢复。但是细胞过度增生失去控制,则可能演变为肿瘤性增生。

四、化生

一种分化成熟的组织转化为另一种分化成熟的同类组织的过程称为化生(metaplasia)。化生与某些基因活化或重新编程表达有关,是组织细胞成分成熟和生长调节紊乱的形态学表现。化生并非由分化成熟的组织直接转变为另一种组织,而是由具有分裂增生和多向分化能力的幼稚未分化细胞、储备细胞或干细胞横向分化的结果(图1-6),通常只出现在分裂增殖能力较活跃的组织类型中。

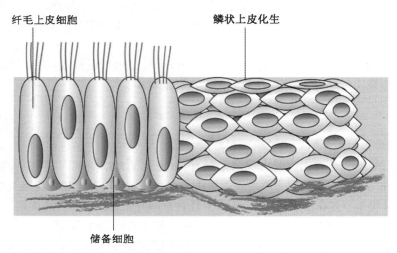

纤毛上皮细胞　　　　鳞状上皮化生

储备细胞

图1-6　支气管柱状上皮的鳞状上皮化生模式图

柱状上皮中的储备细胞分裂增殖,分化形成复层鳞状上皮

化生常发生于同源的、性质相似的组织之间,即上皮组织之间或间叶组织之间。

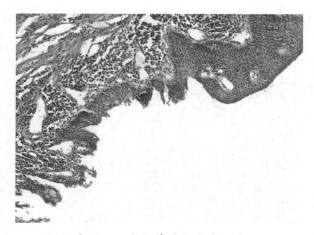

图1-7　支气管鳞状上皮化生

1. 上皮组织的化生　以鳞状上皮化生(简称鳞化)最为常见,常由反复炎症刺激和机械损伤引起。如长期吸烟或慢性支气管炎时,支气管的假复层纤毛柱状上皮转变为鳞状上皮(图1-7);慢性胆囊炎及胆石症时胆囊黏膜上皮的鳞化;慢性宫颈炎时子宫颈管柱状上皮的鳞化等。腺上皮组织的化生也较常见,如慢性萎缩性胃炎时,部分胃黏膜上皮可转变为含有杯状细胞或潘氏细胞的小肠或大肠型黏膜上皮,称为肠上皮化生(简称肠化)。

2. 间叶组织的化生　间叶组织细胞具有多向分化功能,可化生为骨、软骨或脂肪组织等。如骨化性肌炎时,由于外伤可引起肌肉内纤维结缔组织增生,新生的成纤维细胞转化为成骨细胞并发生骨化生。

上皮组织的化生在原因消除后或可恢复,但间叶组织的化生则大多不可逆。化生对机体利害兼而有之,一方面适应了内外环境的改变,具有保护作用;另一方面丧失了原有组织的结构和功能,有的甚至可发展为肿瘤。如呼吸道黏膜的柱状上皮发生鳞状上皮化生后,在一定程度上增强了局部抵御外界刺激的能力,但减弱了黏膜的自净能力。若引起化生的因素持续存在,则可能发生癌变,如支气管鳞状上皮化生和胃黏膜肠上皮化生可分别向肺鳞状细胞癌和胃腺癌演进。

第二节　细胞和组织的损伤

若病理性刺激超过了细胞和组织的耐受、适应能力,可引起细胞和组织的功能、代谢障碍及形态结构的变化,称为损伤。损伤的程度与损伤因素的类型、作用强度、持续时间和受损细胞或组织的耐受性有关。

凡能引起疾病发生的原因均可引起细胞和组织损伤,这些因素可相互作用或互为因果,导致损伤的发生和发展。损伤的发生机制主要体现在细胞膜的破坏、活性氧类物质与胞质内游离钙的增多、缺氧、化学性损伤和遗传变异等方面。

细胞受损后的病理改变表现为:先呈现代谢性变化,继而出现组织化学和超微结构变化,随后出现光镜和肉眼可见的形态学变化。这些变化较轻时,去除病因后细胞可恢复正常,称为可逆性损伤。重者则引起不可逆性损伤,或称致死性损伤(图1-1)。

一、可逆性损伤

可逆性损伤(reversible injury)旧称变性(degeneration),是指由于代谢障碍导致细胞内或细胞间质内出现异常物质,或原有正常物质数量异常增加的一系列形态学改变,常伴有细胞功能的降低。

1. 细胞水肿(cellular swelling)　也称水变性,是指细胞内(包括细胞质和细胞器)的水分增多,常为细胞损伤中最早出现的病变,好发于肝、心、肾等器官的实质细胞。

(1)病因和发病机制:由于受缺氧、感染、中毒等因素的影响,细胞线粒体受损,ATP生成减少,细胞的能量供应不足,细胞膜上的钠泵功能障碍,或细胞膜直接受损,致使细胞内钠离子和水过多积聚。

(2)基本病理变化:肉眼观,病变组织和器官体积增大,重量增加,被膜紧张,切面隆起、边缘外翻(似火腿肠)、颜色较苍白,混浊且无光泽,似被沸水烫过,旧称为混浊肿胀(图1-8)。光镜下,细胞体积肿大,胞质稀疏淡染,胞质内出现许多红染细颗粒状物(为肿胀的线粒体和扩张的内质网),故又称为颗粒变性。严重者胞质异常疏松透亮,内质网

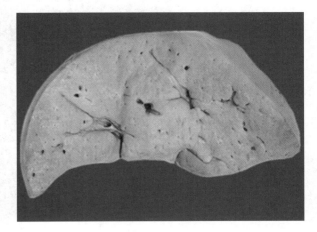

图1-8　病毒性肝炎所致肝细胞水肿

可解体、离断和发生空泡变,细胞核也可发生肿胀,细胞体积进一步增大,超过正常的3~4倍,故有气球样变之称(ballooning change)(图1-9)。

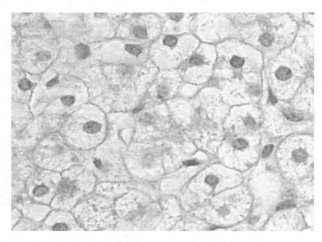

图1-9 病毒性肝炎所致肝细胞气球样变

　　(3)影响和结局:细胞水肿常为细胞的轻度或中度损伤,可引起器官功能降低。病因去除后,细胞可恢复正常。如病变进一步发展,则可能引起脂肪变性,甚或崩解坏死。

　　2. 脂肪变性(fatty degeneration)　指非脂肪细胞的胞质内出现明显脂滴。因肝脏是脂类代谢的主要场所,故肝脂肪变性最为常见,亦可见于心肌细胞和肾小管上皮细胞。

　　(1)病因和发病机制:因缺氧(如长期贫血或淤血)、中毒(如长期慢性酒精中毒,磷、砷、四氯化碳、氯仿等中毒)、严重感染(如白喉、伤寒、猩红热)、营养障碍(如胆碱、蛋氨酸等合成磷脂的物质缺乏)、糖尿病及肥胖等原因,干扰了脂肪酸的代谢,使其堆积在细胞内。

　　(2)基本病理变化:肉眼观,发生中、重度脂肪变性的器官体积增大,边缘变钝,颜色淡黄,质地较软,切面有油腻感(图1-10)。光镜下,脂肪变性的细胞内可见大小不等的脂肪滴,大者可充满整个细胞而将细胞核挤到一侧,形似脂肪细胞。在石蜡切片HE染色中,因脂肪被有机溶剂溶解,

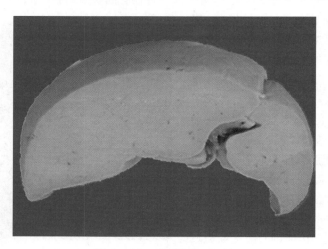

图1-10 肝脂肪变性

故脂滴呈空泡状(图1-11)。在冰冻切片中,脂滴可被保留下来,经过苏丹Ⅲ、锇酸、油红等特殊染色可使脂滴呈现不同颜色。

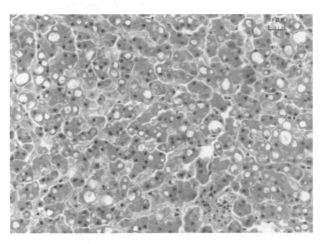

图 1-11　中度肝细胞脂肪变性

心肌脂肪变性常出现在严重贫血、缺氧或中毒时,可累及左心室,脂肪变性的心肌呈黄色,与正常心肌的暗红色间隔出现,形成红黄相间的虎皮状斑纹,故称为"虎斑心"。有时心外膜增生的脂肪组织可沿间质伸入心肌细胞间,称为心肌脂肪浸润,这与心肌脂肪变性不同。

(3)影响和结局:轻度脂肪变性常不影响脏器的功能,严重者可导致功能障碍。脂肪变性是一种可复性病变,原因去除后可以恢复。若病因持续作用,则可导致细胞坏死。

3. 玻璃样变性(hyaline degeneration)　指在细胞内或间质中出现蛋白质性物质积聚,因其在HE染色切片中呈现均质、粉红染、半透明,故又称为透明变性。

(1)纤维结缔组织玻璃样变:是胶原纤维老化的表现,常见于瘢痕组织和动脉粥样硬化的纤维斑块等处。肉眼观,病变为灰白色、半透明、质地坚韧、失去弹性(图1-12)。光镜下,纤维细胞明显减少,胶原纤维增粗并互相融合成梁状、带状或片状的粉红染均质结构。

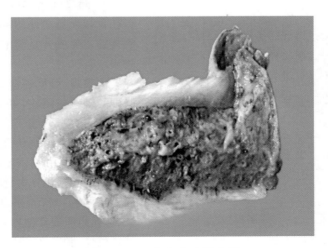

图 1-12　胸膜玻璃样变性

(2) 细动脉壁玻璃样变：常见于缓进型高血压和糖尿病时的肾、脑、脾及视网膜等的细动脉。因血浆蛋白渗入动脉内膜下和内膜下基质的增生，使细动脉管壁增厚、变硬，管腔狭窄甚至闭塞，故又称为细动脉硬化（图 1-13）。玻璃样变的细动脉壁弹性减弱，脆性增加，易破裂出血。

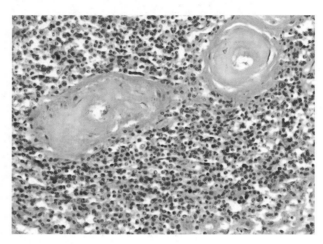

图 1-13　脾中央动脉玻璃样变性

(3) 细胞内玻璃样变：指积聚于胞质内的异常蛋白质形成均质、红染的圆形小体，如肾小管上皮细胞内的玻璃样小滴（为蛋白尿时由原尿中重吸收的蛋白质与溶酶体结合而形成）、酒精性肝病时肝细胞质中的 Mallory 小体和慢性炎症时浆细胞内的 Russell 小体等。

4. 黏液样变性（mucoid degeneration）　指细胞间质内出现黏多糖和蛋白质的积聚，常见于间叶组织肿瘤、超敏反应性炎症（如急性风湿病时的心血管壁）、内分泌系统疾病（如妇女青春期、经期、绝经期甲状腺功能低下时的真皮及皮下组织）、营养不良时的骨髓和脂肪组织等。

肉眼观，呈灰白色半透明胶状。光镜下，病变处间质疏松，纤维间充满类黏液样基质，HE 染色呈淡蓝色，其中有一些散在星芒状、多角形细胞，其突起彼此相连。

当病因去除后，黏液样变性可吸收消散，但长期存在可引起纤维组织增生而硬化。

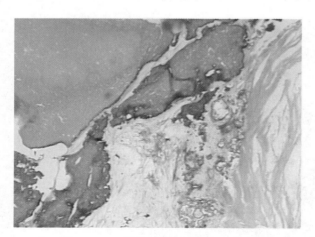

图 1-14　结核病干酪样坏死灶内
病理性钙化

5. 病理性钙化（pathologic calcification）指在骨和牙齿之外的部位有固态钙盐沉积。钙盐的主要成分是磷酸钙、碳酸钙及其他矿物质。

肉眼观，可见钙盐沉着处呈白色石灰样坚硬的颗粒或团块，可刺激周围纤维组织增生将其包裹。光镜下，HE 染色切片中钙盐呈蓝色颗粒或团块状沉积（图 1-14）。X 线检查见不透光的高密度阴影。

病理性钙化分为营养不良性钙化和转移性钙化两种。营养不良性钙化是继发于变性、坏死组织或其他异物内的钙化，常见于结核坏死灶、脂肪坏死灶、动脉粥样硬化斑块、坏死的寄生虫体、虫卵和某些异物等，较为多见。转移性钙化是指全身性钙、磷代谢障碍时，血钙和（或）血磷增高所引起的肾、胃、肺等组织内的多发性钙化。如甲状旁腺功能亢进症和骨肿瘤造成骨质严重破坏时，大量骨钙进入血液，使血钙增高，可在肾小管、肺泡和胃黏膜等处形成转移性钙化。

病理性钙化一旦发生，一般长期存在，很难消散，其对机体的影响视具体情况而异。

二、不可逆性损伤

细胞的不可逆性损伤即细胞死亡（cell death），包括坏死和凋亡两大类型。

（一）坏死

活体内局部组织、细胞的死亡称为坏死（necrosis）。除了强烈的病因作用直接导致外，坏死常由可逆性损伤发展而来，是组织、细胞发生病理性死亡的主要形式。坏死的组织、细胞代谢完全停止（不包括分解代谢），功能全部丧失，并逐渐出现一系列特征性的形态学改变，是组织和细胞最严重、不可逆性的变化。

1. 坏死的基本病变　坏死的病变在光镜下通常要在细胞死亡若干小时后，当自溶性改变相当明显时才能辨认出来。

（1）细胞核的改变：为细胞坏死的主要形态学标志。①核浓缩：由于核脱水使染色质浓缩，染色加深，核体积缩小。②核碎裂：核染色质崩解为小碎片，核膜破裂，染色质碎片分散在胞质内。③核溶解：染色质中的 DNA 和核蛋白被 DNA 酶和蛋白酶分解，细胞核失去对碱性染料的亲和力而染色变淡，甚至只能见到核的轮廓终至消失（图 1-15）。

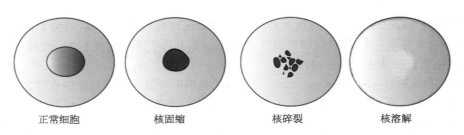

正常细胞　　核固缩　　核碎裂　　核溶解

图 1-15　细胞坏死时细胞核变化模式图

（2）胞质的改变：胞质呈嗜酸性红染。其中线粒体和内质网等细胞器可发生高度肿胀呈颗粒状，进而分解呈虫蚀状、空泡状。实质细胞坏死后，整个细胞可迅速溶解、吸收而消失，为溶解坏死。

（3）间质的改变：在各种溶解酶的作用下，间质的基质崩解，胶原纤维肿胀、崩解、断裂或液化。坏死的细胞和崩解的间质融合成一片模糊的、无结构的、红染的颗粒状物质。

坏死区可并发炎症反应，渗出的中性粒细胞可释放溶酶体酶，促进坏死进一步发生和局部实质细胞溶解。坏死细胞内的各种酶释放入血，可作为临床诊断某些细胞坏死的参考指标。

2. 坏死的类型　坏死可分为凝固性坏死、液化性坏死和纤维素样坏死 3 个基本类型，还有干酪样坏死、脂肪坏死和坏疽等特殊类型。

（1）凝固性坏死（coagulative necrosis）：常发生于心、脾、肾等实质器官的缺血性坏死。因蛋白质变性凝固且溶酶体酶水解作用较弱，组织呈凝固状态。肉眼观，坏死灶呈灰白或灰黄色，质实而干燥，周围可形成暗红色充血出血带，与正常组织分界较明显（图 1-16）。光镜下，坏死区细胞结构消失，但组织结构的基本轮廓可保存一段时间（图 1-17）。

13

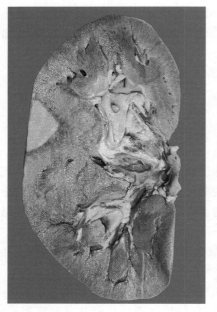

图 1-16　肾凝固性坏死

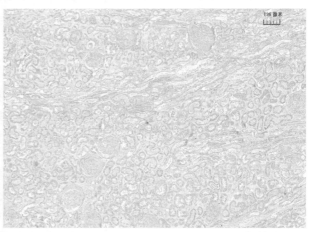

图 1-17　肾凝固性坏死

细胞均已坏死,微细结构消失,但肾小球、
肾小管及血管等组织轮廓仍可辨认

　　干酪样坏死(caseous necrosis):属于特殊类型的凝固性坏死,是结核病的特征性病变。肉眼观,因病灶中含有较多脂质,坏死组织呈黄色、细腻、松软,状如干酪。光镜下,坏死组织彻底崩解为无结构的红染颗粒状物质(图 1-14)。

　　(2) 液化性坏死(liquefactive necrosis):由于坏死组织中可凝固的蛋白质少或富含水分和磷脂(如脑组织),或中性粒细胞、阿米巴滋养体等释放大量蛋白水解酶,使坏死组织发生溶解液化而呈液态。常见于脑组织坏死后形成的脑软化灶(图 1-18)、化脓性炎症时大量中性粒细胞导致坏死组织溶解液化所形成的脓液(图 1-19),以及阿米巴滋养体引起的坏死等。

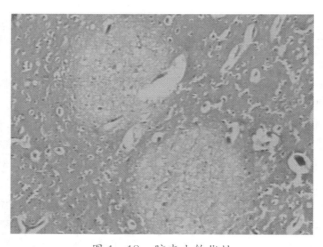

图 1-18　脑内小软化灶

见于流行性乙型脑炎,脑组织液化形成染色较浅、质地疏松的
筛状软化灶,呈圆形或卵圆形,边界清楚

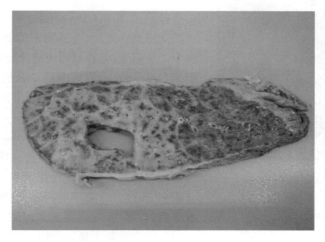

图 1-19　肺脓肿中脓液流出形成空洞

　　脂肪坏死(fat necrosis)属于特殊类型的液化性坏死,分为酶解性和外伤性两种。前者常见于急性胰腺炎时,胰酶释放导致胰腺周围脂肪的分解;后者多见于乳房外伤。病灶内有 Ca^{2+} 与脂肪酸皂化成钙皂,形成固体团块。

　　(3) 纤维素样坏死(fibrinoid necrosis):旧称纤维素样变性,是结缔组织和小血管壁常见的坏死形式。病变部位形成絮状、颗粒状或小条块状无结构强嗜酸性红染物质,与纤维素染色相似,故得名。常见于某些超敏反应性疾病(如风湿病、结节性多动脉炎)、恶性高血压病和胃溃疡底部小动脉(图 1-20)等,其发生机制与抗原抗体复合物引发的胶原纤维肿胀崩解、结缔组织免疫球蛋白沉积和血液纤维蛋白渗出变性有关。

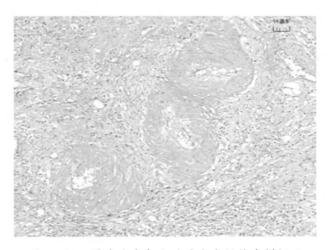

图 1-20　胃溃疡底部小动脉发生纤维素样坏死

15

　　(4) 坏疽(gangrene):较大范围的组织坏死后继发不同程度的腐败菌感染,使坏死组织呈黑褐色者,称为坏疽,常见于肢体或与外界相通的内脏。由于腐败菌分解坏死组织产生的硫化氢与红细胞破坏后游离出来的 Fe^{2+} 结合产生硫化亚铁而致坏疽处呈黑褐色。根据形态学特点,坏疽分为

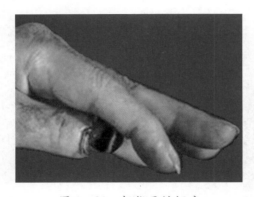

图 1-21　拇指干性坏疽

病变部位干燥皱缩,呈黑褐色,与周围
正常组织之间界线清楚

以下 3 种。

1）干性坏疽（dry gangrene）：多发生于肢体末端,常因动脉粥样硬化、血栓闭塞性脉管炎和冻伤等引起。由于动脉阻塞,但静脉回流尚通畅,水分易蒸发,故坏死组织含水分较少,腐败菌感染较轻。肉眼观,坏死组织干燥皱缩,呈黑褐色,与周围正常组织之间界线清楚（图 1-21）。

2）湿性坏疽（moist gangrene）：多见于与外界相通的内脏（如阑尾、小肠、肺、子宫、口腔等）,也可见于动脉阻塞同时伴有静脉回流受阻的肢体。因坏死组织含水分较多,腐败菌感染严重,局部出现明显肿胀,呈暗绿或污黑色,有恶臭,与周围正常组织之间界线不清。坏死组织分解产生的大量毒性物质可造成败血症,引起严重的全身中毒症状。

3）气性坏疽（gas gangrene）：是特殊类型的湿性坏疽,常继发于深达肌肉的开放性创伤（特别是战伤）,合并产气荚膜杆菌等厌氧菌感染。细菌分解坏死组织,同时产生大量气体,使坏死组织高度肿胀呈蜂窝状,按之有捻发感。气性坏疽病变发展迅速,中毒症状明显,后果严重,需紧急处理。

3. 坏死的结局

（1）溶解吸收：坏死灶较小时,坏死组织在来自坏死组织本身和中性粒细胞释放的蛋白水解酶的作用下发生溶解,并由淋巴管或血管吸收,或被巨噬细胞吞噬清除。

（2）分离排出：坏死灶较大时,不易被完全溶解吸收时,其周围发生炎症反应,白细胞释放蛋白水解酶,加速边缘坏死组织的溶解、吸收,使坏死灶与健康组织分离。皮肤黏膜表面的坏死组织脱落后可形成缺损,较表浅的称为糜烂,较深的称为溃疡。深部的坏死组织液化后可沿自然管道排出,所残留的空腔称为空洞（图 1-19）。四肢末端的趾（指）节坏疽脱落称为脱疽。

（3）机化（organization）：如果坏死灶较大,不能被完全吸收,也不能被分离排出时,可由肉芽组织从周围长入,并将其取代,最终形成瘢痕组织。这种由肉芽组织取代坏死组织或其他异常物质（如血栓等）的过程称为机化。

（4）包裹和钙化：如果坏死灶太大,不能完全被溶解、吸收或机化,则由周围增生的纤维组织将其包裹,包裹的坏死灶中心在某些条件下溶解后可形成囊腔,也可发生钙盐沉积而形成钙化（图 1-14）。

4. 坏死对机体的影响　坏死组织的功能已全部丧失,对机体的影响取决于坏死部位（组织、器官的生理重要性）、坏死范围大小和有无继发感染等。

（二）凋亡

凋亡（apoptosis）是活体内单个细胞或小团细胞的死亡,是在生理和病理状态下触发的由基因调控的、有序的细胞主动消亡过程,亦称程序性细胞死亡（programmed cell death，PCD）。凋亡与胚胎发生发展、个体形成、器官的细胞平衡稳定等密切相关,并在肿瘤和自身免疫性疾病等的发生上具有重要意义。

凋亡细胞最初的形态改变为胞膜皱缩、胞质致密、细胞器密集、核染色质边集,进而胞核裂解,胞质出芽脱落并形成含核碎片和（或）细胞器成分等的膜包被凋亡小体（apoptotic body）。在整个凋亡过程中,凋亡细胞的质膜不破裂、不引发死亡细胞的自溶,也不引起炎症反应。最终,凋亡小体可被局部巨噬细胞和邻近的其他实质细胞（如上皮细胞）吞噬降解（图 1-22）。

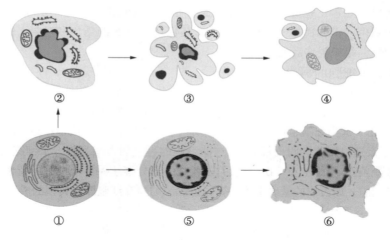

图 1-22　细胞凋亡和坏死模式图

① 正常细胞；② 细胞和细胞器皱缩，染色质边集；③ 胞质分叶状突起，分离为
多个凋亡小体；④ 凋亡小体迅速被巨噬细胞吞噬、消化；⑤ 细胞和细胞器肿胀，
染色质边集、裂解；⑥ 细胞膜、细胞器膜和核膜破裂，细胞自溶。
图②~④为细胞凋亡过程，⑤~⑥为细胞坏死过程

凋亡在许多方面不同于坏死，两者的区别见表 1-1。

表 1-1　凋亡与坏死的区别

特　征	凋　亡	坏　死
诱导因素	病理性损伤或生理性因素	病理性损伤
基因调控的程序化	有，主动过程（自杀性）	无，被动过程（他杀性）
死亡范围	多为散在的单个或数个细胞	一般为集聚的大片细胞
形态学特点	细胞固缩，核染色质边集，形成凋亡小体，细胞膜及细胞器膜完整	细胞肿胀，核染色质呈絮状或边集，细胞膜及细胞器膜溶解破裂，溶酶体酶释放，细胞自溶
生化特征	耗能的主动过程，有新蛋白质合成。琼脂凝胶电泳呈特征性梯带状（DNA 降解为 180~200 bp 片段）	不耗能的被动过程，无新蛋白质合成，琼脂凝胶电泳无梯带状（DNA 降解不规则）
周围反应	不引起周围组织炎症反应和修复	引起周围组织炎症反应和修复

第三节　损伤的修复

机体对细胞和组织损伤造成的缺损进行修补恢复的过程称为修复（repair）。在修复过程中，首先通过炎症反应清除坏死的细胞和组织碎片，然后由再生和纤维性修复两种形式完成。在多数情况下，两种修复过程同时存在。修复后可完全或部分恢复原有的结构和功能。

一、再生

再生（regeneration）是指由损伤周围的同种细胞来修复，可分为生理性再生和病理性再生。生理性再生是指在生理过程中，机体常有某些细胞死亡，又被同类细胞增生、补充。如表皮的基底细

17

胞不断增生分化以补充角化脱落的表层细胞,血细胞定期衰老死亡而需不断增生补充,子宫内膜周期性脱落后由新生内膜替代等。生理性再生始终保持着原有的结构和功能。病理性再生是指在病理状态下,细胞、组织损伤后发生的再生。

(一) 各种组织细胞的再生能力

一般而言,低等动物比高等动物再生能力强,幼稚组织比高分化组织再生能力强,平时易受损及生理状态下常更新的组织再生能力强。按再生能力强弱,可将人体细胞分为 3 类。

1. 不稳定细胞 这类细胞总在不断地增生以替代衰亡或被破坏的细胞,如表皮细胞、黏膜的被覆上皮细胞、淋巴及造血细胞和间皮细胞等,这些细胞的再生能力相当强。干细胞的存在是这类组织不断更新的必要条件,干细胞在每次分裂后,子代之一部分继续保持干细胞的特性,另一部分则分化为相应的成熟细胞。如表皮的基底细胞和胃肠道黏膜的隐窝细胞即为典型的成体干细胞。

2. 稳定细胞 这类细胞在正常情况下不发生增生,只有在遭受损伤或某种刺激时才表现较强的增生能力,见于各种腺体或腺样器官的实质细胞,如肝、胰、涎腺、内分泌腺、汗腺、皮脂腺及肾小管上皮细胞等。

3. 永久性细胞 神经细胞、骨骼肌细胞和心肌细胞属这类细胞。一般认为,中枢神经细胞和神经节细胞均不能再生,受损后由神经胶质瘢痕补充。但这不包括神经纤维,在神经细胞存活的前提下,受损的神经纤维有活跃的再生能力。心肌、横纹肌再生能力很微弱,受损后基本通过瘢痕修复。

(二) 各种组织的再生过程

1. 上皮组织的再生 ①鳞状上皮缺损时,由创缘或基底部的基底层细胞分裂增生,向缺损中心迁移,形成单层上皮,以后增生分化为鳞状上皮。黏膜上皮修复亦如此,新生的上皮细胞由扁平变为立方,最后形成柱状上皮。②腺上皮再生情况依损伤的状态而异,如腺体的基膜未被破坏,可由残存细胞分裂补充而完全再生;如腺体结构被完全破坏,则难以完全再生。

2. 纤维组织的再生 损伤后局部静态的纤维细胞或间叶细胞分化为成纤维细胞,后者再进行分裂增生。幼稚的成纤维细胞胞质中含有大量粗面内质网和核蛋白体,有很强的合成胶原蛋白能力。当成纤维细胞停止分裂后,开始合成并分泌前胶原蛋白,在细胞周围形成胶原纤维,细胞逐渐成熟变成长梭形,胞质越来越少,核越来越深,成为纤维细胞。

3. 血管的再生 毛细血管的再生是由血管内皮细胞分裂增生,先以出芽的方式形成实心的内皮细胞条索,在血流的冲击下出现管腔,形成毛细血管,进而彼此吻合构成毛细血管网。根据功能需要,部分毛细血管关闭、消失,部分管壁逐渐增厚改建为小动脉或小静脉。大血管断裂后需手术吻合,吻合处两端内皮细胞分裂增生,相互连接,覆盖断处。肌层不易完全再生,而由结缔组织增生予以连接。

4. 神经组织的再生 神经细胞破坏后不能再生,由神经胶质细胞及其纤维修复,形成胶质瘢痕。神经纤维断离后在神经细胞存活的前提下可完全再生,其过程是断处远端的神经纤维髓鞘和轴突崩解吸收,断处近端发生同样变化。然后,两端神经膜细胞增生,将断端连接并产生磷脂,形成髓鞘,神经细胞轴突向远端髓鞘生长至末梢,此过程需数个月以上才能完成。若断端相隔太远或断端间有血块及瘢痕相隔,或因截肢失去远端,则再生的轴突与增生的结缔组织混杂成团,称为创伤性神经瘤,可引起顽固性疼痛。

二、纤维性修复

纤维性修复是指由损伤局部组织间质内新生的肉芽组织溶解、吸收坏死组织,并不断增生以修复损伤组织,最后肉芽组织逐渐成熟转化为瘢痕组织的过程,又称为瘢痕性修复。

（一）肉芽组织

肉芽组织（granulation tissue）是由新生的毛细血管和成纤维细胞构成的幼稚结缔组织，并伴有炎症细胞浸润。肉眼观，肉芽组织呈鲜红色、颗粒状、柔软湿润，形似新鲜肉芽因而得名。光镜下，可见大量新生的毛细血管向着创面垂直生长，并以小动脉为中心，在其周围形成襻状弯曲的毛细血管网。在毛细血管周围有许多新生的成纤维细胞。此外，常有大量渗出液和炎症细胞（图1-23），炎症细胞以巨噬细胞、中性粒细胞和淋巴细胞等较常见。巨噬细胞和中性粒细胞能吞噬细菌、组织碎片，还可释放出各种水解酶以分解坏死组织及纤维素。肉芽组织早期无神经纤维，故无痛觉。

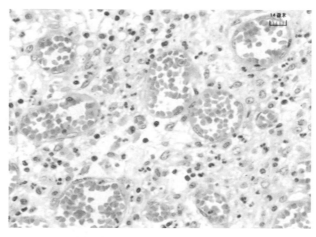

图 1-23　肉芽组织

肉芽组织在损伤修复中具有重要作用：①抗感染，保护创面；②填补伤口及局部组织缺损；③机化或包裹坏死组织、血栓、炎症渗出物及其他异物。

肉芽组织在损伤2～3 d即可出现，自下而上或自周围向中心生长并填补伤口或机化异物。随着时间的延长，成纤维细胞开始产生越来越多的胶原纤维，同时成纤维细胞逐渐转化为纤维细胞，毛细血管数量逐渐减少，间质水分和炎症细胞逐渐减少，肉芽组织成熟为纤维结缔组织，并最终老化形成瘢痕。

（二）瘢痕

瘢痕（scar）是指肉芽组织经改建、成熟所形成的纤维结缔组织。

1. 瘢痕的形态　肉眼观，瘢痕呈灰白色、半透明，质地坚韧，缺乏弹性。光镜下，可见大量平行或交错分布的胶原纤维束，常可形成均质、粉红染的玻璃样变性，纤维细胞及血管稀少（图1-24）。

2. 瘢痕对机体的影响　可概括为两个方面。

（1）对机体有利方面：①填补伤口或缺损，保持组织的完整性。②大量的胶原纤维使瘢痕比肉芽组织的抗拉力强度要大，从而

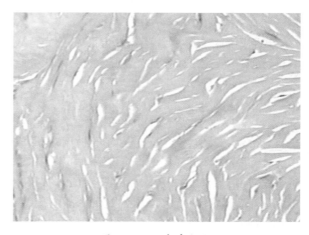

图 1-24　瘢痕组织

19

使组织、器官保持其坚固性。

(2) 对机体不利方面：①瘢痕收缩。当其发生于关节附近时可致关节挛缩、功能受限；有腔室的器官可引起管腔狭窄，如胃和十二指肠溃疡瘢痕收缩可致幽门梗阻。②瘢痕性粘连。在器官之间或器官与体腔壁之间发生的纤维性粘连，常不同程度地影响其功能。③广泛的纤维化和玻璃样变可造成器官硬化。④瘢痕过度增生并突出于表面可形成瘢痕疙瘩（蟹足肿）。⑤瘢痕膨出。瘢痕缺乏弹性，抗拉力强度降低以及内压增加，可使愈合处向外膨出。在腹壁可形成腹壁疝，在心室壁可形成室壁瘤。

三、创伤愈合

创伤愈合是指机体遭受外力作用，组织出现离断或缺损后，由再生和纤维性修复的协同作用而产生的愈合过程，包括各种组织的再生和肉芽组织增生、瘢痕组织形成的复杂组合。

(一) 皮肤创伤愈合

1. **基本过程**　最轻度的创伤仅限于皮肤表皮层，稍重者有皮肤和皮下组织断裂，并出现伤口；严重的创伤可有肌肉、肌腱、神经的断裂及骨折。下面以有伤口的创伤为例，叙述创伤愈合的基本过程。

(1) 伤口早期的炎症反应：伤口局部有不同程度的组织坏死和血管断裂出血，数小时内便出现炎症反应，局部红肿。伤口中的血液和渗出液中的纤维蛋白原转化为纤维素，很快形成血凝块，干燥后形成痂皮，有保护伤口的作用。

(2) 伤口收缩：2～3 d 后，炎症逐渐消退，创缘皮肤向中央收缩，创面缩小。

(3) 肉芽组织增生和瘢痕形成：大约从第 3 日开始，伤口底部及边缘长出肉芽组织填平伤口。第 5～6 日起，成纤维细胞产生胶原纤维，随着胶原纤维越来越多而形成瘢痕。在伤后 1 个月左右，瘢痕完全形成。

(4) 表皮及其他组织再生：创伤发生 24 h 以内，伤口边缘的基底细胞即开始增生，并在凝块下面向伤口中心移动，形成单层上皮，覆盖于肉芽组织的表面，当这些细胞彼此相遇时，则停止前进，并增生、分化成为鳞状上皮。健康的肉芽组织对表皮再生十分重要，因为它可提供上皮再生所需的营养及生长因子。如果肉芽组织长时间不能将伤口填平，并形成瘢痕，则上皮再生将延缓。如果由于异物及感染等刺激，过度生长的肉芽组织高出于皮肤表面，也会阻止表皮再生，因此临床常需将其切除。若伤口过大（一般认为直径超过 20 cm 时），则再生表皮很难将伤口完全覆盖，往往需要植皮。

皮肤附属器（毛囊、汗腺及皮脂腺）如遭完全破坏，则不能完全再生，而出现瘢痕修复。肌腱断裂后，初期一般也是瘢痕修复，但随着功能锻炼，胶原纤维可以不断改建并按原来肌腱纤维方向排列，达到完全再生。

2. **常见类型**

(1) 一期愈合：见于缺损少、创缘整齐、无感染、创面对合严密的伤口（如手术切口），这种伤口中只有少量血凝块，炎症反应轻，愈合时间短，形成的瘢痕小。表皮再生一般 24～48 h 即可将伤口覆盖，肉芽组织在第 3 日可将伤口填满，5～7 d 伤口出现胶原纤维连接，伤口达临床愈合标准。1 个月左右覆盖伤口的表皮结构已基本正常，抗拉力强度则需要 3 个月才能达到顶峰（图 1 - 25）。

(2) 二期愈合：见于缺损较大、创缘不整齐、哆开或伴有感染的伤口。这种伤口愈合时间长，填补创口所需肉芽组织量多，形成瘢痕大，炎症反应明显，常影响组织和器官的外形及功能（图 1 - 26）。

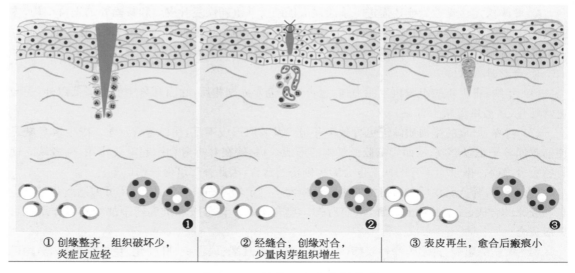

① 创缘整齐，组织破坏少，炎症反应轻　　② 经缝合，创缘对合，少量肉芽组织增生　　③ 表皮再生，愈合后瘢痕小

图 1-25　创伤一期愈合模式图

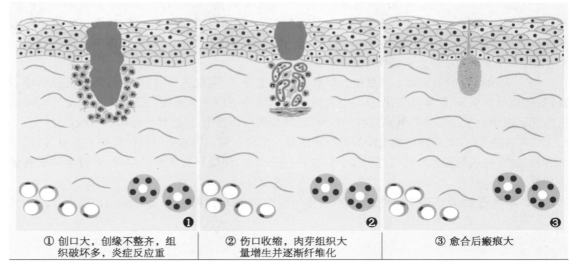

① 创口大，创缘不整齐，组织破坏多，炎症反应重　　② 伤口收缩，肉芽组织大量增生并逐渐纤维化　　③ 愈合后瘢痕大

图 1-26　创伤二期愈合模式图

（二）骨折愈合

骨的再生能力很强，一般经过良好复位后的单纯性外伤性骨折，几个月便可痊愈。骨折愈合过程可分为以下几个阶段。

1. 血肿形成　骨折后，其断端及周围出血，常形成血肿，并出现轻度的炎症反应。

2. 纤维性骨痂形成　骨折后 2～3 d，血肿开始被肉芽组织取代并机化，继而发生纤维化，形成纤维性骨痂（暂时性骨痂）。骨折局部呈梭形肿胀，约 1 周，上述增生的肉芽组织及纤维组织进一步分化成透明软骨。

3. 骨性骨痂形成　上述纤维性骨痂逐渐分化出成骨细胞，并形成类骨组织，以后出现钙盐沉

21

积,转变为骨组织。纤维性骨痂的软骨组织也经软骨化骨过程演变为骨组织,至此骨性骨痂形成。

4. 骨痂改建　骨性骨痂还需进一步改建成板层骨并重新恢复骨皮质和骨髓腔的正常结构,才能实现功能要求。改建是在破骨细胞的骨质吸收及成骨细胞的新骨质形成的协调作用下完成的。

(三)影响创伤愈合的因素

1. 全身性因素

(1)年龄:青少年的组织再生能力强,愈合快。老年人则相反,除因其再生能力降低以外,还与血管硬化、血液供应减少有关。

(2)营养:严重的蛋白质缺乏可导致肉芽组织及胶原形成不足,伤口愈合延缓。维生素 C 缺乏使前胶原分子难以形成,从而影响胶原纤维的形成。钙、磷在骨折愈合中起重要作用,两者缺乏使骨折愈合障碍。微量元素锌的缺乏也会影响创伤的愈合,因此补锌可促进伤口愈合。

(3)药物:肾上腺皮质激素可抑制炎症反应而不利于清除伤口感染,同时还可抑制肉芽组织生长和胶原的合成、加速胶原的分解,从而对伤口愈合不利。青霉胺和抗癌药中的细胞毒作用也可延缓愈合。

(4)疾病的影响:许多全身性疾病(如糖尿病、心力衰竭、尿毒症、肝硬化、免疫缺陷病等)均可影响再生与修复的过程,从而影响伤口的愈合。

2. 局部因素

(1)感染与异物:许多细菌产生毒素和酶,能引起组织坏死、基质或胶原溶解,加重局部组织损伤。同时,伤口感染引起的炎性水肿增加了局部的张力,使伤口范围扩大。此外,伤口中有坏死组织及异物也妨碍愈合并易于感染,故应施行清创术以清除坏死组织、异物及细菌等,以促进愈合、缩小创面,使本来为二期愈合的伤口达到一期愈合。

(2)局部血液循环:局部血液供应良好时再生修复好,从而促进愈合。相反,局部血液循环不良时(如静脉曲张、动脉粥样硬化、伤口包扎过紧等),则使伤口愈合延缓。这是由于正常的血液供应除保证组织再生所必需的氧和营养物质外,还能控制局部感染,促进坏死组织的吸收。

(3)神经支配:正常的神经支配对组织再生有一定的作用。如麻风引起的溃疡不易愈合,是因为神经受损,造成局部神经性营养不良。自主神经的损伤,使局部血液循环障碍,对再生的影响更为明显。

(4)电离辐射:电离辐射可破坏细胞,损伤小血管,抑制组织再生,从而影响创伤的愈合。

(潘彦舒)

第二章

局部血液循环障碍

 导学

掌握：淤血的概念、病因、基本病理变化和结局；血栓形成的概念、条件和机制；栓塞的概念、栓子运行途径、栓塞类型和对机体的影响；梗死的概念、类型和基本病理变化。

熟悉：充血的概念、病因、基本病理变化和结局；慢性肺淤血、慢性肝淤血的基本病理变化；血栓形成的过程、结局和对机体的影响；梗死的病因和条件。

了解：出血的病因和发病机制、基本病理变化；血栓形成、栓塞和梗死的相互联系；梗死对机体的影响。

血液循环障碍是各种疾病中重要的病理过程，包括全身性和局部性两种。全身性血液循环障碍见于心功能不全、休克等；局部血液循环障碍多由局部因素引起，也可以是全身血液循环障碍的局部表现，表现为：①局部器官或组织内循环血量异常，包括充血和缺血。②局部血管内容物异常，包括血栓形成、栓塞和梗死。③血管壁通透性或完整性异常，包括水肿和出血。

第一节　局部充血

局部组织或器官血管内血液含量增多称为局部充血（local hyperemia），分为动脉性充血和静脉性充血两类（图2-1）。

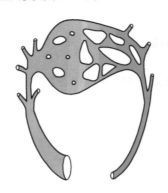
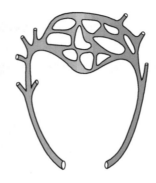
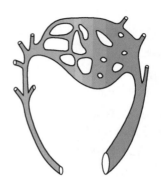

动脉性充血　　　　　　　正常供血　　　　　　　静脉性充血

图2-1　局部充血示意图

一、动脉性充血

局部组织或器官因动脉血输入量增多而发生的充血,称为动脉性充血(arterial hyperemia),简称充血(hyperemia)。

(一)病因

凡能引起细、小动脉扩张的任何原因,都可引起局部组织、器官充血,动脉性充血分为生理性和病理性两种。

1. 生理性充血 如运动时的骨骼肌充血,饭后的胃肠道黏膜充血等。

2. 病理性充血 常由理化因素、细菌毒素等刺激引起,常见的有以下两种。

(1)炎性充血:炎症早期,由于致炎因子刺激,反射性地使血管舒张、神经兴奋而引起局部动脉性充血。

(2)减压后充血:局部组织或器官长期受压,使局部血管张力降低,一旦压力突然降低或解除,局部细、小动脉可发生反射性扩张,形成局部充血,称为减压后充血。例如,当迅速抽出大量腹水或摘除腹腔巨大肿瘤后,可使腹腔内细动脉扩张充血。

(二)基本病理变化

肉眼观,局部组织、器官体积轻度增大,颜色鲜红。由于局部动脉扩张,血流加快,物质代谢增强,温度升高,功能活动也增强,如黏膜腺体分泌增多等。光镜下,可见局部细动脉和毛细血管扩张充血。

(三)结局

动脉性充血为暂时性血管反应,原因去除后,可恢复正常。动脉性充血可供应氧和营养物质,对改善代谢、增强功能状态具有积极作用。但对高血压等已有病变的动脉,严重充血会造成血管破裂。

二、静脉性充血

由于静脉回流受阻,血液淤积于小静脉和毛细血管内,使局部组织或器官含血量增多,称为静脉性充血(venous hyperemia),简称淤血(congestion)。

(一)病因

静脉性充血的原因很多,可概括为3类。

1. 静脉受压 如妊娠后期增大的子宫压迫髂总静脉引起的下肢淤血;肿瘤、炎性包块等压迫静脉引起相应器官或组织的淤血。

2. 静脉腔阻塞 静脉腔内血栓形成或静脉炎且侧支循环未能有效建立时,发生的局部组织或器官淤血。

3. 心力衰竭 左心衰竭时,心排血量减少,肺静脉回流受阻引起肺淤血;右心衰竭时,引起体循环淤血,如肝淤血等。

(二)基本病理变化

肉眼观,淤血的器官和组织体积增大,被膜紧张,重量增加,颜色暗红,局部温度较低。全身淤血时,血流缓慢,缺氧,还原血红蛋白增多,皮肤和黏膜呈紫蓝色,称发绀(cyanosis)。光镜下,局部组织内小静脉和毛细血管显著扩张。

(三)结局

淤血对机体的影响取决于淤血器官或组织的性质、静脉阻塞发生的速度、阻塞的程度、淤血持续的时间和侧支循环是否建立等因素。若长时间淤血可引起以下后果。

1. **淤血性水肿**　淤血时小静脉和毛细血管内流体静压升高,加之代谢产物的作用,使血管壁通透性增高,漏出液潴留在组织内引起淤血性水肿,也可淤积在体腔内引起积液,如腹腔积液。

2. **淤血性出血**　严重淤血时,血管壁通透性进一步增高,红细胞从血管内漏出,引起出血。

3. **实质细胞损伤**　由于长期淤血、缺氧,组织中氧化不全的酸性代谢产物大量堆积,可导致实质细胞发生萎缩、变性、坏死。

4. **淤血性硬化**　长期淤血导致局部实质细胞坏死,间质纤维组织增生,组织内网状纤维胶原化,使器官逐渐变硬,造成淤血性硬化。

(四)重要器官淤血

1. **慢性肺淤血**　多见于左心衰竭。肉眼观,肺体积增大、重量增加、颜色暗红、质地变实,切开时可见淡红色泡沫状液体流出。光镜下,小静脉及肺泡壁毛细血管扩张淤血,肺泡壁因淤血水肿而增厚,部分肺泡腔内有水肿液、少量红细胞和巨噬细胞。红细胞被巨噬细胞吞噬后,血红蛋白被分解为棕黄色的含铁血黄素颗粒,这种吞噬有含铁血黄素颗粒的巨噬细胞称为心力衰竭细胞(heart failure cell)(图2-2)。长期肺淤血,可引起肺间质网状纤维胶原化及纤维结缔组织增生,使肺质地变硬,加之大量含铁血黄素的沉积,肺呈棕褐色,形成肺褐色硬化。临床上,患者可出现呼吸困难、发绀、咳粉红色泡沫痰,听诊可闻及湿性啰音。

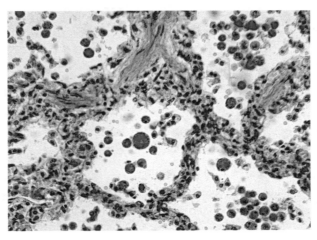

图2-2　慢性肺淤血

肺泡腔内充满大量吞噬棕褐色含铁血黄素颗粒的巨噬细胞

2. **慢性肝淤血**　多见于右心衰竭。肉眼观,肝脏体积增大、被膜紧张、重量增加,表面呈暗红色,质地较实。严重时,切面可呈红黄相间的花纹状结构,状似槟榔的切面,故称槟榔肝(nutmeg liver)(图2-3)。光镜下,肝小叶中央静脉及附近肝窦高度扩张淤血,充满红细胞。肝小叶中央区的肝细胞因缺氧和受压发生萎缩甚至消失,小叶周边的肝细胞可有不同程度的脂肪变性(图2-4)。长期肝淤血时,小叶内肝细胞广泛萎缩、坏死,纤维组织增生,使肝质地变硬,形成淤血性肝硬化(congestive liver cirrhosis)。

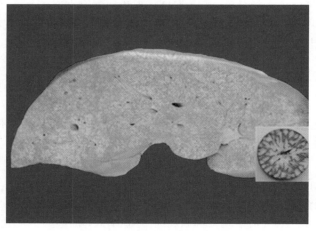

图 2-3　慢性肝淤血（槟榔肝）

切面可呈红黄相间的花纹状结构，状似槟榔的切面（右下小图为槟榔切面）

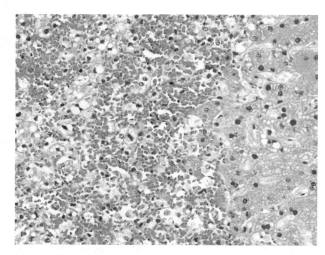

图 2-4　慢性肝淤血

左侧为肝小叶中央区，肝细胞萎缩消失，右侧肝小叶周边肝细胞脂肪变性

第二节　出　　血

血液自心腔或血管内逸出的现象，称为出血（hemorrhage）。逸出的血液进入器官、组织间隙或体腔称为内出血，流出体外称为外出血。

26

一、病因和发病机制

出血有生理性出血和病理性出血。前者如正常月经的子宫内膜出血，后者多由创伤、血管病变和出血性疾病等引起。根据血液逸出的机制分为破裂性出血和漏出性出血两类。

1. **破裂性出血**　由心脏或血管壁破裂所致的出血称为破裂性出血。引起破裂性出血的原因有:①血管壁机械性损伤,如刀伤、枪伤、挫伤等。②心脏或血管壁本身的病变,如心肌梗死形成的室壁瘤、动脉瘤、静脉曲张的破裂等。③血管壁周围病变侵蚀,如溃疡、结核性空洞和肿瘤等侵蚀破坏血管壁。④毛细血管破裂,如局部软组织损伤。

2. 漏出性出血　因微循环血管壁通透性增加,血液通过扩大的内皮细胞间隙和受损的基膜漏出血管外,称为漏出性出血。常见原因有:①血管壁受损,如严重缺氧、败血症、药物、超敏反应等。②血小板减少或血小板功能障碍,如再生障碍性贫血、白血病等可使血小板生成减少,脾功能亢进、细菌毒素等可使血小板破坏过多,血小板功能受损等,均可造成漏出性出血。③凝血功能障碍,如血友病有关的Ⅷ、Ⅸ因子缺乏,肝脏病变合成凝血酶原、纤维蛋白原、Ⅴ因子等减少,均可造成凝血障碍和出血倾向。

二、基本病理变化

肉眼观,新鲜的出血呈红色,以后随红细胞降解而呈棕黄色。光镜下,出血部位组织的血管外见红细胞和巨噬细胞。

出血可发生在机体的任何部位,按出血的方式、出血量、发生部位的不同,有不同的名称。鼻黏膜出血,称为鼻衄;呼吸道出血经口排出,称为咯血;消化道出血经口排出,称为呕血;经肛门排出,称血便或黑便;泌尿道出血随尿排出,称为尿血;子宫腔大出血,称为血崩;发生在皮肤、黏膜和浆膜面较小的点状出血,称为瘀点(petechiae);全身密集的点状出血,称为紫癜(purpura);直径 1～2 cm以上较大的出血灶,称为瘀斑(ecchymosis);在组织内局限性的多量出血,称血肿;血液积聚于体腔内,称为积血。

三、后果

出血的后果与出血的类型、出血量、出血的速度和出血部位有关。短时间少量出血,不引起严重后果;小量持续或慢性反复的出血,可导致缺铁性贫血;出血广泛或急性大量出血达循环血量的20％～25％时,可发生失血性休克;发生在重要器官的出血,如心脏破裂、脑出血等,即使出血量不多,亦常引起严重后果,甚至死亡。

第三节　血栓形成

活体的心脏、血管内血液有形成分形成固体质块的过程称为血栓形成(thrombosis),所形成的固体质块称为血栓(thrombus)。

一、血栓形成的条件和机制

血液中存在着相互拮抗的凝血系统和抗凝系统。在生理状态下,两者维持动态平衡,既保证了血液有潜在的可凝固性又保证了血液的流体状态。在某些促凝血因素作用下,这种动态平衡被打破,凝血过程被激活,血液在血管内发生凝固,形成血栓。

(一) 心血管内膜的损伤

在正常情况下,完整的心血管内皮组成一层单细胞薄膜屏障,将血小板、凝血因子和具有高度促凝作用的内皮下细胞外基质隔开,防止凝血过程的启动。同时,具有抑制血小板黏集,抗凝血和降解纤维蛋白的作用。当内皮细胞受到损伤或被激活时,则具有促凝作用,可导致血栓形成。其发病机制为:

27

1. **损伤内皮细胞的促凝作用**　心血管内皮细胞损伤,内皮下胶原纤维裸露,血小板与之接触而被激活和黏附,同时裸露的胶原纤维激活凝血因子Ⅻ,启动了内源性凝血过程;损伤的内皮细胞又释放出组织因子,激活凝血因子Ⅶ,启动了外源性凝血过程。

2. **血小板的活化**　在触发凝血过程中起核心作用的是血小板的活化,主要表现为:内皮损伤后,血小板与裸露的胶原纤维接触并被激活,继而凝血酶产生并进一步活化血小板,释出磷酸腺苷(ADP)和血栓素 A_2(TXA$_2$),吸引血小板进一步聚集,彼此黏集成堆,并与纤维蛋白和纤维蛋白连接蛋白黏附,成为血栓形成的起始点。同时,在整个血小板团块中,凝血酶将纤维蛋白原转变为纤维蛋白,将血小板紧紧地交织在一起。

临床上多见于静脉内膜炎、动脉粥样硬化斑块或溃疡、风湿性和细菌性心内膜炎、心肌梗死等病变的心血管内膜(壁)上。化学物质如尼古丁,物理因素如高血压时的机械冲击力、高脂血症、免疫复合物等均可损伤心血管内膜导致血栓形成。

(二)血流状态的改变

在正常流速和流向的血液内,存在轴流和边流。红细胞和白细胞在血流的中轴(轴流),外层是血小板,最外围是一层血浆带(边流)。当血流缓慢或产生漩涡时,血小板进入边流,增加了与血管内膜接触、黏附的机会,同时局部存在少量凝血活性物质不能被正常血流稀释、运走,在局部堆积达到凝血过程所必需的浓度并活化而启动凝血过程。此外,当血液流经不规则的扩张或狭窄血管腔时,血流常发生漩涡,涡流冲力可使受损的内皮细胞脱落,暴露内皮下的胶原,并因离心力的作用使血小板靠边和聚集而形成血栓。

临床上常发生于久病卧床的患者和静脉曲张的静脉内。静脉发生血栓约比动脉发生血栓多4倍,下肢静脉血栓比上肢静脉血栓多见。心脏和动脉内的血流快,不易形成血栓,但二尖瓣狭窄时左心房高度扩张,血流缓慢并出现漩涡,动脉瘤内的血流呈漩涡状流动,易并发血栓形成。

(三)血液凝固性增高

血液中血小板和凝血因子的数量增多、活性增强,或纤维蛋白溶解系统活性降低等导致血液的高凝状态,可分为遗传性和获得性两种。遗传性高凝状态很少见,主要见于Ⅴ因子基因突变,也可见于抗凝血因子如抗凝血酶Ⅲ、蛋白C或蛋白S的先天性缺乏。获得性高凝状态见于多种情况:①手术、创伤、妊娠和分娩前后,以及高脂血症、吸烟、老年人等血液凝固性增高,与血小板增多、黏性增加以及肝脏合成凝血因子增加和抗凝血酶Ⅲ合成减少有关。②羊水栓塞、溶血、严重烧伤时大量促凝物质进入血液循环。③晚期肿瘤(尤其是腹部肿瘤,如胰腺癌、早幼粒细胞性白血病)及一些已浸润血管和转移的癌肿,可不断释放组织因子样促凝因子入血,激活外源性凝血系统。④抗磷脂抗体综合征,多数与系统性红斑狼疮等自身免疫性疾病有关,导致血液高凝状态。

血栓形成的三个条件,往往同时存在,其中某一因素起主导地位,而心血管内膜的损伤是血栓形成的最重要和最常见的原因。

二、血栓形成的过程和类型

无论是心脏还是动、静脉内的血栓都是从内膜表面的血小板黏集成堆开始,此后的形成过程及其组成、形态和大小决定于局部血流的速度和血栓发生的部位(图2-5),典型的血栓形成包括血小板黏集和血液凝固两个过程。

1. **白色血栓(pale thrombus)**　位于血栓的起始部,即血栓的头部。血小板沉积和黏附于心脏、血管内膜损伤处,并不断黏集形成血小板堆。同时,凝血过程启动,纤维蛋白形成使得血小板堆牢

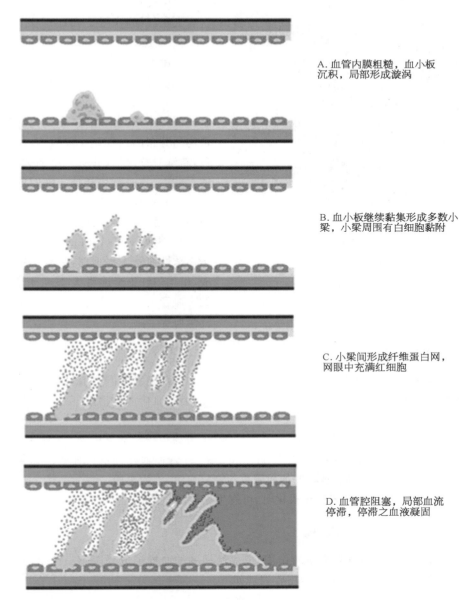

A. 血管内膜粗糙，血小板沉积，局部形成漩涡

B. 血小板继续黏集形成多数小梁，小梁周围有白细胞黏附

C. 小梁间形成纤维蛋白网，网眼中充满红细胞

D. 血管腔阻塞，局部血流停滞，停滞之血液凝固

图 2-5　血栓形成过程模式图

固地黏附于内膜表面。光镜下，黏集的血小板形成珊瑚状小梁，呈无结构的淡红色，主要由血小板和少量纤维蛋白构成。肉眼观，血栓呈灰白色，表面粗糙，质地较硬，与瓣膜或血管壁紧密相连。常见于血流较快的心瓣膜、心腔和动脉内，如急性风湿性心内膜炎病变的瓣膜上形成的血栓。

2. 混合血栓(mixed thrombus)　位于静脉血栓的体部。由于静脉血栓在形成过程中不断沿血管延伸而增长，又称延续性血栓(propagating thrombus)。血小板不断激活、黏附和聚集，形成条索状或珊瑚状，称为血小板小梁。小梁间血流更加缓慢及涡流形成，当凝血因子达到有效浓度时，纤维蛋白原形成纤维蛋白。肉眼观，血栓呈粗糙、干燥的圆柱状，红褐色与灰白色条纹状相间排列。光镜下，血栓主要由淡红色无结构的呈分支状或不规则珊瑚状的血小板小梁构成，小梁边缘黏附

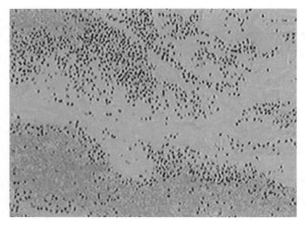

图2-6　混合血栓

不规则珊瑚状的血小板小梁边缘黏附着中性粒细胞，
小梁间纤维蛋白网眼中含有大量红细胞

着一些中性粒细胞，小梁间纤维蛋白网眼中含有大量红细胞（图2-6）。

3. 红色血栓（red thrombus）　见于静脉血栓的尾部。血管腔被增大的血栓阻塞，局部血流停滞，血液凝固。光镜下，在纤维蛋白网眼内充满如正常血液分布的血细胞，其细胞比例与正常血液相似，主要为红细胞和少量均匀分布的白细胞。肉眼观，血栓呈暗红色，新鲜时较湿润，并有一定的弹性，与血管壁无粘连，与血凝块相似。陈旧的红色血栓由于水分被吸收，变得干燥、质脆易碎，失去弹性，并易于脱落造成栓塞。

4. 透明血栓（hyaline thrombus）　常见于弥散性血管内凝血时，主要由纤维蛋白构成，呈均匀红染半透明状，发生于全身微循环的小血管内，因此只能在显微镜下见到，故又称微血栓。

三、血栓的结局

1. 软化、溶解、吸收　血栓形成后，激活了纤维蛋白溶解酶系统，血栓内的纤维蛋白溶解酶及中性粒细胞崩解释放的蛋白水解酶可使血栓软化溶解。小的血栓可被溶解、吸收，大的血栓易碎裂、脱落，造成栓塞。

2. 机化与再通　若纤维蛋白溶解酶系统活性不足，肉芽组织从血管壁长入替代血栓，称为血栓机化。血栓机化时，由于血栓逐渐干燥收缩和部分溶解，致使血栓内部或血栓与血管壁间出现裂隙，被新生血管内皮细胞被覆，被阻塞的血管重新恢复血流，称为再通。

3. 钙化　长久形成的血栓未完全机化时，可发生钙盐沉积。

四、血栓形成对机体的影响

血栓形成能对破裂的血管起止血的作用；炎症灶周围的血栓形成局限感染区域，防止感染扩散。但在多数情况下对机体是不利的，主要表现如下。

1. 阻塞血管　动脉血栓形成后若未完全阻塞动脉可引起局部器官缺血而萎缩，若完全阻塞管腔并且侧支循环不能有效建立时可造成相应器官的缺血性坏死（梗死），如脑动脉血栓引起脑梗死，冠状动脉血栓引起心肌梗死。静脉血栓形成后，若未能建立有效的侧支循环，则引起局部淤血、水肿、出血，甚至坏死。

2. 栓塞　在血栓软化、碎裂的过程中，动、静脉内血栓整体或部分脱落形成栓子，随血流运行至相应的组织、器官，引起栓塞。如栓子内含有细菌，可引起栓塞组织的败血性梗死或脓肿。

3. 心瓣膜变形　心瓣膜上的血栓常因机化而引起瓣膜粘连、增厚、纤维化和变形，导致心脏瓣膜口狭窄或关闭不全。

4. 出血　主要发生在弥散性血管内凝血，由于微循环内广泛的微血栓形成，消耗了大量的凝血因子和血小板，造成凝血功能障碍引起全身广泛出血。

第四节 栓 塞

随循环血液流动的不溶性异常物质阻塞血管腔的过程,称为栓塞(embolism)。阻塞血管的异常物质称为栓子(embolus),最常见的栓子是血栓栓子。

一、栓子运行的途径

栓子运行的途径一般与正常血流方向一致,最终停留在口径与其相当的血管内。来自不同血管系统的栓子,其运行途径不同(图 2 - 7)。

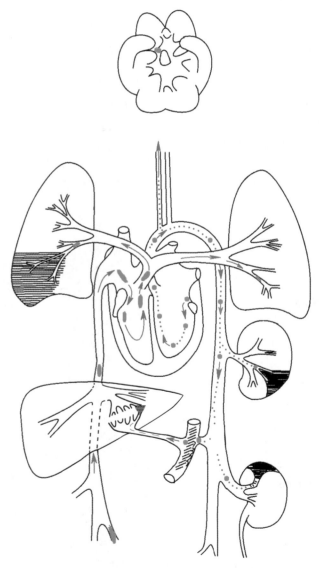

图 2 - 7 栓子运行途径与栓塞模式图

31

1. 来自右心或体循环静脉系统的栓子 栓塞在肺动脉的主干或其分支。

2. 来自左心和体循环动脉系统的栓子 沿动脉运行,栓塞在相应器官的动脉分支内,如脑、脾、肾及四肢等处。

3. 来自门静脉系统的栓子 肠系膜静脉或脾静脉的栓子可栓塞在肝内门静脉的各级分支。

4. 交叉性栓塞 有房、室间隔缺损的患者,心腔内的栓子可由压力高的一侧进入压力低的另一侧心腔,形成交叉性栓塞。

5. 逆行性栓塞 极罕见,是指在胸、腹腔内压骤然升高(如剧烈的咳嗽、呕吐)时,栓子逆血流运行,栓塞在下腔静脉的分支内(如肝、肾静脉分支)。

二、栓塞的类型和对机体的影响

(一) 血栓栓塞

由脱落的血栓引起的栓塞称为血栓栓塞(thromboembolism),是各种栓塞中最为常见的一种,可分为肺动脉栓塞、动脉系统栓塞。

1. 肺动脉栓塞 引起肺动脉栓塞的血栓栓子95%以上来自下肢深静脉,肺动脉栓塞的后果取决于栓子的大小、数量和栓塞的部位以及心肺功能的状况。因为肺具有双重的血液供应,肺动脉和支气管动脉间有丰富的吻合支,少量较小的栓子不会引起严重后果(图2-8)。若栓塞前已有左心衰竭和严重的肺淤血,肺静脉压明显升高,单一支气管动脉不能克服其阻力而供血,造成局部肺组织缺血而发生出血性梗死。若栓子巨大,栓塞在肺动脉主干或其大分支内,或肺动脉分支有广泛的多数性栓塞时,患者可突然出现呼吸困难、发绀、休克,甚至急性呼吸、循环衰竭而猝死。

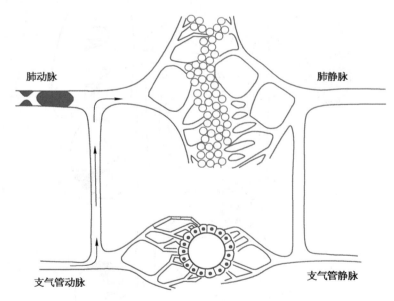

肺动脉　　　　　　　　　　　　　　　　肺静脉

支气管动脉　　　　　　　　　　　　　支气管静脉

图2-8　肺小动脉栓塞时侧支循环代偿模式图

2. 体循环动脉栓塞 栓子大多来自左心和动脉,如亚急性感染性心内膜炎赘生物脱落。体循环动脉栓塞可发生于全身各处,以脑、肾、脾、下肢等处常见。栓塞的后果取决于栓塞的部位和侧支循环是否及时建立以及组织对缺氧的耐受性。如栓子栓塞于较大动脉,又未能建立有效的侧支循环,局部组织发生急性缺血,引起梗死。

（二）脂肪栓塞

循环血液中出现脂肪滴并阻塞血管,称为脂肪栓塞(fat embolism)。多发于长骨粉碎性骨折、严重脂肪组织挫伤等,脂肪细胞破裂,释放出的脂滴从破裂的血管进入血流。还可见于非创伤疾病如糖尿病、酗酒和慢性胰腺炎等使呈悬乳状态的血脂不能保持稳定而游离并互相融合成脂肪滴。

脂肪栓塞的后果主要取决于脂滴的多少和栓塞的部位。肺内少量的脂肪栓塞,可由巨噬细胞吞噬或被酯酶分解,对机体无明显影响。若短时间进入肺内的脂滴量多达 9～20 g 时,肺微血管广泛受阻,造成急性呼吸循环衰竭而引起猝死。直径小于 20 μm 的脂滴可通过肺泡壁毛细血管进入体循环动脉,引起脑、肾等器官动脉栓塞。

（三）气体栓塞

大量空气迅速进入血液或溶解于血液内的气体迅速游离形成气泡,阻塞血管或心腔,称为气体栓塞(gas embolism)。

1. 空气栓塞 多因静脉破裂后空气经缺损处进入血流所致。如头颈部手术、胸壁和肺创伤时,静脉破裂而血管壁不塌陷,同时血管内有负压的状态下空气在吸气时进入血液循环。

少量空气入血可被吸收或溶解,一般不引起严重后果。若迅速进入静脉的空气量超过 100 ml,空气随血流到达右心,因心脏跳动,空气和血液经混合而形成具有压缩性和弹性的泡沫血,可造成严重血液循环障碍而致猝死。

2. 氮气栓塞 是指体外大气压力骤然降低时,原来溶解于血中的大量气体(主要是氮气)迅速游离形成气泡而引起的气体栓塞,又称为减压病。如潜水员从深海迅速浮出水面或航空者由地面迅速升入高空时发生。当气压骤减时,溶解于血液中的气体迅速游离,氧气和二氧化碳易再溶于血液,而氮气溶解缓慢,形成小气泡,在血液中融合为较大的气泡形成氮气栓塞,可引起相应器官的缺血和梗死,轻者可出现肢体、腹部、肌肉和关节的疼痛等,重者可危及生命。

（四）羊水栓塞

羊水进入母体血液循环造成栓塞,称为羊水栓塞(amniotic fluid embolism),多发生在高龄产妇,是分娩过程中一种少见的严重并发症。

（五）其他类型栓塞

包括瘤细胞栓塞、细菌栓塞、寄生虫栓塞等。

第五节 梗 死

局部器官或组织因血流迅速阻断而引起的缺血性坏死,称为梗死(infarct)。

一、梗死的病因和条件

（一）病因

梗死一般是由于动脉阻塞引起,但静脉回流中断或静脉、动脉先后受阻,使局部血流停滞,亦可引起梗死。包括:①血栓形成,是引起梗死最常见的原因,如冠状动脉和脑动脉的粥样硬化合并血栓形成,可引起心肌梗死和脑梗死等。②动脉栓塞,多为血栓栓塞,如肾和脾的梗死中常由动脉栓塞引起。③动脉痉挛,在冠状动脉粥样硬化的基础上,发生强烈和持续的痉挛而引起心肌梗死。④血管受压闭塞,动脉受肿瘤压迫或肠扭转、肠套叠及嵌顿性肠疝时肠系膜静脉和动脉受压闭塞引起梗死。

33

（二）条件

血管阻塞后是否发生梗死还与下列因素有关：①供血血管的类型，有双重血液循环或平行动脉供血，其中一条血管阻塞，另一条动脉可以维持供血，通常不易发生梗死，如肺、肝、前臂等（图2-9）。②血流阻断缓慢发生，可逐步建立侧支循环时，不易发生梗死，反之则易发生梗死。③组织对缺氧的耐受性较低可引起梗死。④严重的贫血或心功能不全，血氧含量降低，可促进梗死的发生。

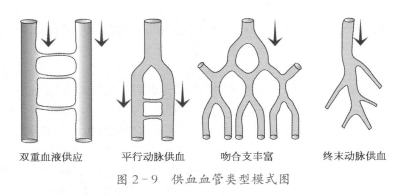

| 双重血液供应 | 平行动脉供血 | 吻合支丰富 | 终末动脉供血 |

图2-9　供血血管类型模式图

二、梗死的类型和基本病理变化

根据梗死灶含血量的多少分为贫血性梗死和出血性梗死。

（一）贫血性梗死

贫血性梗死（anemic infarct）主要是动脉阻塞的结果，常发生于组织结构较致密、侧支循环不丰富的器官，如心、脑、脾、肾等。

当动脉阻断后，局部组织缺血缺氧，微血管壁通透性增高，病灶边缘侧支血管内的血液通过通透性增高的血管漏出于病灶周围，而出现充血出血带。因组织致密，出血量不多，残留在梗死灶中少量的红细胞被吸收，梗死区颜色灰黄色或灰白，故贫血性梗死又称白色梗死。梗死组织干燥，质地坚实，与正常组织分界清，分界处有暗红色的充血出血带。

梗死灶的形状取决于该器官血管的分布特点，脾、肾、肺等器官的动脉呈锥形分支，梗死灶也呈锥体形，在切面上呈扇面形或三角形（图2-10）；心冠状动脉分支不规则，梗死灶呈不规则的地图状；肠系膜动脉呈扇形分布，供应某一段肠管，故肠梗死呈节段性。

（二）出血性梗死

出血性梗死（hemorrhagic infarct）是指在梗死区内有严重的出血，又称为红色梗死。主要见于双重血液供应和组织结构疏松的器官，如肺和肠。其形成除了有动脉阻塞外，还需具备以下条件。①严重淤血：淤血时，毛细血管内压增高影响侧支循环建立。②组织疏松：疏松的组织间

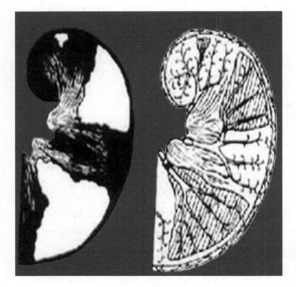

图2-10　肾贫血性梗死及肾动脉栓塞模式图

隙内可容纳多量漏出的血液。③双重血液循环:并行的未被阻塞血管的血流可进入坏死区,但这种灌流又不足以弥补局部的缺血时发生梗死。

　　光镜下,病灶除了坏死的表现外,可见较多量的红细胞。肉眼观,组织肿胀,呈暗红色,边缘的反应带较模糊,其形状也与该器官的血管分布一致。肺出血性梗死,常位于肺下叶,呈锥体形;肠出血性梗死,多见于小肠段,呈节段性,肠壁肿胀增厚、质脆、易破裂,肠腔充满暗红色混浊的液体(图2-11)。

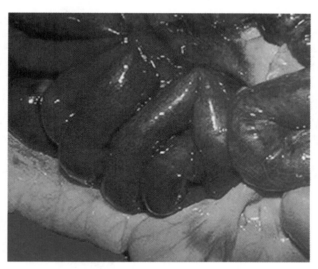

图 2 - 11　肠出血性梗死

梗死的肠壁呈暗红色

三、梗死对机体的影响和结局

　　梗死对机体的影响与发生的器官、梗死灶的大小和部位及有无细菌感染等有关。若梗死发生在重要器官,轻者出现功能障碍,重者可危及生命。如心肌梗死可影响心脏功能;脑梗死出现其相应部位的功能障碍,范围大者可致死。若梗死发生在脾、肾,且梗死灶较小,则对机体影响不大。肠梗死常出现剧烈腹痛、血便和腹膜炎的症状。

　　梗死与坏死的结局相同,可有溶解、吸收、机化、纤维包裹和钙化等。

(苗宇船)

第三章

炎　症

导学

掌握：炎症的概念、基本病理变化及病理学类型。
熟悉：炎症的病因、局部表现及全身反应；炎症的结局。
了解：炎症介质及其作用。

第一节　炎　症　概　述

一、炎症的概念

炎症（inflammation）是具有血管系统的活体组织对各种损伤因子所发生的以防御反应为主的病理过程，其基本病理变化包括变质、渗出和增生。临床上局部表现为红、肿、热、痛及功能障碍，并有不同程度的发热、白细胞增多等全身性反应。

在炎症过程中，损伤因子可直接或间接损伤机体的细胞和组织，机体通过一系列血管反应、液体渗出及细胞渗出等方式有效减轻或消除损伤因子的作用。此外，机体通过细胞和组织的再生等途径使受损部位得以修复和愈合。因此，炎症是集损伤、抗损伤和修复为一体的综合过程。

二、炎症的病因

凡是能够引起组织和细胞损伤的因素都可成为炎症的病因，这些因素也称为致炎因子，常可归纳为以下几类。

（一）生物性因子

生物性因子是最常见的致炎因子，细菌、病毒、立克次体、支原体、螺旋体、真菌和寄生虫等多种病原生物都可引起炎症。病原体侵入人体后繁殖、播散，或释放毒素和代谢产物，或诱发免疫反应而损伤组织、细胞引起炎症。

（二）理化因子

物理性因子主要包括高温、低温、放射线、紫外线、电击、机械性创伤等。化学性因子包括外源性和内源性化学物质，外源性化学物质如强酸、强碱、强氧化剂、松节油和各种毒气等，内源性化学物质如坏死组织的崩解产物及某些病理状态下堆积在体内的代谢产物（如尿素）等。

（三）异常免疫反应

当机体免疫反应异常时,可造成组织损伤,引起炎症反应,如各种过敏反应、类风湿关节炎、系统性红斑狼疮等。

致炎因子作用于机体后,是否引起炎症及炎症反应的强弱,与致炎因子的性质、数量、致病力强弱和作用时间等因素有关,也与机体的防御反应强弱有关。

第二节 炎症的基本病理变化

致炎因子及发生炎症的组织器官不同,炎症的表现不完全相同。但炎症局部的基本病理变化相似,主要包括变质、渗出和增生。一般炎症早期以变质、渗出为主,后期以增生为主。通常变质以损伤性过程为主,渗出和增生以抗损伤和修复过程为主。

一、变质

炎症局部组织和细胞所发生的变性、坏死称为变质(alteration)。致炎因子直接损伤、局部血液循环障碍、局部异常代谢产物堆积、炎症介质等多种因素,均可引起组织和细胞发生变质。

（一）形态变化

变质可发生于实质细胞,如细胞水肿、凝固性坏死等,也可发生于间质,如黏液样变性、纤维素样坏死等。

（二）代谢变化

变质区代谢变化主要有局部酸中毒和渗透压升高。由于炎症局部组织分解代谢增强、耗氧量增加、酶系统功能受损和局部血液循环障碍等原因,导致各种氧化不全的酸性代谢产物(如乳酸等)在局部堆积,使局部组织出现酸中毒。由于炎症局部组织分解代谢增强和坏死细胞崩解,使炎症区内胶体渗透压和晶体渗透压均升高。炎症区的酸中毒和渗透压升高,为局部血液循环障碍和炎性渗出等病理过程提供了重要条件。

二、渗出

炎症局部组织血管内的液体和细胞成分通过血管壁进入组织间隙、体腔、黏膜表面或体表的过程称为渗出(exudation)。渗出的成分称为渗出物或渗出液。渗出是炎症最具特征性的变化,只有通过渗出,白细胞和抗体才能到达炎症灶,在局部发挥重要的防御作用。渗出是在局部血流动力学变化和血管壁通透性升高的基础上发生发展的,炎症介质在渗出过程中发挥重要作用。

（一）血流动力学改变

组织损伤后,由于神经反射和局部炎症介质的作用,很快发生血流动力学变化,即血管口径和血流量的变化。病变发展速度取决于损伤的严重程度。血流动力学变化一般按下列顺序发生(图3-1)。

1. 细动脉短暂痉挛　局部组织损伤后,细动脉立即发生短暂痉挛,仅持续数秒钟到数分钟。

2. 血管扩张和血流加速　先发生细动脉扩张,然后毛细血管床开放,血流速度加快,血流量增加,引起局部动脉性充血。此时炎症病灶内组织代谢增强,温度升高,颜色鲜红。血管扩张和血流加速持续时间的长短取决于致炎因子的种类、炎症刺激持续时间的长短和程度。

3. 血流速度减慢　随着静脉端毛细血管和小静脉的开放、扩张,血流速度逐渐减慢,造成局部组织的毛细血管和小静脉内流体静压升高;血管壁通透性增高,引起蛋白质性液体渗出到血管外,

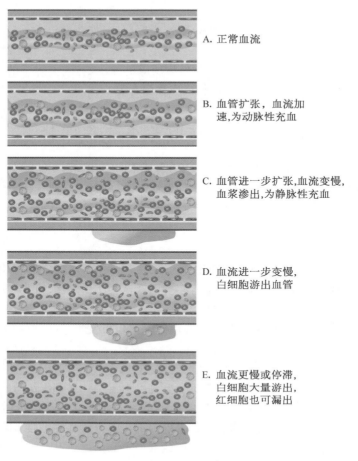

图 3-1　炎症时血流动力学变化模式图

使局部血管内血液浓缩,血液黏稠度增加;最后,扩张的小血管内充满红细胞,称为血流停滞(stasis)。由于局部血管内流体静压升高,血流速度减慢,轴流加宽,并与边流混合,白细胞得以向管壁靠近、聚集,为白细胞的黏附和游出创造了有利条件。

(二) 液体渗出

在炎症过程中,局部组织血管内富含蛋白质的液体成分可渗出到血管外,若其聚积于组织间隙可形成炎性水肿(inflammatory edema),聚积于浆膜腔则形成炎性积液(inflammatory hydrops)。

液体渗出的发生机制比较复杂,其中血管壁通透性增高是引起液体渗出的主要因素。此外,还与炎症区组织渗透压升高和炎症区毛细血管内流体静压升高有关。

1. **血管壁通透性增高的机制**　正常血管壁通透性的维持主要依赖血管内皮细胞的结构完整和功能正常。炎症时血管壁通透性增高主要与血管内皮细胞的下述改变有关。

(1) 内皮细胞收缩:炎症病灶内组胺、缓激肽、白细胞三烯等炎症介质与内皮细胞的相应受体结合,使内皮细胞迅速收缩,细胞间缝隙增宽,这是导致血管壁通透性增高最常见的原因,常发生在细静脉。此外,白细胞介素-1(IL-1)、肿瘤坏死因子(TNF)、干扰素-γ(IFN-γ)及缺氧等原因,可使内皮细胞内的骨架结构发生重组而导致内皮细胞收缩。

(2) 内皮细胞穿胞作用增强:内皮细胞胞质内的一些囊泡相互连接而形成穿胞通道,其开放活跃,穿胞作用增强,增加了血管壁的通透性,使富含蛋白质的液体渗出。

(3) 内皮细胞损伤:严重烧伤和化脓菌感染时,可直接损伤内皮细胞使其坏死脱落,也可破坏血管基膜完整性,使血管壁通透性迅速增加,亦可累及毛细血管、细静脉和细动脉。某些轻度或中度的热损伤、X 线或紫外线照射及某些细菌毒素所引起的血管壁通透性增高,主要累及毛细血管和细静脉。

(4) 新生毛细血管壁的高通透性:在炎症修复过程中所形成的新生毛细血管,其内皮细胞分化尚不成熟,细胞连接不健全,并具有较多的炎症介质受体,因此血管壁具有较高的通透性。

2. 渗出液与漏出液的区别 炎症时的渗出液与非炎症时的漏出液(transudation)在发病机制和成分上均有不同(表 3-1),但两者均可在组织内积聚形成水肿或积液。对穿刺抽出的积液进行检测有助于确定积液的性质。

表 3-1 渗出液与漏出液的区别

项 目	渗 出 液	漏 出 液
发生机制	主要为血管壁通透性增高	主要为静脉回流受阻及血浆胶体渗透压降低
蛋白质含量	>30 g/L	<30 g/L
相对密度(比重)	>1.018	<1.018
有核细胞数	>0.5×10⁹/L	<0.1×10⁹/L
Rivalta 试验	阳性	阴性
凝固性	能自凝	不能自凝
外观	混浊	澄清

3. 渗出液在炎症中的作用 渗出液对机体具有一定的防御意义,其主要作用有:①渗出液能稀释、中和毒素与有害物质,减轻其对组织的损伤。②渗出液能带来营养物质,带走代谢产物。③渗出液中含有大量抗体、补体和溶菌物质,有利于防御、消灭病原微生物。④渗出液中的纤维蛋白交织成网,可限制病原微生物扩散,并有利于炎症细胞吞噬、消灭病原微生物,还可在炎症后期成为修复的支架。⑤渗出液中的毒素和病原微生物随淋巴液被带到局部淋巴结,有利于产生细胞免疫和体液免疫。

渗出液过多产生的压迫和阻塞作用也可给机体带来危害,如严重的喉头水肿可引起窒息;过多的心包积液可压迫心脏而影响心功能;渗出液中过多的纤维蛋白不能被及时、完全吸收时,可发生机化并引起器官的粘连。

(三) 白细胞渗出

炎症时血液中各种白细胞通过血管壁渗出到血管外的现象称为白细胞渗出(leucocyte extravasation),渗出的白细胞称为炎症细胞。炎症细胞聚集于炎症局部组织间隙内的现象称为炎症细胞浸润(inflammatory cell infiltration),是炎症反应的重要形态特征。白细胞渗出是一个主动、耗能、复杂的连续过程,包括白细胞边集、附壁、黏附、游出和趋化等环节。

1. 白细胞边集和附壁 当炎症灶内血管扩张、血流缓慢,甚至血流停滞时,白细胞离开轴流进入血管边缘,称为白细胞边集(leukocytic margination)。边集的白细胞沿着内皮细胞缓慢滚动,随后停留并贴附于血管内皮细胞表面,称为白细胞附壁(leukocytic pavement)。

2. 白细胞黏附 附壁的白细胞借助选择素、免疫球蛋白类、整合素类等黏附分子的介导与内皮细胞牢固黏着,称为白细胞黏附(leukocytic adhesion)。这些黏附分子介导白细胞黏附的机制主要有黏附分子重新分布、诱导新的黏附分子合成、增加黏附分子之间的亲和性等。

3. 白细胞游出 黏附的白细胞逐步游出血管壁进入炎症区组织的过程称为白细胞游出(leukocytic emigration)。电镜下见黏附于内皮细胞表面的白细胞其胞质形成伪足,以阿米巴运动方式在两个内皮细胞连接处伸出伪足并插入,然后整个白细胞逐渐挤出至内皮细胞和基膜间,短暂停留后,白细胞分泌胶原酶降解血管基膜进入周围组织。通常,一个白细胞需要 2～12 min 才能完全通过血管壁(图 3-2、图 3-3)。

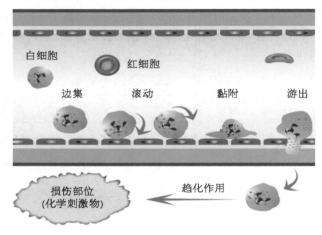

图 3-2 白细胞游出过程模式图

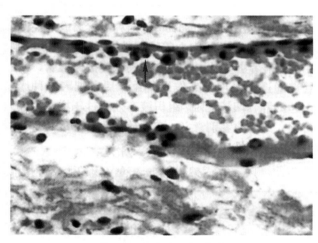

图 3-3 白细胞游出

扩张的血管内可见白细胞附壁和游出

各种白细胞都以同样的方式游出,但存在以下差别。①不同的白细胞游走能力不同:中性粒细胞游走能力最强,游出最早,游走最快,而淋巴细胞最弱。②炎症的不同阶段游出的白细胞种类不同:在急性炎症或炎症早期,中性粒细胞首先游出,24～48 h 后由单核细胞取代。③致炎因子不同,游出的白细胞种类也不同:化脓菌感染以中性粒细胞为主,病毒感染以淋巴细胞为主,过敏反应以嗜酸性粒细胞为主。

红细胞无运动能力,当血管壁受损严重时,红细胞可通过血管壁到达血管外,称为红细胞漏出(red cell diapedesis),这是一种被动过程,常由于炎症反应强烈,血管壁损伤严重,血液流体静压增高,使红细胞由内皮细胞坏死崩解的裂口漏出到血管外。

4. 白细胞趋化作用　渗出的白细胞向炎症区域化学刺激物所在部位做定向移动的现象,称为趋化作用(chemotaxis),这些具有吸引白细胞定向移动的化学刺激物称为趋化因子(chemotactic agents)。

趋化因子包括内源性和外源性两类。前者主要有补体成分(特别是 C5a)、白细胞三烯(主要是 LTB$_4$)、细胞因子(特别是 IL-8)等;后者主要有可溶性的细菌产物,如金黄色葡萄球菌分离出的多肽。趋化因子与白细胞膜上特殊受体结合后,发生一系列信号传导和生化反应,使白细胞内游离 Ca^{2+} 浓度增加,促进细胞内细胞骨架成分动态组装和解聚,促使白细胞向趋化因子所在方向做定向运动。

趋化因子的作用具有特异性,不同的趋化因子只对某一种或几种炎症细胞有趋化作用。此外,不同细胞对趋化因子的反应能力也有所不同,中性粒细胞和单核细胞对趋化因子的反应较强,而淋巴细胞对趋化因子的反应较弱。趋化因子不仅有吸引白细胞做定向运动的作用,还对白细胞有激活作用。

5. 白细胞在炎症局部的作用

(1) 吞噬作用:渗出的白细胞吞噬消化病原微生物、组织崩解碎片及异物的过程,称为吞噬作用(phagocytosis)。具有吞噬能力的细胞统称为吞噬细胞(phagocyte),中性粒细胞和巨噬细胞是人体最主要的吞噬细胞。吞噬过程包括识别和黏附、吞入、杀伤和降解(图 3-4)。

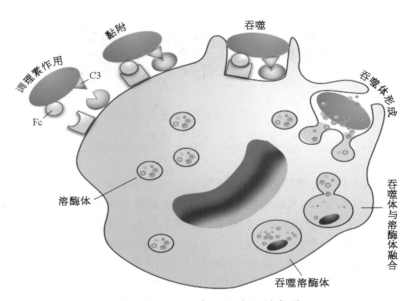

图 3-4　白细胞吞噬过程模式图

1) 识别和黏附(recognition and attachment):血清中存在着调理素,即一类能增强吞噬细胞吞噬功能的蛋白质,主要包括抗体 Fc 段和补体 C3b。细菌与含调理素的血清接触并被包裹,称为调理素化。吞噬细胞借其表面的相应受体,可以识别并黏附调理素化的细菌。

2) 吞入(engulfment):吞噬物被黏附于吞噬细胞表面之后,Fc 受体和 C3b 受体即可被激活,启动吞噬过程,吞噬细胞伸出伪足,随着伪足的延伸和互相吻合,形成由吞噬细胞膜包围吞噬物的泡状小体,谓之吞噬体。吞噬体逐渐脱离细胞膜进入细胞内部,并与初级溶酶体融合,形成吞噬溶酶体,溶酶体酶释放到其中。

3) 杀伤和降解(killing and degradation):进入吞噬溶酶体的吞噬物特别是病原微生物,可以被杀伤和降解,其机制包括依赖氧机制和不依赖氧机制。

(2) 免疫作用:免疫作用主要由巨噬细胞、淋巴细胞和浆细胞协同完成。抗原进入机体后,首先由巨噬细胞将其吞噬处理,再将抗原信息传递给 T 淋巴细胞和 B 淋巴细胞。免疫活化的 T 淋巴细胞产生淋巴因子参与细胞免疫;B 淋巴细胞转化为浆细胞产生抗体,参与体液免疫,共同杀伤病原微生物。

(3) 组织损伤作用:白细胞在发挥吞噬作用和免疫作用的同时,也可对组织造成损伤。如白细胞在趋化、激活和吞噬过程中可将产物(如溶酶体酶、活性氧自由基、前列腺素和白细胞三烯等)释放到细胞外,介导内皮细胞和组织损伤,加重炎症反应。

6. 常见炎症细胞的种类和功能(图 3-5)

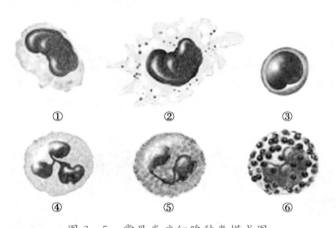

图 3-5　常见炎症细胞种类模式图
① 单核细胞;② 巨噬细胞;③ 淋巴细胞;
④ 中性粒细胞;⑤ 嗜酸性粒细胞;⑥ 嗜碱性粒细胞

(1) 中性粒细胞:又称小吞噬细胞,具有活跃的运动能力和吞噬能力,可吞噬化脓菌、小的组织碎片及抗原抗体复合物。胞质内富含中性颗粒,主要含有酸性水解酶、中性蛋白酶、溶菌酶、碱性磷酸酶、胶原酶和乳铁蛋白等,在杀灭、消化和降解病原微生物和组织碎片过程中发挥重要作用。中性粒细胞常见于炎症早期、急性炎症和化脓性炎症,构成细胞防御的第一道防线。

(2) 巨噬细胞:又称大吞噬细胞。炎症灶内的巨噬细胞大多来自血液中的单核细胞,也可由局部组织细胞增生而来。巨噬细胞含有大量的线粒体、溶酶体和吞饮小泡,溶酶体内富含酸性水解酶和过氧化物酶。巨噬细胞具有较活跃的运动能力和较强的吞噬能力,能吞噬较大的病原微生物、异物、崩解的组织碎片甚至整个细胞。巨噬细胞常见于急性炎症后期、慢性炎症、非化脓性炎症、病毒性感染和原虫感染等。巨噬细胞吞噬不同性质的物质(如脂质、结核杆菌等)后,形态可发生变化而转变为泡沫细胞(foamy cell)、类上皮细胞(epithelioid cell)、朗汉斯巨细胞(Langhans giant cell)等。

(3) 嗜酸性粒细胞:胞质内富含嗜酸性颗粒,内含多种水解酶。嗜酸性粒细胞的吞噬能力较弱,能吞噬抗原抗体复合物,杀伤寄生虫。嗜酸性粒细胞常见于变态反应性炎症或寄生虫感染,亦可见于亚急性炎症。

(4) 嗜碱性粒细胞和肥大细胞:嗜碱性粒细胞来自血液,胞质内含有粗大的嗜碱性颗粒,内含组胺、5-羟色胺、嗜酸性粒细胞趋化因子、血小板活化因子等。肥大细胞主要分布在全身的结缔组织和血管周围,其形态和功能与嗜碱性粒细胞相似。炎症时,由于创伤、细菌毒素及过敏毒素的刺激,或含 IgE 抗体的免疫复合物与嗜碱性粒细胞或肥大细胞膜上的受体结合,可使细胞脱颗粒释放组胺、5-羟色胺等,参与炎症反应。嗜碱性粒细胞和肥大细胞多见于变态反应性炎症。

(5)淋巴细胞和浆细胞:淋巴细胞可分为 T 淋巴细胞和 B 淋巴细胞,浆细胞由 B 淋巴细胞受抗原刺激后转化而来。两者运动能力和趋化性弱,不具有吞噬能力,通过各自的途径履行细胞免疫和体液免疫功能。淋巴细胞、浆细胞常见于慢性炎症,特别多见于结核、梅毒、病毒及立克次体感染。

三、增生

在致炎因子、组织崩解产物或某些理化因子的刺激下,炎症局部组织发生增生(proliferation)。增生的细胞主要有巨噬细胞、成纤维细胞和毛细血管内皮细胞,炎症灶中的被覆上皮、腺上皮和其他实质细胞也可发生增生。通常细胞增生在炎症后期和慢性炎症时较显著,但某些炎性疾病初期或急性炎症也可呈现明显的增生,如急性肾小球肾炎和伤寒病等。

炎性增生主要是一种防御反应,增生的巨噬细胞可吞噬病原微生物,清除组织崩解产物;增生的成纤维细胞和毛细血管内皮细胞可形成炎性肉芽组织,有助于局限炎症和修复损伤的组织。但过度的增生可破坏原有组织,影响器官功能,如慢性肝炎所致的肝硬化。

四、炎症介质

炎症过程中产生并介导炎症反应的化学因子称为化学介质或炎症介质(inflammatory mediators)。炎症介质来自血浆和细胞,当其被激活分泌或释放到细胞外后,半衰期十分短暂,很快衰变,或被抑制、灭活及清除。其主要作用是扩张细动脉和细静脉,并有致痛和致热的生物活性及白细胞趋化作用。大多数炎症介质都有可能引起组织损伤。

(一)细胞源性炎症介质

细胞源性炎症介质有些存在于细胞内颗粒中,在需要时释放到细胞外,有些则在致炎因子的刺激下即刻产生。

1. 血管活性胺 主要包括组胺(histamine)和 5-羟色胺(5-hydroxytryptamine, 5-HT)。组胺主要来自肥大细胞、嗜碱性粒细胞和血小板,可引起细动脉扩张和细静脉通透性增高,对嗜酸性粒细胞具有趋化性。5-HT 主要存在于血小板和肠嗜铬细胞中,其作用与组胺相似。

2. 花生四烯酸的代谢产物 花生四烯酸(arachidonic acid, AA)是一种存在于细胞膜磷脂成分内的不饱和脂肪酸。在炎症刺激因子和炎症介质的作用下,磷脂酶 A_2 被激活,使 AA 释放到细胞外,经环氧化酶或脂质氧化酶途径分别生成前列腺素、白细胞三烯和脂毒素。

(1)前列腺素(prostaglandin, PG):AA 经环氧化酶途径生成 PGD_2、PGE_2、PGF_2、PGI_2 和 TXA_2。TXA_2 主要由血小板产生,使血小板聚集和血管收缩。而 PGI_2 主要由血管内皮细胞产生,可抑制血小板聚集和使血管扩张。PG 还能协同其他炎症介质扩血管、增加血管壁通透性和化学趋化作用,并有发热、致痛作用。临床上应用解热镇痛药如阿司匹林、吲哚美辛等就是通过对环氧化酶的抑制作用及减少 PG 合成而发挥抗炎作用。

(2)白细胞三烯(leukotriene, LT):AA 通过脂质氧化酶途径产生 LT。如中性粒细胞可产生 5-羟基花生四烯酸(5-HETE),再转化为各种白细胞三烯如 LTB_4、LTC_4、LTD_4 和 LTE_4 等。LT 具有强烈的缩血管作用,并能促进血管壁通透性增高,以及促使血管和支气管的平滑肌痉挛。

LTB_4 对中性粒细胞和单核细胞具有强趋化作用,并引起中性粒细胞聚集和黏附于血管内皮。临床上应用类固醇药物可通过抑制 AA 的释放而发挥抗炎作用。

(3) 脂毒素(lipoxins, LX):LX 是一种新的 AA 活性代谢产物,在中性粒细胞产生 LTA_4 基础上,血小板在脂质氧化酶的作用下可产生 LXA_4 和 LXB_4。LX 具有抑制和促进炎症反应的双重作用。

3. 白细胞产物　主要来自中性粒细胞和单核细胞。致炎因子激活中性粒细胞和单核细胞后,可产生氧自由基和释放溶酶体成分,促进炎症反应和破坏组织。

(1) 氧自由基:主要包括超氧阴离子、过氧化氢和羟自由基。它们可直接与细胞膜的脂质成分发生反应,造成过氧化损伤。也可在细胞内与一氧化氮结合,形成活性氮中间产物。当这些活性氮中间产物少量释放到细胞外时,能增加 IL-8、某些细胞因子及内皮细胞和白细胞间黏附分子的表达,促进炎症反应。当其大量释放到细胞外时,可损伤内皮细胞,导致血管壁通透性升高,也可破坏红细胞和实质细胞等,并能灭活抗蛋白酶,促进细胞外基质的破坏。

(2) 溶酶体成分:种类多样,有多种促进炎症的作用。吞噬细胞死亡或吞噬过程中溶酶体成分的释放可增加血管壁通透性和化学趋化性,其中的中性蛋白酶还可降解各种细胞外成分如胶原纤维、基膜、纤维素等,在化脓性炎症的组织破坏中起重要作用,而当其在细胞内时可促进吞噬溶酶体内细菌和细胞碎片的降解。

4. 细胞因子(cytokine)　主要由激活的淋巴细胞和巨噬细胞产生,也可来自于内皮和上皮细胞,参与炎症反应的细胞因子主要有 TNF、IL 等。其主要作用为激活淋巴细胞并促进其增殖和分化(如 IL-2、IL-4);调节自然免疫(如 TNF-α、IFN-α 等);激活巨噬细胞(如 IFN-γ、IL-10 等);趋化白细胞(如 IL-8、单核细胞趋化蛋白-1 等);刺激造血功能(如 IL-3、IL-7 等)。

5. 血小板激活因子(platelet activating factor, PAF)　源自嗜碱性粒细胞、血小板、中性粒细胞、巨噬细胞和血管内皮细胞。其主要作用为激活血小板;引起血管及支气管收缩;极低浓度时可使血管扩张、血管壁通透性增加;促进白细胞与内皮细胞黏附,并影响其趋化作用;刺激白细胞和其他细胞合成炎症介质等。

6. 一氧化氮(NO)　可由内皮细胞、巨噬细胞和脑内某些神经细胞产生。主要作用为扩张小血管;抑制血小板的黏着和聚集;抑制肥大细胞引起的炎症反应;调控白细胞向炎症灶集中;与活性氧代谢产物可形成多种物质杀灭微生物;高浓度 NO 可杀伤微生物,也可损伤组织和细胞。

7. 神经肽　P 物质(substance P)可传导疼痛,调节血压,引起血管扩张和血管壁通透性增加,刺激免疫细胞和内分泌细胞的分泌作用。

(二) 血浆源性炎症介质

血浆源性炎症介质是指血浆中的凝血、纤溶、激肽和补体系统在致炎因子作用下,同时或先后被激活而产生的部分活化产物。

1. 激肽系统　缓激肽(bradykinin)是激肽系统的活化产物,在炎症反应中起主要作用。可使小血管扩张,血管壁通透性增高,引起血管以外的平滑肌细胞收缩,并有强烈的致痛作用。

2. 补体系统　补体系统是血浆中一组具有酶活性的糖蛋白,在炎症或免疫反应过程中被激活,其中 C3 和 C5 是最主要的炎症介质。C3a 和 C5a 能促进肥大细胞脱颗粒释放组胺,引起血管壁通透性升高和血管扩张。C5a 能激活中性粒细胞和单核细胞的花生四烯酸代谢,合成和释放炎症介质;对中性粒细胞和单核细胞还具有强烈的趋化作用;能促进白细胞黏附于血管内皮。C3b 和 iC3b 结合于细菌细胞壁时具有调理素作用,可增强白细胞的吞噬能力。

3. 凝血系统和纤溶系统　炎症时的组织损伤可激活因子Ⅻ,能启动凝血系统和纤溶系统。凝血系统中具有炎症介质活性的主要有凝血酶、纤维蛋白多肽和因子Ⅹa。凝血酶可增加白细胞的黏附性及促进成纤维细胞增生。纤维蛋白多肽能增加血管通透性，对白细胞有趋化作用。因子Ⅹa通过与效应细胞的蛋白酶受体结合而作为炎症介质，引起血管壁通透性增高和促进白细胞渗出。纤溶系统中具有炎症介质活性的主要有纤维蛋白降解产物和纤溶酶。纤维蛋白降解产物可增加血管壁通透性，趋化中性粒细胞。纤溶酶可裂解 C3 生成 C3a。

主要炎症介质的作用如表 3-2。

表 3-2　主要炎症介质的作用

作　用	炎症介质种类
扩张血管	组胺、缓激肽、5-HT、PGE_2、PGD_2、PGF_2、PGI_2、NO
增加血管壁通透性	组胺、缓激肽、5-HT、C3a、C5a、PAF、LTC_4、LTD_4、LTE_4、P物质、氧自由基
趋化作用	C5a、LTB_4、细菌产物、IL-8、TNF
致热	IL-1、IL-6、TNF、PG
致痛	PGE_2、缓激肽
损伤组织	氧自由基、溶酶体酶、NO

第三节　炎症的类型

炎症可按其病程经过和基本病变进行分类。根据病程可分为超急性炎症、急性炎症、亚急性炎症和慢性炎症。超急性炎症病程为数小时至数日，呈爆发性经过，炎症反应强烈，在短期内即可引起组织器官的严重损伤，甚至功能衰竭，病变以渗出、变质为主，如器官移植超急性排斥反应。急性炎症病程为数日至 1 个月，起病急，症状明显，病变常以变质、渗出为主，大量中性粒细胞浸润，如急性蜂窝织炎性阑尾炎。亚急性炎症病程为 1～3 个月，渗出过程较轻，再生和增生逐渐增强，常有嗜酸性粒细胞浸润，如亚急性感染性心内膜炎。慢性炎症病程长达 6 个月到数年，病变常以增生为主，浸润的炎症细胞主要为淋巴细胞、浆细胞和巨噬细胞，如宫颈息肉。

根据基本病变可将炎症分为变质性炎、渗出性炎和增生性炎。

一、变质性炎

以组织细胞的变性、坏死为主要病变特征的炎症称为变质性炎（alterative inflammation），常发生在实质器官，多由病毒或毒素引起，如病毒性肝炎、乙型脑炎、脊髓灰质炎，白喉杆菌外毒素引起的心肌炎、伤寒杆菌内毒素引起的膈肌、腹直肌和股内收肌的凝固性坏死。

二、渗出性炎

渗出性炎（exudative inflammation）是指以渗出为主要病变的炎症。炎症病灶内有大量渗出液形成，变质和增生轻微。根据渗出物的主要成分和病变特点，可将渗出性炎分为 4 种类型。

（一）浆液性炎

浆液性炎（serous inflammation）以浆液渗出为主，其中含有 3%～5% 的蛋白质（主要为白蛋白），同时含有少量纤维蛋白、中性粒细胞和脱落的上皮细胞。常由高温烫伤、蚊蜂叮咬、其他化学性因子、病毒及细菌感染等引起，多发生在浆膜、黏膜、皮肤和疏松结缔组织等处。浆液性渗出物若聚集在浆膜腔可引起炎性积液,如浆液性胸膜炎;若沿着黏膜表面顺势流出,称为浆液卡他性炎,如感冒初期的鼻炎;若聚集在表皮内和表皮下可形成水疱,如皮肤烫伤(图3-6);若弥漫浸润疏松结缔组织,可引起局部明显的炎性水肿。

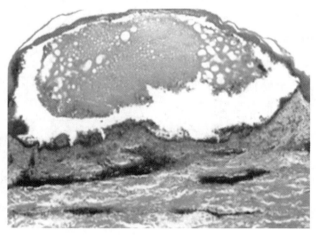

图3-6 浆液性炎水疱

可见均质红染的蛋白物质

浆液性炎发生较早,病变一般较轻,病因消除后易于消退。但如果渗出物过多可导致严重的后果,如喉头水肿严重时,可致呼吸困难甚至窒息;心包腔大量浆液性渗出时,可压迫心、肺引起明显的功能障碍。

(二)纤维素性炎

纤维素性炎(fibrinous inflammation)以渗出物中有大量纤维素为特征。常见的原因有内、外源性毒素或某些细菌感染,如升汞中毒、尿毒症及白喉杆菌、痢疾杆菌、肺炎球菌感染等。常发生在黏膜、浆膜和肺脏(图3-7)。

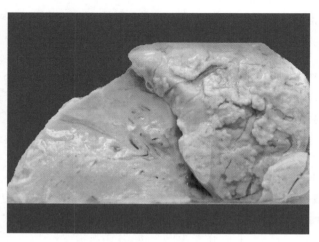

图3-7 纤维素性胸膜炎

胸膜脏层表面附着大量纤维素性渗出物

纤维素性炎发生在黏膜时,渗出的纤维素、中性粒细胞和坏死的黏膜组织形成一层灰白色膜状物,称为假膜,发生在黏膜的纤维素性炎又称假膜性炎(pseudomembranous inflammation),如白喉。因局部组织结构特点不同,咽白喉的假膜牢固附着于黏膜而不易脱落,称为固膜性炎;气管白喉的假膜则与黏膜损伤部位连接疏松而易于脱落,称为浮膜性炎,可引起窒息(图3-8)。

发生于心包膜的纤维素性炎,由于心脏不断搏动,渗出的纤维素被牵拉成绒毛状附着于脏层心包膜表面,称为"绒毛心"(cor villosum)(图3-9)。发生于肺的纤维素性炎,如大叶性肺炎,肺泡腔内渗出大量的纤维素可引起肺实变。

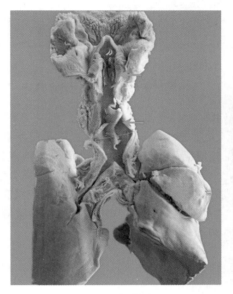

图3-8　气管白喉

箭头指示处为灰白色的假膜

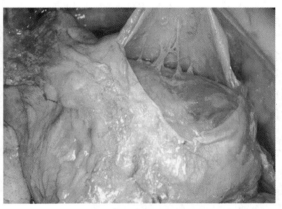

图3-9　纤维素性心包炎

心包脏层和壁层之间可见白色绒毛状的纤维素

少量纤维素性渗出物可由中性粒细胞释放的蛋白水解酶溶解吸收。若渗出的纤维素过多,不能被完全溶解吸收,则可发生机化,引起浆膜增厚、体腔粘连(如心包粘连)、大叶性肺炎肉质变。

(三)化脓性炎

化脓性炎(purulent inflammation)以大量中性粒细胞渗出为主,并伴有不同程度的组织坏死和脓液形成为特征。多由化脓菌(如葡萄球菌、链球菌、脑膜炎双球菌、大肠埃希菌)感染所致,也可由化学物质(如松节油、巴豆油)和机体坏死组织引起。

炎症区内中性粒细胞变性、坏死,释放出的蛋白溶解酶将坏死组织液化,形成的灰黄色或黄绿色混浊、黏稠的液体称为脓液(pus)。脓液中有大量脓细胞(变性、坏死的中性粒细胞)、坏死组织、数量不等的细菌和少量浆液。脓液因其中的纤维素可被脓细胞释放的蛋白溶解酶破坏,故不会凝固。根据化脓性炎的病因、发生部位和病变特点的不同,将其分为以下3种类型。

1. 蜂窝织炎　发生在疏松结缔组织的弥漫性化脓性炎称蜂窝织炎(phlegmonous inflammation),常发生于皮肤、肌肉和阑尾。主要由溶血性链球菌引起,该菌能产生透明质酸酶,降解疏松结缔组织基质中的透明质酸;链球菌还能产生链激酶,溶解纤维素。因此,细菌容易通过组织间隙和淋巴管扩散,引起组织内明显水肿和大量中性粒细胞弥漫性浸润,与周围组织分界不清(图3-10、图3-11)。轻度蜂窝织炎可完全吸收消散,重者常经淋巴管扩散引起局部淋巴结肿大和全身中毒症状。

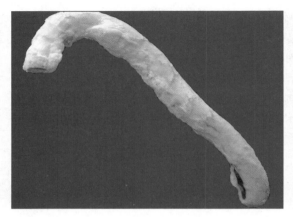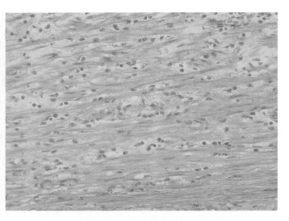

图 3-10　蜂窝织炎性阑尾炎

阑尾肿胀、穿孔,表面血管扩张、充血并有脓性渗出物

图 3-11　蜂窝织炎性阑尾炎

阑尾肌层有中性粒细胞弥漫性浸润

2. 脓肿　局限性化脓性炎伴有脓腔形成称为脓肿(abscess),多发生在皮下和内脏。主要由金黄色葡萄球菌引起,该菌产生的毒素可致局部组织坏死,大量中性粒细胞浸润后释放蛋白溶解酶,使坏死组织液化形成脓液;金黄色葡萄球菌还能产生血浆凝固酶,使渗出的纤维蛋白原转变为纤维蛋白,使病变较局限,局部形成含脓液的脓腔(图 3-12、图 3-13)。金黄色葡萄球菌因具有层粘连蛋白受体,因而易于通过血管壁并引起迁徙性脓肿。脓肿早期,周围组织水肿,炎症细胞浸润;以后周围的肉芽组织逐渐增生,形成包绕脓腔的脓肿壁。小脓肿易于吸收消散,较大脓肿因脓液多,吸收困难,需要切开或穿刺排脓,留下的局部缺损由肉芽组织修复。

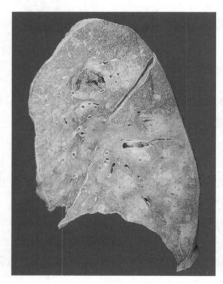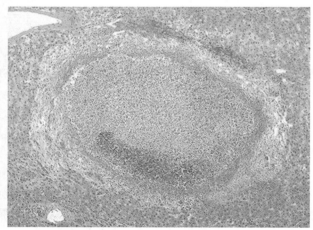

图 3-12　肺脓肿

肺上叶和肺下叶可见圆形脓肿

(脓液排出后在切面上显示为空洞)

图 3-13　肝脓肿

肝脓肿灶内大量脓细胞聚集

皮肤黏膜的脓肿向表面破溃而形成的组织缺损称溃疡(ulcer);深部组织的脓肿,向体表或自然管道穿破,形成一个排脓的盲端通道,称窦道(sinus);若深部脓肿的一端向体表或体腔穿破,另

一端向自然管道穿破，或在两个有腔器官之间形成贯通两侧的通道称瘘管（fistula）。窦道和瘘管多见于肛管直肠周围，常因长期排脓而不易愈合。

疖（furuncle）是单个毛囊及其所属皮脂腺和周围组织所发生的脓肿，多见于颈、头、面及背部。糖尿病、营养不良或机体免疫力低下时，多个疖可同时或先后发生，称为疖病（furunculosis）。痈（carbuncle）是多个疖的相互沟通融合，多见于后颈部、背部及腰臀部等皮肤厚韧处，皮肤表面有多个开口。

3. 表面化脓和积脓　表面化脓是指发生于黏膜或浆膜表面的化脓性炎，其病变特点是脓液主要向黏膜、浆膜表面渗出，而深层组织无明显中性粒细胞浸润（图3-14）。如化脓性支气管炎、化脓性尿道炎，脓液可沿支气管、尿道排出体外。若化脓性炎发生在浆膜、胆囊或输卵管时，脓液在其腔内蓄积，称为积脓（empyema）。

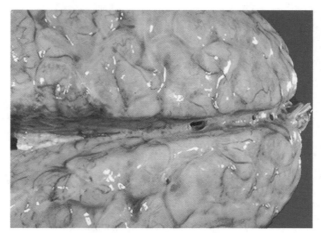

图3-14　化脓性脑膜炎
软脑膜呈高度充血，蛛网膜下腔可见脓性渗出物，使脑沟变浅

（四）出血性炎

出血性炎（hemorrhagic inflammation）以渗出物中含有大量红细胞为特征。主要因某些毒力很强的病原微生物使血管壁损伤严重所致，常见于炭疽、鼠疫、流行性出血热等烈性传染病。出血性炎常和其他炎症类型混合存在，如出血性纤维素性炎等。

三、增生性炎

增生性炎（proliferative inflammation）是以增生性病变为主，而变质和渗出性变化较轻的炎症。根据其形态特征可分为两种类型：

（一）非特异性增生性炎

非特异性增生性炎主要见于慢性炎症，也可见于少数急性炎症（如急性毛细血管内增生性肾小球肾炎）。其形态特征有：炎症灶内主要有淋巴细胞、浆细胞和巨噬细胞浸润；常伴有明显的毛细血管内皮细胞、成纤维细胞增生，并有大量胶原纤维形成；有时黏膜上皮、腺上皮和某些实质细胞也同时增生。非特异性增生性炎若发生在黏膜局部，可形成向外表突出的带蒂肿物，称为炎性息肉（inflammatory polyp），如宫颈息肉、鼻息肉。若炎性增生形成一个境界清楚的肿瘤样团块，则称为炎性假瘤（inflammatory pseudotumor），好发于肺和眼眶。炎性假瘤的本质是炎症而非肿瘤，需与真性肿瘤区别。

49

（二）特异性增生性炎

特异性增生性炎以局部巨噬细胞及其演化的细胞增生为主，形成境界清楚的结节状病灶，又称肉芽肿性炎（granulomatous inflammation）。根据其病因可分为两类：

1. **感染性肉芽肿**　由病原微生物（如结核杆菌、伤寒杆菌、麻风杆菌、寄生虫等）感染引起的肉芽肿，形成机制可能是某些病原微生物不易被消化或引起机体的免疫反应（尤其是细胞免疫）所致。其形成的特异性结构常具有一定的诊断意义，如由结核杆菌引起的结核性肉芽肿，由大量类上皮细胞、朗汉斯巨细胞和淋巴细胞等组成（图 3-15）；风湿病时形成的风湿小结，由风湿细胞和淋巴细胞等组成。

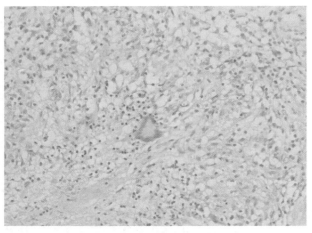

图 3-15　结核性肉芽肿

肉芽肿内有类上皮细胞、朗汉斯巨细胞和淋巴细胞浸润

2. **异物性肉芽肿**　由外科缝线、滑石粉、粉尘、木刺等异物引起的肉芽肿。病变以异物为中心，周围有多量巨噬细胞、异物巨细胞及成纤维细胞围绕，形成结节状病灶（图 3-16）。其形成机制可能是因异物不易被消化，其刺激长期存在而引起。

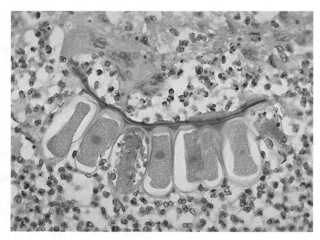

图 3-16　异物性肉芽肿

异物左上方可见异物巨细胞，多个细胞核散乱分布于细胞内

第四节 炎症的临床表现和结局

一、炎症的临床表现

（一）局部表现

炎症局部可出现红、肿、热、痛和功能障碍，尤其以体表的急性炎症表现最为显著。因炎症局部发生动脉性及静脉性充血，分别使氧合血红蛋白和还原血红蛋白增加，因而局部组织颜色发红。炎症局部血管扩张、血流加快，分解代谢增强，产热增加，使局部温度升高。肿胀是由于炎症局部血管充血和渗出物积聚所致，慢性炎症时细胞和组织的增生也可引起。神经末梢受渗出物压迫或炎症介质等直接作用可引起炎症区疼痛。炎症时由于实质细胞的变质和炎性渗出物的压迫，可引起局部脏器不同程度的功能障碍。如病毒性肝炎时，肝细胞变性坏死可导致肝功能障碍；急性心包炎时，心包积液的压迫可引起心功能障碍。

（二）全身反应

炎症存在不同程度的全身反应。比较严重的炎症，尤其是病原微生物引起的急性炎症，常出现明显的全身反应。

1. 发热 在病原微生物感染，尤其是其在体内蔓延扩散时，发热表现常很突出。发热通常由内源性和外源性致热源引起。细菌释放的内毒素和病毒、立克次体、疟原虫等产生的致热源是常见的外源性致热源，其通过激活白细胞释放内源性致热源而引起发热。细胞因子如 IL-1、IFN、TNF 等是常见的内源性致热源，其作用于体温调节中枢而引起发热。发热是机体重要的防御反应，适当的发热可加快机体代谢、增强白细胞的吞噬作用、促进抗体生成。但高热或长期发热可影响机体代谢过程，引起多系统（尤其是中枢神经系统）的功能紊乱，可导致不良后果。

2. 末梢血白细胞计数增加 末梢血白细胞计数增加（$15 \times 10^9/L \sim 20 \times 10^9/L$）是炎症反应的常见表现，尤其在细菌感染所引起的炎症时更为显著。主要因 IL-1、TNF 等刺激骨髓造血组织，使白细胞释放加速；集落刺激因子引起骨髓造血前体细胞增殖所致。增加的白细胞中，相对不成熟的杆状核中性粒细胞所占比例增加，称之为"核左移"。多数细菌感染引起中性粒细胞增加，寄生虫感染、过敏反应引起嗜酸性粒细胞增加，一些病毒感染选择性地引起淋巴细胞比例增加，如腮腺炎、风疹等。白细胞增多具有防御意义，但某些病毒、伤寒杆菌、立克次体和原虫感染及机体抵抗力极度低下时，末梢血白细胞计数可无明显增加，甚至出现减少。

3. 单核-巨噬细胞系统增生 急性感染性炎症中，常有不同程度的单核-巨噬细胞系统增生和功能增强，以利于吞噬、消化病原微生物和组织崩解产物。临床表现为肝、脾和淋巴结肿大。

二、炎症的结局

炎症可有不同的经过和结局。若炎症过程中抗损伤反应占优势，则炎症逐渐痊愈，若损伤反应持续存在或机体抵抗力低下，则急性炎症可迁延为亚急性、慢性或蔓延扩散，使病情加重。

（一）痊愈

当机体抵抗力较强或得到适当治疗，侵入的病原微生物可被消灭，炎症局部少量的渗出物和坏死组织崩解产物可被溶解、吸收，局部缺损通过周围健康组织的增生得以修复，完全恢复其正常的结构和功能，称为完全痊愈。如炎症病灶内变质和渗出严重而广泛，或再生能力弱甚至没有再生能力的组织细胞损伤，由肉芽组织增生修复，形成瘢痕，不能完全恢复原组织正常的结构和功能,称为不完全痊愈。

(二) 迁延为慢性炎症

当机体抵抗力低下或治疗不彻底时,致炎因子不能被及时清除,持续或反复作用于机体,不断损伤组织,使急性炎症迁延不愈,转为慢性炎症,病情可时轻时重。

(三) 蔓延播散

当机体抵抗力低下或病原微生物毒力强、数量多、在体内大量繁殖时,炎症可直接沿组织间隙、自然管道向周围组织蔓延,或经血道、淋巴道播散。

1. **局部蔓延**　指炎症局部的病原微生物经组织间隙或器官的自然管道向周围组织和器官扩散,如肺结核病,机体抵抗力低下时,结核杆菌可沿组织间隙蔓延,使病灶扩大;也可沿支气管播散,在肺内其他部位形成新的结核病灶。

2. **淋巴道播散**　指病原微生物侵入淋巴管内,随淋巴液到达局部淋巴结,引起淋巴管炎和淋巴结炎。如上肢感染引起腋窝淋巴结炎,下肢感染引起腹股沟淋巴结炎。病原体也可通过淋巴循环入血,引起血道播散。

3. **血道播散**　指炎症局部的病原微生物侵入血液循环或其毒素被吸收入血而引起的播散。

(1) 菌血症:细菌在局部病灶生长繁殖,并经血管或淋巴管入血,患者血液细菌培养通常呈阳性,但全身中毒症状不明显,称为菌血症(bacteremia)。菌血症常发生在炎症早期,如伤寒病和细菌性肺炎的早期。

(2) 毒血症:细菌的毒素或毒性代谢产物被吸收入血,引起高热、寒战等全身中毒症状,称为毒血症(toxemia)。患者血液细菌培养通常为阴性,临床上除全身中毒症状外,常同时伴有心、肝、肾的实质细胞变性或坏死,严重者可出现中毒性休克。

(3) 败血症:细菌入血,在血液中生长繁殖并产生毒素,患者常有寒战、高热、皮肤及黏膜多发性出血点、脾肿大等明显的中毒症状,称为败血症(septicemia)。严重者神志不清甚至昏迷。

(4) 脓毒败血症:由化脓菌引起的败血症,细菌随血流播散至全身,在肺、肾、肝、脑等处形成多发性脓肿,称为脓毒败血症(pyemia)。这些脓肿通常较小,较均匀散布在器官内,若脓肿是由栓塞于器官毛细血管的化脓菌引起,称之为栓塞性脓肿(embolic abscess)或转移性脓肿(metastatic abscess)。

(王　莹)

第四章

肿　　瘤

 导学

掌握：肿瘤的概念及一般形态；肿瘤的异型性、生长与扩散及对机体的影响；良性肿瘤与恶性肿瘤的区别；肿瘤的命名原则、癌与肉瘤的区别。

熟悉：肿瘤的分类；癌前病变、非典型增生和原位癌的概念；各类常见肿瘤的病变特点。

了解：肿瘤的分级与分期；恶性肿瘤浸润与转移的机制；肿瘤病因学和发病学。

肿瘤（tumor，neoplasm）是一类常见病、多发病，其中恶性肿瘤严重威胁人类的健康和生命。在我国危害严重和常见的恶性肿瘤是肺癌、胃癌、肝癌、食管癌、结直肠癌、白血病、淋巴瘤、宫颈癌、鼻咽癌、乳腺癌等。肿瘤对人类的威胁日益突出，对肿瘤的病因学、发病学及其预防的研究，已成为当前医学领域中的重大研究课题，并已形成了一门专门的医学分支——肿瘤学。

第一节　肿瘤的概念

肿瘤是机体在各种致瘤因素的作用下，局部组织的细胞在基因水平上失去了对其生长的正常调控，导致克隆性异常增生而形成的新生物，常表现为局部肿块。

在肿瘤的形成过程中，局部组织的细胞增生称为肿瘤性增生，这与在炎症、修复等病理状态下形成的非肿瘤性增生有本质的区别。肿瘤性增生一般是单克隆性的，肿瘤细胞不同程度地失去了分化成熟的能力，呈现异常的功能、代谢和形态。同时，肿瘤细胞获得了不断增长的能力，即使致瘤因素消除，增生仍持续存在，呈自主性生长而不受机体调控，只有与机体不相适应、不协调的和有害的细胞异常增多，对机体有害。非肿瘤性增生一般是多克隆性的，增生的细胞分化成熟，具有原来正常的功能、代谢和形态特点，其通常适应机体需要，受机体控制，有一定限度，当病因消除后增生停止。

根据肿瘤的生物学行为，一般将肿瘤分为良性与恶性两大类，其中恶性肿瘤通常被泛称为癌症。

第二节　肿瘤的一般形态

一、肿瘤的大体形态

肿瘤的大体形态多种多样，在一定程度上反映肿瘤的良、恶性，观察时应注意肿瘤的数目、大小、形状、包膜、颜色和质地等。

53

1. **数目**　肿瘤的数目不一。原发肿瘤通常为单个,称为单发瘤,如胃癌、肠癌等消化道肿瘤。也有些肿瘤同时或先后发生多个,称为多发瘤,如体表的脂肪瘤病和神经纤维瘤病可达上百个,家族性大肠腺瘤病肿瘤数目常达百个以上甚至上千个。继发转移的肿瘤通常为多个。

2. **大小**　肿瘤的体积差别很大,与其良恶性、生长时间、发生部位有一定关系。肿瘤早期,体积常较小,有些肉眼未能发现而仅在显微镜下观察到,如甲状腺微小癌;生长在狭小腔道内(如颅腔、椎管)的肿瘤,因早期出现症状而容易被发现,体积也常较小;发生于体表或体腔内的肿瘤,直径可达数十厘米,重量可达数十千克,如卵巢的囊腺瘤、腹腔内的脂肪肉瘤等。

3. **形状**　由于肿瘤的发生部位、组织来源、生长方式和良、恶性等不同,可使其形状各种各样(图4-1)。生长在皮肤或黏膜表面的肿瘤,常向表面突出,良性呈乳头状、息肉状、绒毛状、蕈伞状等;恶性多为菜花状、溃疡状,表面常有坏死、出血,并向深部浸润。生长在器官或组织内部的肿瘤,良性多呈结节状、分叶状、囊状等;恶性则形状不规则,呈树根状、蟹足状向周围浸润。

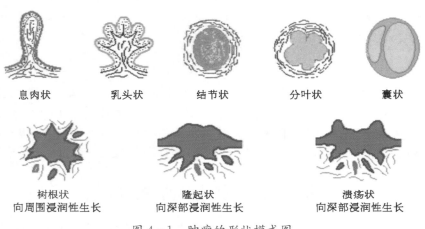

图4-1　肿瘤的形状模式图

4. **包膜**　良性肿瘤境界清楚,常形成完整包膜;恶性肿瘤境界不清,向周围组织浸润性生长,常无包膜;有些生长缓慢的恶性肿瘤境界可较清楚,具有部分包膜或假包膜。

5. **颜色**　肿瘤的颜色与其组成成分和继发性改变等有关,如脂肪瘤呈淡黄色、血管瘤呈暗红色、黑色素瘤呈黑褐色。肿瘤继发坏死时常呈灰白色,出血时呈暗红色。

6. **质地**　肿瘤的质地与其组织来源、纤维间质的多少、有无变性坏死等因素有关。例如,脂肪瘤质软,纤维瘤、平滑肌瘤质韧,骨瘤则质硬。癌组织较多、纤维间质较少的肿瘤,质地相对软些;纤维间质丰富的肿瘤,质地相对较硬。肿瘤发生坏死时常变软,发生钙化或骨化时则变硬。

二、肿瘤的组织结构

肿瘤的组织结构通常由实质和间质两部分组成。

1. **肿瘤的实质**　肿瘤的实质由肿瘤细胞构成,是肿瘤的特异性成分。可根据肿瘤实质的形态结构来判断其组织来源和分化程度,是进行肿瘤命名和分类的依据。

2. **肿瘤的间质**　肿瘤的间质由结缔组织和血管、淋巴管等组成,不具有特异性,起着支持和营养肿瘤实质的作用。血管是肿瘤间质的重要成分,肿瘤通过血管与整个机体发生联系。一般良性肿瘤间质血管较少,生长缓慢;恶性肿瘤间质血管丰富,生长迅速。肿瘤间质内有时含有数量不等的淋巴细胞,是机体对肿瘤作出的免疫反应。

第三节　肿瘤的异型性

分化(differentiation)一词在组织学与胚胎学中是指幼稚或原始细胞发育成为成熟细胞的过程,在肿瘤学中则是指肿瘤细胞和组织与其来源的细胞、组织在形态、结构和功能上的相似程度。

肿瘤组织无论在细胞形态和组织结构上,都与其来源的正常组织有不同程度的差异,这种差异称为异型性(atypia)。肿瘤异型性的大小反映了肿瘤的分化程度。异型性小者,说明肿瘤与其来源的正常细胞和组织相似,接近成熟,分化程度高。异型性大者,表示肿瘤与其来源的正常细胞和组织差异大,分化程度低。恶性肿瘤依据其分化程度可分为高、中、低分化和未分化 4 类,这是恶性肿瘤病理分级的基础。

肿瘤的异型性包括两个方面,即组织结构异型性和细胞异型性。区分肿瘤的异型性是诊断肿瘤良、恶性的主要组织形态学依据。

一、肿瘤组织结构的异型性

肿瘤组织结构的异型性是指肿瘤细胞形成的组织结构在空间排列方式上与其来源的正常组织的差异,表现在肿瘤细胞的排列、层次、极性等方面的改变。良性肿瘤的组织结构有不同程度的异型性,如子宫平滑肌瘤的瘤细胞排列呈编织状、漩涡状;肠腺瘤的各腺体形状、大小较规则、一致,细胞排列紧密,呈假复层或多层(图 4 - 2)。恶性肿瘤的组织结构异型性明显,肿瘤细胞排列紊乱,失去正常的层次和结构,极性消失,如肠腺癌的癌细胞可形成大小不等、形状不一、排列不规则的腺样结构,细胞排列紧密重叠,多呈复层(图 4 - 3)。

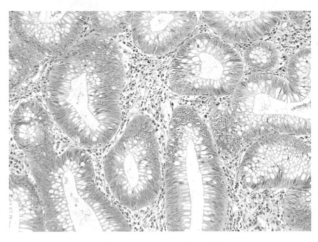

图 4 - 2　肠　腺　瘤

良性肿瘤组织结构的异型性小,腺体形状、大小较规则和一致

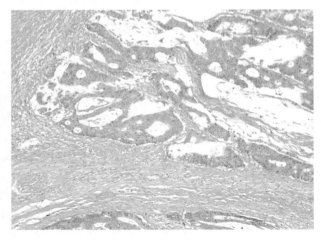

图 4-3 肠 腺 癌

恶性肿瘤组织结构的异型性大,癌细胞形成不规则的腺样结构

二、肿瘤细胞的异型性

良性肿瘤细胞异型性小,恶性肿瘤细胞异型性大。主要表现为以下特点(图4-4)。

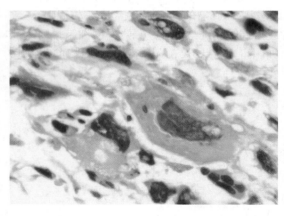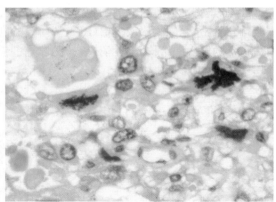

图 4-4 恶性肿瘤细胞异型性

左图示高度恶性的肉瘤中显著的细胞异型性,肿瘤细胞核大、深染,核质比例高,可见瘤巨细胞;
右图示病理性核分裂象

1. 肿瘤细胞的多形性　恶性肿瘤细胞形态、大小不一致,通常比正常细胞大,可出现体积很大的瘤巨细胞。但有些分化很差的肿瘤,如肺的小细胞癌,其瘤细胞较正常细胞小,形态和大小比较一致。

2. 肿瘤细胞核的多形性　恶性肿瘤细胞核体积常增大,核质比失调,正常上皮细胞的核质比为1:(4~6),恶性肿瘤细胞则可达到1:1;核大小、形状不一,常出现双核、多核、巨核或奇异形核;核内DNA增多,核染色深,常呈粗颗粒状,分布不均匀,堆积于核膜下导致核膜增厚;核仁明显,体积大,数目增多,可达3~5个;核分裂象增多,并出现病理性核分裂象,如多极性核分裂、不对称性核分裂和顿挫性核分裂等。

3. 肿瘤细胞质的改变　恶性肿瘤细胞的胞质内由于核蛋白体增多,多呈嗜碱性染色。有些肿瘤细胞胞质内可产生异常分泌物或代谢产物(如激素、糖原、黏液、脂质、角质和色素等)而具有不同特性,如肝癌细胞内可见黄褐色的胆色素、黑色素瘤细胞内可见黑色素。

上述肿瘤细胞的形态,特别是细胞核的多形性常为恶性肿瘤的重要形态特征,对区别良、恶性肿瘤具有重要诊断意义,而胞质内的特异性产物常有助于判断肿瘤的组织来源。

第四节　肿瘤的生长与扩散

具有局部浸润和远处转移能力是恶性肿瘤最重要的生物学特点,也是恶性肿瘤导致患者死亡的主要原因。

一、肿瘤的生长

1. 肿瘤的生长速度　不同肿瘤的生长速度有很大差别,良性肿瘤一般生长缓慢,有的生长时间可达数年或数十年。恶性肿瘤生长快,尤其是分化程度低的恶性肿瘤常在短期内形成明显肿块。如果良性肿瘤在近期内生长速度突然加快,则要考虑有恶变的可能。

2. 肿瘤的生长方式　肿瘤的生长方式主要有膨胀性生长、浸润性生长和外生性生长3种。

(1)膨胀性生长:是大多数良性肿瘤的生长方式。肿瘤生长缓慢,不侵犯周围正常组织,随着肿瘤体积的增大,将周围组织推开或挤压。肿瘤常呈结节状或分叶状,常有完整包膜,与周围组织分界清楚(图4-5),手术易摘除,术后一般不复发。

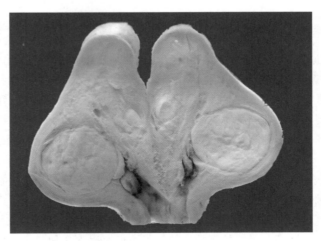

图4-5　子宫平滑肌瘤

肿瘤在子宫肌壁间呈膨胀性生长

(2)浸润性生长:是大多数恶性肿瘤的生长方式。肿瘤生长迅速,如树根状、蟹足状生长并浸润破坏周围组织,一般无包膜,与周围组织紧密连接、分界不清,肿瘤固定、活动度小,手术时需大范围切除,且术后易复发(图4-6)。

(3)外生性生长:发生在体表、体腔和自然管道(如消化道、泌尿道)的肿瘤,常向表面生长,形

57

成乳头状、息肉状、蕈状或菜花状,称为外生性生长(图4-7)。良性肿瘤和恶性肿瘤均可有此生长方式,但恶性肿瘤在外生性生长的同时,其基底部常向组织深部浸润,因其生长迅速,血液供应不足,表面常发生坏死形成凹凸不平、边缘隆起的溃疡。

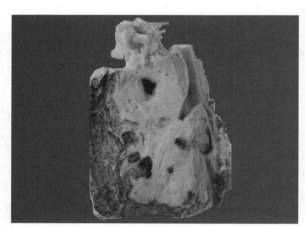

图4-6 肺癌

灰白色的癌组织在肺组织内呈浸润性生长

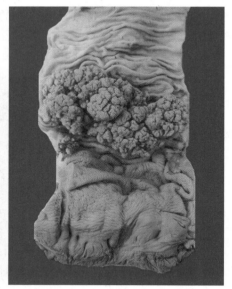

图4-7 肠癌

肿瘤呈菜花状突向肠腔,呈外生性生长

二、肿瘤的扩散

良性肿瘤通常在原发部位生长增大,不扩散。恶性肿瘤不仅在原发部位浸润性生长,而且通过直接蔓延和转移等途径扩散到身体其他部位,这是恶性肿瘤重要的生物学特点。

1. 直接蔓延 随着恶性肿瘤的不断长大,肿瘤细胞沿着组织间隙、淋巴管、血管或神经束衣连续不断地浸润生长,侵入并破坏周围正常组织或器官,这种现象称为直接蔓延。例如,晚期乳腺癌可蔓延到胸肌、胸腔甚至到达肺脏,晚期宫颈癌可向前蔓延到膀胱、向后蔓延至直肠,胰头癌可蔓延到肝脏、十二指肠。

2. 转移 恶性肿瘤细胞从原发部位侵入淋巴管、血管或体腔,被带到其他处继续生长,形成与原发瘤同样类型的肿瘤,这个过程称为转移(metastasis)。所形成的肿瘤称为转移瘤或继发瘤。转移是恶性肿瘤的确凿证据,但并非所有的恶性肿瘤都会发生转移。例如,皮肤的基底细胞癌多在局部生长破坏,很少发生转移。恶性肿瘤常见的转移途径有以下3种。

(1)淋巴道转移:恶性肿瘤细胞侵入淋巴管,随淋巴液回流首先到达局部淋巴结,聚集于边缘窦,随后累及整个淋巴结,破坏淋巴结正常结构,使淋巴结肿大,质地变硬。邻近转移的淋巴结可彼此粘连融合成团。局部淋巴结发生转移后,肿瘤细胞随着淋巴循环可继续转移至下一站淋巴结,最后从胸导管进入血流,引起血道转移。值得注意的是,有的肿瘤可以逆行转移或者越过相应的引流淋巴结发生跳跃式转移。淋巴道转移是癌转移的常见途径,临床上常见有鼻咽癌的颈部淋巴结转移、胃癌的左锁骨上淋巴结转移、肺癌的右锁骨上淋巴结转移等(图4-8、图4-9)。

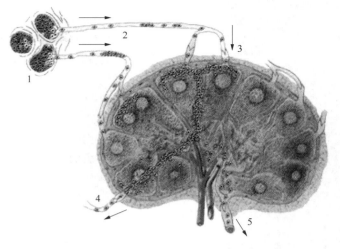

图 4-8　淋巴道转移模式图

1. 原发瘤；2. 沿输入淋巴管蔓延；3. 癌细胞聚集在边缘窦；4. 经输入淋巴管逆行性转移；5. 癌细胞由输出淋巴管流出，可到达下一站淋巴结

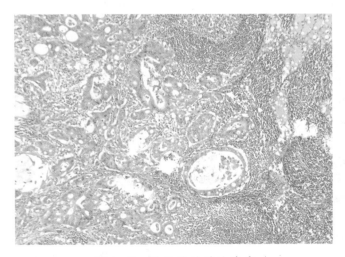

图 4-9　淋巴结转移性腺癌

（2）血道转移：恶性肿瘤细胞侵入血管，随着血流到达远处器官继续生长，形成转移瘤。由于静脉和毛细血管壁薄且血管内压力低，肿瘤细胞多经此入血，少数也可经淋巴管入血。进入血管系统的恶性肿瘤细胞常聚集成团，称为瘤栓。肉瘤组织内薄壁血管丰富，容易被肿瘤细胞侵入，故血道转移是肉瘤最常见的转移途径。晚期癌也常发生血道转移。

肿瘤血道转移的部位受循环途径和原发部位的影响。侵入体循环系统的肿瘤细胞可经右心到达肺，在肺内形成转移瘤，如骨肉瘤的肺转移。肿瘤细胞侵入肺静脉经左心随主动脉血流到达全身各器官，常在脑、骨、肾及肾上腺等处形成转移瘤，如肺癌。侵入肝门静脉系统的肿瘤细胞可在肝内形成转移瘤，如胃肠道癌的肝转移。侵入胸、腰、骨盆静脉的肿瘤细胞，可经吻合支进入脊椎静脉丛，引起椎骨及脑的转移，如前列腺癌转移至脊椎及脑。

59

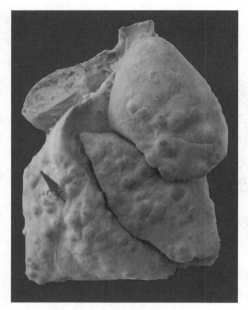

图 4 - 10　肺的转移癌

肺表面可见多个圆形边界较清楚的转移癌

血道转移可累及许多器官,但最常见的是肺和肝。临床上确定肿瘤的临床分期和治疗方案时,判断有无血道转移,应做肺和肝的影像学检查。形态学观察,转移瘤多位于器官表面,常为多个,散在分布,呈球形,边界清楚,可因瘤结节中央坏死、出血而形成凹陷,称之为"癌脐"(图 4 - 10)。

(3)种植性转移:发生于胸腹腔等体腔内器官的恶性肿瘤侵及器官表面时,肿瘤细胞可以脱落,像播种一样种植在其他器官表面,形成多个转移瘤,这种现象称为种植性转移。例如,晚期胃肠道黏液癌可种植到大网膜、腹膜表面形成多发性的灰白癌结节,种植到盆腔卵巢形成肿块;肺癌可在胸腔内广泛种植。恶性肿瘤种植性转移至体腔内器官,常有血性积液,抽取积液做细胞学检查,寻找恶性肿瘤细胞,有助于肿瘤的诊断。

三、恶性肿瘤浸润与转移的机制

恶性肿瘤浸润和转移的机制目前尚未完全阐明,它是由一系列步骤组成的连续复杂过程。

1. 肿瘤的演进与异质性　恶性肿瘤在生长过程中,其侵袭性增加的现象称为肿瘤的演进,表现为生长加快、浸润周围组织和远处转移等现象。肿瘤的演进与它获得越来越大的异质性有关。在肿瘤的生长过程中,经过多次分裂繁殖产生子代细胞,可能会出现不同的基因突变,这时的肿瘤细胞群体就不再是由完全一样的肿瘤细胞组成,而是出现了不同特性的肿瘤细胞亚克隆,成为了具有异质性的肿瘤细胞群体,其生长速度、侵袭能力、对生长信号的反应、对抗癌药物的敏感性等方面都可以存在差异。例如,需要较多生长因子的亚克隆可因生长因子缺乏而不能生长或生长速度下降,而有些需要较少生长因子的亚克隆在此时即可生长。机体的抗肿瘤反应可杀死那些具有较高抗原性的亚克隆,而抗原性低的亚克隆则可以逃避机体的免疫监视。在获得这种异质性的肿瘤演进过程中,那些具有生长、浸润与转移优势的亚克隆保留存活下来。

2. 局部浸润　肿瘤细胞的局部浸润大致可以归纳为 4 个步骤。第一步是由细胞黏附分子介导的肿瘤细胞间的黏附力的下降:在结肠和乳腺的腺癌中,上皮钙黏素表达数量下降,使癌细胞彼此分离。第二步是肿瘤细胞与基底膜的紧密附着增加:正常上皮细胞与基底膜的附着是通过上皮细胞表面的整合素的黏附分子(受体)与其配体结合来实现的。某些癌细胞有更多的层粘连蛋白受体,使其更容易与基底膜附着。第三步是细胞外基质的降解:癌细胞可直接或间接通过成纤维细胞、巨噬细胞分泌蛋白溶解酶,使基底膜溶解产生局部缺损,有助于癌细胞通过,为癌细胞的浸润、淋巴道和血道转移创造条件。第四步是癌细胞迁移:癌细胞借助于阿米巴样运动通过缺损的基底膜向外移出。癌细胞穿过基底膜后,进一步降解细胞外基质,在间质中移动;到达血管壁时,癌细胞以同样的方式穿过基底膜进入血管。

3. 血行播散　进入血管的癌细胞能够形成新的转移病灶的可能性小于千分之一。绝大多数的单个癌细胞被机体的自然杀伤细胞消灭。但是被血小板凝集成团的癌细胞形成癌栓,不易被消灭,并可与栓塞处的血管内皮细胞黏附,然后以上述机制穿过血管内皮和基底膜,形成新的转移灶。由于肿瘤在演进过程中,出现异质性,出现侵袭性不一的亚克隆,而高侵袭性的肿瘤细胞亚克隆容易发生广泛的血道转移。

肿瘤的血道转移部位和器官分布具有一定的选择性,表现出对器官的"亲和性"。例如,甲状腺癌、前列腺癌易转移到骨,乳腺癌常转移至肺、骨、肝、肾上腺等处,肺癌易转移到脑、骨、肾上腺等处。产生这种现象的原因可能有:①这些器官的血管内皮上的配体能与某些癌细胞表面黏附分子(如血管细胞黏附分子)发生特异性的结合;②靶器官能够释放某些吸引癌细胞的化学趋化物质(如胰岛素样生长因子Ⅰ和Ⅱ);③某些组织或器官的环境不适宜肿瘤的生长,如脾脏虽血运丰富但转移癌少见,可能与脾脏是免疫器官有关。横纹肌组织中也很少有肿瘤转移,可能是由于肌肉经常收缩使肿瘤细胞不易停留,或者是肌肉内乳酸含量过高不利于肿瘤生长。

四、肿瘤的分级与分期

肿瘤的分级和分期一般用于恶性肿瘤。

1. 肿瘤的分级　根据恶性肿瘤分化程度的高低、异型性的大小和病理性核分裂象数目的多少等进行分级,通常将恶性肿瘤分为3级。Ⅰ级为高分化,属低度恶性;Ⅱ级为中分化,属中度恶性;Ⅲ级为低分化,属高度恶性。有些肿瘤分级使用两级分级法,分为低级别和高级别两种。

2. 肿瘤的分期　肿瘤分期方案很多,国际上常用的是 TNM 分期方案,主要是根据原发瘤大小、浸润范围与深度、局部与远处淋巴结转移情况以及有无血道转移等来进行。T 代表原发肿瘤,随着肿瘤体积增大和周围组织的破坏,依次用 $T_1 \sim T_4$ 表示,Tis 代表原位癌。N 代表局部淋巴结受累程度,N_0 表示无淋巴结受累,随着淋巴结受累程度的增加,依次用 $N_1 \sim N_3$ 表示。M 代表血道转移,M_0 表示无血道转移,M_1 有血道转移。以此为基础,用 TNM 的不同组合,划定出肿瘤的分期。

肿瘤的分级和分期对临床医生制定治疗方案和评估预后有重要的参考价值,一般来说,肿瘤分级和分期越高,预后越差,生存率越低。

第五节　肿瘤对机体的影响

一、良性肿瘤对机体的影响

良性肿瘤分化较成熟,生长缓慢,在局部生长,一般对周围组织无浸润,不发生转移,对机体的影响相对较小。但有时发生在重要部位或有相应的继发改变也可造成严重后果,主要表现为以下几方面。

1. 局部压迫和阻塞　是良性肿瘤对机体的主要影响,这些症状的有无或严重程度与发生部位有很大关系。如发生在体表的良性肿瘤,除少数因过大有局部压迫症状外,一般对机体影响不大。若生长在自然管道,突入管腔,则造成阻塞,如支气管壁的平滑肌瘤可引起严重的呼吸困难;肠平滑肌瘤可引起肠梗阻或肠套叠;颅内的脑膜瘤可压迫脑组织,阻塞脑脊液循环,引起颅内压升高等相应的神经系统症状。

2. 继发性改变　良性肿瘤继发性改变少见,有时也会发生,对机体造成不同程度的影响。如结肠腺瘤、子宫黏膜下平滑肌瘤,可伴有糜烂、坏死,造成出血或感染;卵巢囊腺瘤发生蒂扭转时,瘤体缺血坏死,引起急腹症。

3. 激素分泌过多　内分泌腺的良性肿瘤可分泌过多的激素,而引起相应的症状。如肾上腺嗜铬细胞瘤分泌过多的儿茶酚胺,可引起阵发性高血压;胰岛细胞瘤分泌过多的胰岛素,可引起阵发性低血糖;垂体生长激素腺瘤分泌过多的生长激素,可引起巨人症或肢端肥大症等。

二、恶性肿瘤对机体的影响

恶性肿瘤分化不成熟,生长迅速,浸润并破坏器官结构和功能,又可发生转移。因此,除引起局部压迫和阻塞症状外,还可引起更为严重的后果。

1. 破坏器官结构和功能　恶性肿瘤能破坏原发部位及浸润、转移部位器官的结构和功能。如肝癌广泛破坏肝细胞引起肝功能衰竭,肿瘤骨转移可引起骨质破坏造成病理性骨折等。

2. 并发症　恶性肿瘤常发生出血、坏死、溃疡、穿孔、感染等继发性改变,肿瘤代谢产物、坏死组织或合并感染常引起发热,肿瘤压迫、浸润神经组织可引起顽固性疼痛。

3. 恶病质　晚期恶性肿瘤患者常常出现疲乏无力、极度消瘦、严重贫血和全身衰竭状态,称为恶病质。其发生原因可能是由于恶性肿瘤生长迅速,消耗大量营养物质,疼痛影响患者的进食和睡眠,肿瘤出血、感染、发热或肿瘤组织坏死所产生的毒性产物等引起机体的代谢障碍所致。

4. 异位内分泌综合征　一些非内分泌腺的恶性肿瘤可产生和分泌激素或激素类物质,如促肾上腺皮质激素、甲状旁腺素、生长激素、胰岛素、促红细胞生成素等引起内分泌紊乱而出现相应的临床症状,称为异位内分泌综合征,这类肿瘤称为异位内分泌肿瘤。以癌居多,如肺癌、胃癌、肝癌、肾癌等;也可见于肉瘤,如纤维肉瘤、平滑肌肉瘤、横纹肌肉瘤等。例如,肺小细胞癌可产生促肾上腺皮质激素,造成满月脸、高血脂、向心性肥胖症、腹与腿皮肤紫纹、周围性水肿、高血压等库欣综合征。引起异位内分泌肿瘤的原因可能与肿瘤细胞的基因表达异常有关。

5. 副肿瘤综合征　由肿瘤的代谢产物或异常免疫反应及其他原因,引起内分泌、神经、消化、造血、骨关节、肾脏和皮肤等系统发生病变,从而出现相应的临床表现,这种现象称为副肿瘤综合征。例如,肺鳞癌可分泌副甲状腺素,出现多尿、烦渴、厌食、体重下降、心动过速、心律不齐、高血钙和低血磷等症状;肺腺癌患者可表现为杵状指和长骨骨膜炎;肾癌患者可出现红细胞增多症、高钙血症、库欣综合征和高血压等多种副肿瘤综合征。这些表现不是由肿瘤的直接蔓延或转移引起,而是通过上述途径间接引起。异位内分泌综合征也属于副肿瘤综合征。正确认识副肿瘤综合征,可以帮助发现一些隐匿性的早期肿瘤;同时也要注意,已确诊的患者出现此类症状时,也应考虑有副肿瘤综合征的可能,避免将之误认为是肿瘤转移所致而放弃治疗,如肿瘤治疗有效,这些综合征可减轻或消失。

第六节　良性肿瘤与恶性肿瘤的区别

良性肿瘤对机体的影响小,恶性肿瘤危害大。如果将良性肿瘤误诊为恶性肿瘤,会导致过度治疗。如果恶性肿瘤误诊为良性肿瘤,将延误治疗或治疗不彻底。因此,正确区别良、恶性肿瘤,对于肿瘤的治疗和预后具有重要意义。良性肿瘤与恶性肿瘤的区别见表4-1。

表4-1　良性肿瘤与恶性肿瘤的区别

分 类	良性肿瘤	恶性肿瘤
分化程度	分化好,异型性小,与来源组织形态相似	分化差,异型性大,与来源组织形态差异大
核分裂象	无或少见	多见,可见病理性核分裂象
生长速度	缓慢	较快
生长方式	膨胀性或外生性生长,常有包膜,与周围组织分界清楚	浸润性或外生性生长,无包膜,与周围组织分界不清楚
继发性改变	较少见	常有出血、坏死、感染、溃疡形成等

（续表）

分 类	良性肿瘤	恶性肿瘤
转移	不转移	常有转移(淋巴道、血道或种植性转移)
复发	手术后一般不复发	手术后易复发
对机体的影响	较小,主要为局部压迫或阻塞	严重,除压迫、阻塞外,常破坏原发和转移部位组织引起出血、坏死、感染、恶病质等,甚至导致患者死亡

　　某些组织类型的肿瘤,除了有典型的良性肿瘤和恶性肿瘤之分,还存在一些组织形态和生物学行为介于两者之间的肿瘤,称为交界性肿瘤,如卵巢交界性浆液性乳头状囊腺瘤。这类肿瘤有发展为恶性的倾向,应积极治疗以免恶变或复发。

　　必须强调的是,良、恶性肿瘤的区别是相对而言的。血管瘤和淋巴管瘤虽为良性,但常呈浸润性生长,无包膜;一些重要部位(如颅内)的良性肿瘤也会危及生命。在恶性肿瘤中,有的分化程度高,近于成熟,如甲状腺滤泡性癌;有的很少转移,如皮肤的基底细胞癌;有的转移早,如鼻咽癌;有的转移晚,如子宫内膜腺癌。良、恶性也并非一成不变,有些良性肿瘤由于未及时治疗或者其他原因,有时可转变为恶性肿瘤,称为恶变,如结肠腺瘤可恶变为腺癌;极少数的恶性肿瘤(如恶性黑色素瘤)由于机体免疫力的加强等原因,可停止生长甚至消退,但绝大多数恶性肿瘤不能自然逆转为良性。

第七节　肿瘤的命名与分类

一、肿瘤的命名

　　肿瘤一般是根据其组织来源和生物学特性来命名,同时冠以肿瘤的发生部位。

(一)肿瘤命名的一般原则

　　1. 良性肿瘤命名　一般是在其来源组织名称之后加一"瘤"字。例如,腺上皮的良性肿瘤称为腺瘤,平滑肌的良性肿瘤称为平滑肌瘤,脂肪组织的良性肿瘤称为脂肪瘤等。

　　2. 恶性肿瘤命名

　　(1)癌(carcinoma):指来源于上皮组织的恶性肿瘤。命名时在其来源组织名称之后加一"癌"字,如鳞状上皮来源的恶性肿瘤称为鳞状细胞癌,腺上皮来源的恶性肿瘤称为腺癌。有些恶性肿瘤同时具有腺癌和鳞癌的成分,称为腺鳞癌。有些缺乏特定的上皮分化特征,但形态和免疫表型可以确定为癌,称为未分化癌。

　　(2)肉瘤(sarcoma):指来源于间叶组织的恶性肿瘤。间叶组织包括纤维组织、脂肪组织、肌肉、血管、淋巴管、骨及软骨组织等。其命名方式是在来源组织后面加上"肉瘤"两字,如纤维肉瘤、脂肪肉瘤、骨肉瘤、软骨肉瘤等。

　　如果一个肿瘤中既有癌的结构,又有肉瘤的成分,则称为癌肉瘤(carcinosarcoma)。

(二)肿瘤命名的特殊情况

　　有少数肿瘤不按照上述原则命名,无规律可循,需要特殊记忆。①有些结合肿瘤的形态特点命名,如形成乳头状,称为乳头状瘤;形成囊状结构的腺瘤,称为囊腺瘤;形成乳头状及囊状结构的腺癌,称为乳头状囊腺癌。②有些肿瘤的形态与幼稚组织相似,称为母细胞瘤,这类肿瘤大多数为恶性,如神经母细胞瘤、肾母细胞瘤、髓母细胞瘤和视网膜母细胞瘤等;少数为良性肿瘤,如骨母细胞瘤、软骨母细胞瘤等。③有些肿瘤以起初描述或研究者的人名来命名,如霍奇金淋巴瘤、尤因肉瘤等。④有些肿瘤虽带有一个"瘤"或"病"字,但实际上是恶性肿瘤,如精原细胞瘤、无性细胞瘤、白血病等。⑤有些肿瘤的命名在其前面加"恶性"二字,如恶性淋巴瘤、恶性神经鞘瘤、恶性黑色素瘤等。⑥有些结合肿瘤细胞的形态来命名,如印戒细胞癌、透明细胞癌等。⑦有些肿瘤命名中有"瘤病"二字,如脂肪瘤病、神经纤维瘤病、血管瘤病等,主要指肿瘤多发的状态。

二、肿瘤的分类

肿瘤的分类通常依据其组织来源分为大类,每大类又常分为良性与恶性。目前全世界统一的肿瘤分类由世界卫生组织制定,表4-2列举了常见肿瘤的分类。

表4-2　常见肿瘤的分类

组织来源	良性肿瘤	恶性肿瘤
上皮组织		
鳞状上皮	鳞状细胞乳头状瘤	鳞状细胞癌
基底细胞		基底细胞癌
腺上皮	腺瘤	腺癌
尿路上皮(变移上皮)	尿路上皮乳头状瘤	尿路上皮癌
间叶组织		
纤维组织	纤维瘤	纤维肉瘤
脂肪组织	脂肪瘤	脂肪肉瘤
平滑肌组织	平滑肌瘤	平滑肌肉瘤
横纹肌组织	横纹肌瘤	横纹肌肉瘤
血管组织	血管瘤	血管肉瘤
淋巴管组织	淋巴管瘤	淋巴管肉瘤
骨组织	骨瘤	骨肉瘤
软骨组织	软骨瘤	软骨肉瘤
滑膜组织		滑膜肉瘤
间皮		恶性间皮瘤
淋巴造血组织		
淋巴组织		恶性淋巴瘤
造血组织		白血病
神经组织和脑脊膜		
胶质细胞	胶质瘤	恶性胶质瘤
神经细胞	节细胞神经瘤	神经母细胞瘤、髓母细胞瘤
神经鞘细胞	神经鞘瘤	恶性神经鞘瘤
脑脊膜	脑膜瘤	恶性脑膜瘤

（续表）

组织来源	良性肿瘤	恶性肿瘤
其他肿瘤		
胎盘滋养叶细胞	葡萄胎	侵袭性葡萄胎、绒毛膜上皮癌
生殖细胞		精原细胞瘤、无性细胞瘤、胚胎性癌
性腺或胚胎剩件中全能细胞	成熟型畸胎瘤	未成熟型畸胎瘤
黑色素细胞		恶性黑色素瘤

第八节　各类常见肿瘤

一、上皮组织肿瘤

由上皮组织（被覆上皮、腺上皮和导管上皮等）发生的肿瘤最为常见，其中恶性上皮组织肿瘤（癌）对人类的危害最大。

（一）上皮组织良性肿瘤

1. **乳头状瘤**　由被覆上皮（鳞状上皮或变移上皮）发生的良性肿瘤，常见于皮肤、喉、阴茎、外耳道和膀胱等处。肿瘤向体表或腔面呈外生性生长，形成许多指状或乳头状突起，也可呈菜花状或绒毛状。肿瘤根部常有细蒂与正常组织相连。光镜下，乳头表面被覆增生的上皮，每一乳头具有血管和结缔组织等间质成分构成的轴心（图 4-11）。发生在外耳道、阴茎、膀胱的乳头状瘤较易恶变成癌。

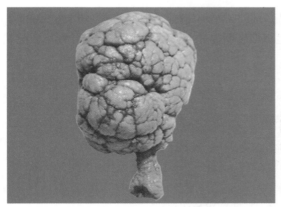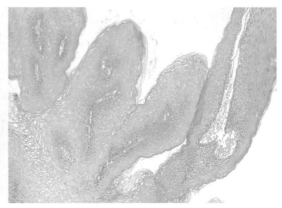

图 4-11　皮肤乳头状瘤

2. **腺瘤**　由腺体、导管或分泌上皮发生的良性肿瘤，多见于甲状腺、卵巢、乳腺、涎腺和肠等处。腺器官及腺体的腺瘤多呈结节状，与周围组织分界清楚。黏膜腺的腺瘤常隆起于黏膜表面，甚至形成息肉状。腺瘤的腺体与其来源腺体不仅在形态上相似，而且常具有一定的分泌功能，但排列结构不同。由于腺器官内腺瘤无导管形成，故其分泌物不易排出，常形成囊腺瘤。

根据腺瘤的组成成分或形态特点，又可将其分为息肉状腺瘤、囊腺瘤、纤维腺瘤和多形性腺瘤等类型。

65

（1）息肉状腺瘤：曾称为腺瘤性息肉。多见于直肠、结肠黏膜，常呈息肉状，有些有蒂与黏膜相连，有些基底部较宽。肿瘤腺体排列呈腺管状时称管状腺瘤，呈细长绒毛状或乳头状突起时称绒毛状腺瘤，呈绒毛状者恶变率较高。结肠多发性腺瘤性息肉病常有家族遗传性，不但癌变率高，并易早期发生癌变。

（2）囊腺瘤：由于腺瘤组织中的腺体分泌物淤积，腺腔逐渐扩大并互相融合，肉眼可见到大小不等的囊腔。囊腺瘤常发生于卵巢，偶见于甲状腺和胰腺。卵巢囊腺瘤主要有两种类型：腺上皮分泌浆液者，称浆液性囊腺瘤，伴有乳头状增生者称浆液性乳头状囊腺瘤，较易发生恶变。另一种腺上皮分泌黏液，常为多房性，囊壁光滑，称为黏液性囊腺瘤（图 4-12）。

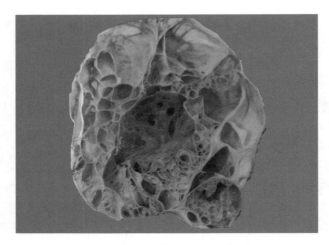

图 4-12　卵巢黏液性囊腺瘤

（3）纤维腺瘤：常发生于女性乳腺，是乳腺常见的良性肿瘤。肿瘤有完整包膜，切面呈分叶状，有裂隙。光镜下，乳腺导管扩张，上皮增生；纤维组织增生明显并有黏液样变，常挤压导管呈裂隙状（图 4-13）。

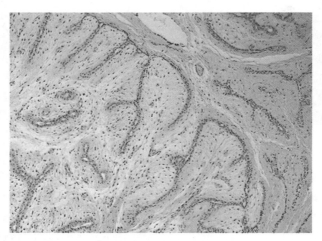

图 4-13　乳腺纤维腺瘤

纤维组织增生明显，挤压导管呈裂隙状

（4）多形性腺瘤：由腺组织、黏液样和软骨样组织等多种成分混合构成。常发生于涎腺，特别是腮腺，过去曾称之为混合瘤。本瘤生长缓慢，但切除后可复发，少数可以发生恶变。

（二）上皮组织恶性肿瘤

上皮组织发生的恶性肿瘤统称为癌，多见于 40 岁以上的人群，较常见。癌常以浸润性生长为主，与周围组织分界不清。发生在体表、黏膜表面者，常呈息肉状、蕈伞状或菜花状，表面常有坏死及溃疡形成。发生在器官内者常为不规则结节状，并呈树根状或蟹足状向周围组织浸润。切面灰白色，质较硬且干燥。光镜下，癌细胞常呈巢状、条索状或腺管样排列，与间质分界清楚。少数分化低的癌在间质内呈弥漫浸润性生长，与间质分界不清。网状纤维染色可见网状纤维出现在癌巢周围，免疫组织化学检测可见癌细胞有上皮组织标记物如细胞角蛋白等表达。癌的常见类型有以下几种。

1. **鳞状细胞癌**　简称鳞癌，常发生在身体原有鳞状上皮覆盖的部位，如皮肤、口腔、唇、子宫颈、阴道、食管、喉、阴茎等处，也可发生在有鳞状上皮化生的其他部位，如支气管、胆囊、肾盂等处。肉眼观，癌组织常呈菜花状，也可因坏死脱落而形成溃疡，同时向深层浸润性生长。光镜下，高分化者可见细胞间桥和癌巢中央的层状角化物即角化珠（keratin pearl）或癌珠（图 4 - 14）。分化差者无上述特征，细胞异型性明显，多见病理性核分裂象。

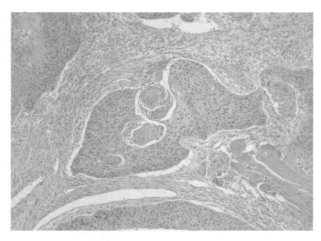

图 4 - 14　鳞状细胞癌（高分化）

2. **腺癌**　由腺体、导管或分泌上皮发生的恶性肿瘤。根据其形态结构和分化程度，可分为管状或乳头状腺癌、实性癌和黏液癌。

（1）管状腺癌：多见于胃、肠、甲状腺、胆囊、子宫体等处。属高分化腺癌，癌细胞形成大小不等、形状不一、排列不规则的腺样结构，细胞常排列成多层，核大小不一，核分裂象多见（图 4 - 15）。腺腔扩张呈囊状时称为囊腺癌。

（2）乳头状腺癌：当腺癌具有大量乳头状结构时称为乳头状腺癌，常见于甲状腺。伴乳头状生长的囊腺癌称为乳头状囊腺癌，见于卵巢等处。

（3）实性癌：属低分化腺癌，多见于乳腺。癌细胞不构成腺管样结构，而呈实体性的团块或条索状。

（4）黏液癌：以癌细胞产生大量黏液为主要特征，常见于胃和大肠。肉眼观，癌组织呈灰白色、

67

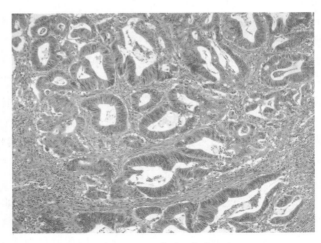

图 4-15 腺癌（高分化）

癌细胞核大、深染，形成大小形状不等的腺样结构，排列紊乱，并有分泌现象

半透明胶冻状，又称为胶样癌。光镜下，腺腔扩张，含大量黏液，并可使腺体崩解而形成黏液湖。癌细胞分散或成堆漂浮在黏液湖中。有时癌细胞胞质内有大量黏液，将核挤向一侧，使之呈印戒状，故称为印戒细胞癌(图 4-16)。印戒细胞癌早期即可有广泛的浸润和转移，预后差。

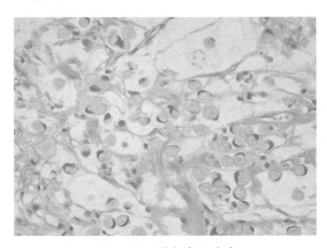

图 4-16 胃印戒细胞癌

癌细胞内含有染成蓝色的黏液物质，将细胞核挤压在周边部，呈印戒状

3. **基底细胞癌** 由表皮原始上皮芽或基底细胞发生，多见于老年人的眼睑、面颊及鼻翼等处。癌巢主要由浓染的基底细胞样癌细胞构成。此癌生长缓慢，表面常形成溃疡，并可浸润破坏深层组织，几乎不发生转移，对放射治疗很敏感。

4. **尿路上皮癌** 亦称移行细胞癌。发生于泌尿道尿路上皮覆盖的部位。常多发，呈乳头状或菜花状并向深部浸润，表面常破溃，产生无痛性血尿。光镜下，癌细胞似尿路上皮，呈多层排列，异型性明显。按癌细胞分化程度分为低级别和高级别尿路上皮癌。

二、癌前病变、非典型性增生、原位癌及上皮内瘤变

1. **癌前病变** 指某些具有癌变潜能的良性病变,如长期存在有少数可能转变为癌。临床上常见的癌前病变有:①黏膜白斑;②慢性宫颈炎和宫颈糜烂;③乳腺纤维囊性病;④结肠、直肠的息肉状腺瘤;⑤慢性萎缩性胃炎及胃溃疡;⑥慢性溃疡性结肠炎;⑦皮肤慢性溃疡;⑧肝硬化。

2. **非典型性增生** 指增生的上皮细胞出现一定程度的异型性,但还不足以诊断为癌。表现为细胞层次增多,排列紊乱,极性消失;细胞大小不一,核大深染,核质比例增大,核分裂象增多,但多数为正常核分裂象。非典型性增生多发生于鳞状上皮,也可发生于腺上皮。鳞状上皮的非典型性增生,根据细胞异型性程度和累及范围可分为轻、中、重度3级。轻、中度非典型性增生(分别累及上皮层下部的1/3和2/3),在病因消除后可恢复正常。而重度非典型性增生(累及上皮层下部超过2/3尚未达全层)则很难逆转,可转变为癌。

3. **原位癌**(carcinoma in situ) 指异常增生的细胞已累及上皮全层,但尚未突破基底膜而向下浸润生长者,如子宫颈、食管及皮肤的原位癌。此外,当乳腺小叶腺泡发生癌变而尚未侵破基底膜者,可称为小叶原位癌。

4. **上皮内瘤变**(intraepithelial neoplasia,IN) 目前常用此概念描述上皮从非典型增生到原位癌这一连续的过程。将轻、中、重度非典型性增生分别称为上皮内瘤变Ⅰ、Ⅱ、Ⅲ级,并将原位癌也列入上皮内瘤变Ⅲ级,如宫颈上皮内瘤变(cervical intraepithelial neoplasia,CIN)Ⅰ级、Ⅱ级和Ⅲ级(CINⅠ、CINⅡ、CIN Ⅲ)(图4-17)。

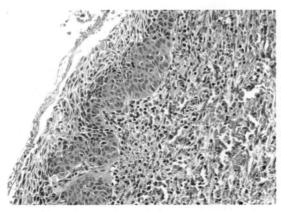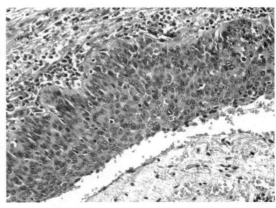

图4-17 CIN Ⅱ(左)和 CIN Ⅲ(右)

正确认识癌前病变、非典型增生、原位癌及上皮内瘤变是防止肿瘤发生发展、提高恶性肿瘤治愈率的重要环节。

三、间叶组织肿瘤

(一)间叶组织良性肿瘤

1. **纤维瘤** 常见于四肢及躯干的皮下。肉眼观,呈结节状,有包膜,与周围组织分界清楚,质地韧硬。切面灰白色,可见编织状条纹。光镜下,瘤组织由分化良好的纤维细胞构成,呈编织状排列,瘤细胞间有丰富的胶原纤维。纤维瘤生长缓慢,手术切除后不再复发。

2. **脂肪瘤** 好发于背、肩、颈及四肢近端的皮下组织。肉眼观,颜色淡黄,呈分叶状,有包膜,

质地柔软,有油腻感。肿瘤大小不一,常为单发,亦可为多发(脂肪瘤病)。光镜下,与正常脂肪组织的主要区别在于有包膜和纤维间隔。脂肪瘤一般无症状,很少恶变,手术易切除。

3. 脉管瘤 分为血管瘤和淋巴管瘤两类。其中血管瘤为婴儿和儿童最常见肿瘤,多为先天性,常见于头面部皮肤,内脏血管瘤以肝脏最多见。血管瘤有毛细血管瘤(由增生的毛细血管构成)、海绵状血管瘤(由扩张的血窦构成)(图4-18)和静脉性血管瘤等类型。肉眼观,肿瘤无包膜,呈浸润性生长,在皮肤或黏膜可呈突起的鲜红或暗红色斑块。内脏血管瘤多呈结节状。血管瘤一般随身体发育而长大,成年后即停止发展,较小者可自然消退。

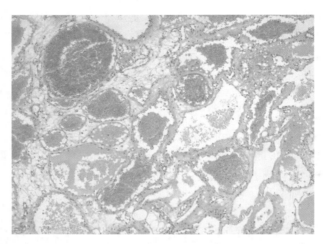

图 4-18 海绵状血管瘤

瘤组织由扩张的血窦构成

淋巴管瘤由增生的淋巴管构成,内含淋巴液。淋巴管可呈囊性扩大并互相融合,内含大量淋巴液,称为囊状水瘤。多见于小儿颈部。

4. 平滑肌瘤 多见于子宫,其次为胃肠道。瘤组织由形态比较一致,呈束状或栅栏状排列的平滑肌细胞构成,核为长杆状,两端钝圆(图4-19)。

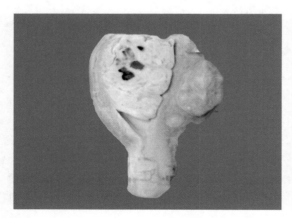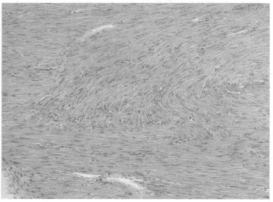

图 4-19 子宫平滑肌瘤

5. 软骨瘤 有外生性软骨瘤(自骨膜发生并向外突起者)和内生性软骨瘤(发生于手足短骨和四肢长骨等骨干的骨髓腔内者)。肉眼观,切面呈淡蓝色或银白色,半透明,质脆可见钙化。光镜下,瘤组织由成熟透明软骨小叶构成,常见有灶状黏液样变性、钙化或软骨骨化。

(二)间叶组织恶性肿瘤

间叶组织恶性肿瘤统称为肉瘤,较癌少见,多发生于青少年。肉瘤体积常较大,质软,切面多呈鱼肉状。由于其生长较快,除浸润性生长外,也可挤压周围组织形成假包膜。肉瘤易发生出血、坏死、囊性变等继发改变。光镜下,肉瘤细胞大多弥漫分布,与间质分界不清。肿瘤间质的结缔组织少,血管丰富,故肉瘤早期易发生血道转移。网状纤维染色可见肉瘤细胞间多有网状纤维,免疫组织化学检测肉瘤细胞有间叶组织的标记物如波形蛋白等表达。癌与肉瘤的区别见表 4-3。

表 4-3 癌与肉瘤的区别

分类	癌	肉 瘤
组织来源	上皮组织	间叶组织
发病率	较常见,约为肉瘤的 9 倍,多见于 40 岁以上成人	较少见,大多见于青少年
大体特点	质较硬、色灰白、较干燥	质软、色灰红、湿润、鱼肉状
组织学特点	多形成癌巢,实质与间质分界清楚,间质内纤维组织常有增生	肉瘤细胞多弥漫分布,实质与间质分界不清,间质内血管丰富,纤维组织少
网状纤维	网状纤维常分布于癌巢周围	网状纤维多分布于肉瘤细胞间
免疫组化	常表达上皮组织标记物如细胞角蛋白	常表达间叶组织标记物如波形蛋白
转移	多经淋巴道转移	多经血道转移

常见的肉瘤有以下几种。

1. 纤维肉瘤 常发生于四肢皮下组织,来源于纤维结缔组织。分化好者瘤细胞多呈梭形,异型性小,肿瘤生长缓慢,转移及复发少见。分化差者瘤细胞有明显异型性,肿瘤生长快,易发生转移,切除后易复发。

2. 脂肪肉瘤 是最常见的软组织肉瘤,多见于 40 岁以上成人。与脂肪瘤不同,脂肪肉瘤常发生在大腿及腹膜后等深部软组织。肉眼观,体积较大,境界清楚但无包膜。大多呈分叶状似脂肪瘤,有时可呈鱼肉状或黏液样。光镜下,脂肪肉瘤共同的形态学特征是具有脂肪母细胞,瘤细胞呈星形、梭形、小圆形或呈明显异型性,胞质内可见数量和大小不等脂质空泡。组织学类型有分化成熟型、黏液样型、圆形细胞型和多形性脂肪肉瘤等。后两者恶性程度高,易复发和转移。

3. 横纹肌肉瘤 是由横纹肌母细胞发生的恶性肿瘤,主要有 3 种类型。①胚胎性横纹肌肉瘤:占横纹肌肉瘤的 2/3,好发于 10 岁以下婴幼儿和儿童,偶见于成人。多见于头颈部(尤其是眼眶、鼻咽和口腔)、泌尿生殖道、腹膜后等器官,偶可见于四肢。特点是瘤细胞较小,分化很低。②腺泡状横纹肌肉瘤:多见于 10~25 岁,好发于四肢。特点是瘤细胞排列呈腺泡状。③多形性横纹肌肉瘤:此型最少见,好发于中老年患者四肢。特征是瘤细胞呈高度多形性,胞质丰富,嗜酸性,可找到纵纹和横纹,并可见大量的瘤巨细胞(图 4-20)。各型横纹肌肉瘤恶性程度均很高,生长迅速,易早期发生血道转移,预后极差。

4. 平滑肌肉瘤 多见于子宫和胃肠道,偶见于腹膜后、肠系膜、大网膜及皮下软组织。患者多为中老年人。平滑肌肉瘤易发生坏死、出血和囊性变,瘤细胞呈不同程度的异型性,核分裂象的多少对判定其恶性程度有重要意义。

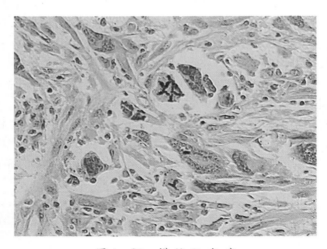

图 4-20　横 纹 肌 肉 瘤

瘤细胞异型性明显,可见多核瘤巨细胞及病理性核分裂象

5. **血管肉瘤**　起源于血管内皮细胞,可发生于任何部位,以皮肤浅表软组织为常见,尤以头面部为多。肿瘤多隆起于皮肤,呈结节状或丘疹状,暗红或灰白色,易坏死出血。光镜下,肿瘤细胞有不同程度的异型性,形成大小不一、形状不规则的血管腔样结构,常互相吻合。分化差者瘤细胞常呈片状增生,异型性明显,核分裂象多见,血管腔可不明显。免疫组化检测显示第Ⅷ因子和 CD34阳性。

6. **骨肉瘤**　起源于骨母细胞,是最常见的原发恶性骨肿瘤。10～25 岁青少年多见,好发于四肢长骨干骺端,尤其是股骨下端、胫骨上端。切面多为实性,质软如鱼肉样,色灰红,常有砂砾感。中央质硬,可呈黄白色如大理石样。常见出血、坏死及囊性变(图 4-21)。肿瘤组织从髓腔向外穿出,侵犯破坏骨皮质,并可向周围软组织侵犯时,常掀起骨膜,在骨膜与骨皮质间形成一夹角,在 X线片上称为 Codman 三角。在被掀起的骨膜与骨皮质之间可形成与骨表面垂直排列的反应性新生

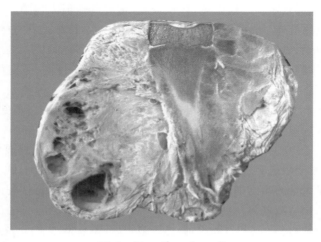

图 4-21　骨 肉 瘤

肿瘤偏心性,切面鱼肉状,侵犯破坏骨皮质和周围组织,并见出血、坏死及囊性变

骨,在 X 线上表现为日光放射状阴影,这种现象与 Codman 三角对诊断骨肉瘤价值较大。光镜下,瘤组织由异型性明显的梭形或多边形肉瘤细胞组成。在肿瘤组织中见到由肉瘤细胞直接产生的骨样基质和(或)骨组织(钙化的骨样基质)是诊断骨肉瘤最重要的组织学依据。骨肉瘤呈高度恶性,生长迅速。常在发现时已经由血道转移至肺。

四、淋巴造血组织肿瘤

(一) 淋巴瘤

淋巴瘤也称恶性淋巴瘤,是原发于淋巴结和淋巴结外淋巴组织的恶性肿瘤,由淋巴细胞及其前体细胞克隆性增生而形成,可分为两大类。

1. 霍奇金淋巴瘤(Hodgkin lymphoma, HL) 又称霍奇金病(Hodgkin's disease, HD),是青年人常见的恶性肿瘤之一。HL 往往起始于一个或一组淋巴结,以颈部淋巴结和锁骨上淋巴结最为常见。局部淋巴结的无痛性、进行性肿大往往是首发症状。晚期可累及脾、肝、骨髓等处,以脾脏受累较多见。

肉眼观,病变的淋巴结肿大并相互粘连、融合成大的肿块,直径有时可达 10cm 以上,不易推动。若发生在颈部淋巴结,甚至可形成包绕颈部的巨大肿块。肿块常呈结节状,切面灰白呈鱼肉状,可有灶性坏死。光镜下,HL 的组织学特征是在以淋巴细胞为主的多种炎症细胞混合浸润的背景上,有不等量的 Reed-Sternberg 细胞(R-S 细胞)及其变异型细胞散布。经典型的 R-S 细胞(诊断性 R-S 细胞)是一种直径 20～50 μm 或更大的瘤巨细胞。瘤细胞胞质丰富,嗜酸性或嗜碱性,双核或多核,核圆形或椭圆形,核膜厚,核内有一大而醒目、直径与红细胞相当的嗜酸性核仁,核仁周围有空晕。典型的双核瘤细胞,两核并立,如镜中之影,故名"镜影细胞"(mirror image cell)(图 4-22)。除了经典型的 R-S 细胞外,具有上述形态的单核瘤巨细胞称为霍奇金细胞,其出现提示 HL 的可能,但尚不足以确诊。一般认为霍奇金细胞是经典型 R-S 细胞的前体细胞。

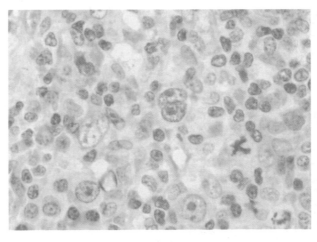

图 4-22 霍奇金淋巴瘤

HL 可分为经典型 HL 和结节性淋巴细胞为主型 HL。经典型 HL 可分为 4 种亚型,即淋巴细胞为主型、结节硬化型、混合细胞型和淋巴细胞减少型 HL。

2. 非霍奇金淋巴瘤(non-Hodgkin lymphoma, NHL) 占淋巴瘤 80%～90%,其中 2/3 原发于

淋巴结,1/3 原发于淋巴结外器官或组织。包括前体 B 和 T 淋巴细胞肿瘤、外周 B 细胞肿瘤、外周 T 和 NK 细胞肿瘤。瘤组织成分单一,多发生于表浅淋巴结,以颈部淋巴结最多见,其次可见于腋下和腹股沟淋巴结。受累淋巴结肿大,相邻淋巴结相互粘连,形成不规则的结节状肿块,切面呈灰白色鱼肉样。晚期可转移至肝、脾、骨髓和其他内脏器官。

(二) 白血病

白血病是我国儿童和青少年最常见恶性肿瘤,其发生与病毒感染、电离辐射、化学物质(如氯霉素、保泰松、氮芥等)和遗传等有关,是由骨髓造血干细胞克隆性增生、分化障碍、凋亡受阻而停滞在细胞发育的不同阶段所形成的。其特点是骨髓内异常增生的瘤细胞逐步取代骨髓组织,并侵入外周血和浸润肝、脾、淋巴结等全身各组织和器官,正常造血功能受到抑制而造成贫血、出血和感染等。

根据肿瘤细胞的成熟程度和自然病程,将白血病分为急性和慢性。根据瘤细胞类型可分为淋巴细胞性白血病、粒细胞性白血病(髓性白血病)和单核细胞性白血病等。

五、常见癌举例

(一) 鼻咽癌

鼻咽癌是鼻咽部上皮组织发生的恶性肿瘤。我国属高发区,尤其在广东、广西、福建、香港和台湾,有明显的地区多发性。患者男多于女,40 岁以上多见。临床上有涕中带血、鼻塞、鼻衄、耳鸣、听力减退、头痛、复视、颈部肿块等症状。

1. **病因** 鼻咽癌的病因尚未完全清楚,可能与 EB 病毒感染、环境化学致癌物和遗传因素有关。

2. **基本病理变化** 鼻咽癌最常好发于鼻咽顶部,其次为外侧壁和咽隐窝,有时可多发。

肉眼观,鼻咽癌可呈结节型、菜花型、浸润型和溃疡型 4 种形态,其中结节型最常见。早期局部黏膜粗糙,轻度隆起,检查时易被忽略。有时原发癌未被发现前,已发生颈部淋巴结转移。

组织学类型:鼻咽癌绝大多数起源于鼻咽黏膜柱状上皮的储备细胞,目前尚无统一的病理学分类。2005 年 WHO 将鼻咽癌分类为:

(1) 角化性鳞状细胞癌:为高分化鳞癌,极少见,具有一般高分化鳞癌的特点。

(2) 非角化性癌:此型最常见,与 EB 病毒关系密切,可进一步分为以下两类。

1) 未分化型:此型更常见,又称为泡状核细胞癌。癌巢大小不等,形状不规则,与间质界限不很明显。癌细胞体积较大,胞质丰富,境界不清。核大,圆形或卵圆形,空泡状,有 1~2 个大核仁,核分裂象少见。癌细胞或癌巢间有较多淋巴细胞浸润(图 4-23)。

2) 分化型:癌细胞较小,胞质少,呈圆形或短梭形,弥漫分布,无明显的巢状结构。恶性度较高。

(3) 基底样鳞状细胞癌:此型较少见,由基底样细胞和鳞状细胞构成。恶性程度

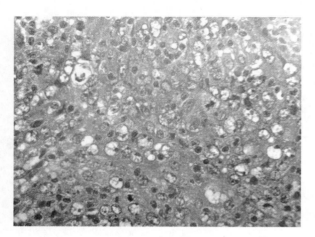

图 4-23 非角化性癌(未分化型)

较低。

3. 扩散途径

（1）直接蔓延：癌组织呈侵袭性生长，向上蔓延可侵入颅内，损伤第Ⅱ～Ⅵ对颅神经；向下扩延到达口咽；向外侧扩展可侵犯耳咽管至中耳；亦可向前蔓延至鼻腔甚至侵入眼眶。

（2）淋巴道转移：鼻咽黏膜固有层内淋巴组织丰富，故早期常发生淋巴道转移。患者常在乳突下方或胸锁乳突肌上段前缘出现无痛结节，一半以上患者以此为首发症状而就诊。

（3）血道转移：常可转移至肝、肺、骨，其次是肾、肾上腺和胰腺等处。

鼻咽癌的治疗和疗效与病理组织学类型有关，非角化性癌对放射治疗较敏感。

（二）肺癌

肺癌是常见的恶性肿瘤之一。近年来我国肺癌发病率明显上升，城市人口中与某些发达国家整体水平一样，其发生率和死亡率居常见恶性肿瘤首位。发病年龄多在40岁以上，男性多见，男女性别比例约为2∶1。

1. 病因

（1）吸烟：吸烟是肺癌发生的最危险因素。烟雾中的有害化学物质，如尼古丁、苯并芘、煤焦油、镍、砷等均与癌的发生有关。且日吸烟量越大，开始吸烟的年龄越早，患肺癌的危险性越大。

（2）大气污染：工业废气和机动车排出的废气中含有苯并芘、二乙基亚硝胺等致癌物质，工业城市肺癌发病率与空气中3,4-苯并芘的浓度呈正相关。

（3）职业因素：长期从事放射性矿石开采、冶金和长期吸入有害粉尘石棉、镍及接触砷粉的工人，其肺癌发生率较高。

2. 基本病理变化　绝大多数肺癌起源于支气管黏膜上皮，故又称支气管肺癌，少数源于支气管腺体和肺泡上皮。

（1）肉眼观类型：根据肺癌的发生部位将其分为中央型、周围型和弥漫型3种类型。

1）中央型：此型最常见。发生于段以上支气管，肿瘤从支气管壁向周围肺组织浸润，并沿淋巴道蔓延至肺门淋巴结，在肺门部融合成环绕支气管的巨大肿块，有的癌组织沿支气管分支由肺门向周边扩展（图4-6）。

2）周围型：发生于段以下支气管，常在近胸膜的肺周边组织形成孤立的癌结节，直径2～8 cm，界限较清楚，但无包膜。此型肺癌淋巴道转移较中央型晚。

3）弥漫型：较少见。癌组织弥漫浸润部分或全肺叶，肉眼观呈多数粟粒大小的灰白色结节。

（2）组织学类型：常见以下4种类型。

1）鳞状细胞癌：肉眼观多为中央型，常由支气管黏膜上皮经鳞状上皮化生恶变而来。患者常为老年男性，多有吸烟史。肿瘤生长缓慢，转移较晚。

2）腺癌：肺腺癌源自支气管黏膜上皮和腺体，多为周围型，女性多见。患者不吸烟但多有被动吸烟史。肺腺癌的一种特殊类型为细支气管肺泡癌，表现为肺泡管及肺泡异常扩张，内壁被覆单层或多层柱状癌细胞，形成腺样结构，一般认为来自终末细支气管上皮。

3）小细胞癌：本型是肺癌中恶性程度最高的一种。生长迅速，转移早，多数存活期不超过1年。对化疗及放射治疗敏感。光镜下，癌细胞小，呈短梭形或淋巴细胞样，核浓染，胞质少形似裸核，多见病理性核分裂象。癌细胞常密集成群，有时癌细胞围绕小血管排列成假菊形团样结构（图4-24）。

75

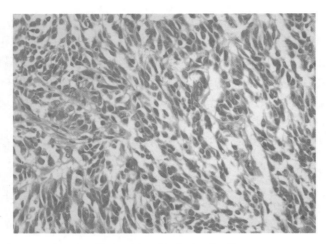

图 4 - 24　肺小细胞癌

癌细胞小呈短梭形,核浓染,胞质少形似裸核

4)大细胞癌:属未分化癌,恶性程度高,生长快,转移早。其主要特点是癌细胞大,胞质丰富,核异型性明显。

3. 扩散途径

(1)直接蔓延:中央型肺癌常直接侵入纵隔、心包及周围血管,或沿支气管向同侧甚至对侧肺组织蔓延。周围型肺癌可直接侵犯胸膜、胸壁。

(2)转移:沿淋巴道转移时,首先转移到肺门淋巴结,逐渐转移至纵隔、锁骨上、腋窝、颈部淋巴结。血道转移常见于脑、肾上腺和骨。肺小细胞癌比鳞状细胞癌和腺癌更易发生血道转移。

4. 临床病理联系　肺癌早期常无明显症状,以后可出现咳嗽、胸痛、痰中带血等症状。癌组织压迫或阻塞支气管可发生局限性肺气肿(不全阻塞时)或局限性肺萎陷(完全阻塞时),并发感染可引起肺炎或肺脓肿,侵蚀血管可引起咯血,侵蚀食管可产生支气管-食管瘘,累及胸膜时可引起血性胸水,侵入纵隔可压迫上腔静脉,导致面、颈部浮肿及颈胸部静脉曲张(上腔静脉综合征)。位于肺尖部肿瘤常侵犯交感神经链,可引起霍纳综合征,出现患侧上眼睑下垂、瞳孔缩小、胸壁皮肤无汗等交感神经麻痹症状。有异位内分泌作用的肺癌,尤其是小细胞癌,可因 5 - HT 分泌过多而引起类癌综合征,表现为支气管哮喘、心动过速、水样腹泻、皮肤潮红等。

肺癌的早期诊断是提高治疗效果的有效途径。对 40 岁以上的人群定期进行 X 线和痰脱落细胞学检查,是发现早期肺癌最简便易行的方法。

(三)食管癌

食管癌是由食管黏膜上皮或腺体发生的恶性肿瘤,40 岁以上男性多发,我国华北及河南地区多发。早期常缺乏明显症状,中晚期以进行性吞咽困难为主要临床表现。

1. 病因　目前认为饮食因素、环境因素和病毒感染与本病相关。饮食过热、过硬和饮酒、吸烟引起的食管黏膜上皮损伤,可能与食管癌发生有关。长期食用含亚硝酸盐较多的食物,可诱发食管癌。我国高发区地质土壤中缺乏钼等微量元素,被认为是引起食管癌的重要因素(钼是硝酸盐还原酶的成分,土壤中钼缺乏会导致粮食中硝酸盐含量明显增多)。近年来,人乳头瘤病毒(HPV)与食管癌的关系引起关注。

2. 基本病理变化　食管癌好发于食管中段,下段次之,上段较少,可分为早期癌和中晚期癌。

（1）早期癌：病变较局限，仅累及黏膜层或黏膜下层，未侵及肌层，亦无淋巴结转移。临床症状不明显，易被忽视。肉眼观，癌变处黏膜呈轻度糜烂或黏膜表面呈颗粒状。光镜下，几乎均为鳞癌。

（2）中晚期癌：指已侵及肌层或肌层以外的癌，临床症状明显。肉眼形态可分为4型：

1）髓质型：肿瘤累及食管周径全部或大部，管壁内浸润性生长。切面癌组织为灰白色，质软如脑髓，表面可形成浅表溃疡。

2）蕈伞型：肿瘤为卵圆形扁平肿块，如蘑菇状向腔内突起（图4-25）。

3）溃疡型：肿瘤表面形成溃疡，溃疡外形不整，周边隆起，底部不平，可深达肌层。

4）缩窄型：多累及食管全周，癌组织在管壁内浸润生长，伴有管壁纤维组织显著增生形成环形狭窄，近端食管扩张，较早出现梗阻症状。

光镜下，组织学类型以鳞状细胞癌最常见，约占90％，少数为腺癌。小细胞癌少见，恶性程度高。

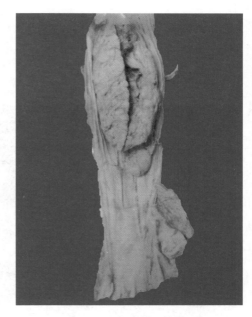

图4-25　食管癌（蕈伞型）

3. 扩散途径

（1）直接蔓延：食管上段癌可侵及喉、气管和颈部软组织，中段癌可侵及支气管、肺，下段癌可侵及贲门、膈肌和心包等处。

（2）淋巴道转移：癌细胞沿淋巴引流途径转移，上段癌常转移至喉、颈部及纵隔淋巴结，中段癌可转移至食管旁及肺门淋巴结，下段癌可转移至食管旁、贲门和腹腔上部淋巴结。

（3）血道转移：晚期患者常转移至肝、肺等处。

（四）胃癌

胃癌是消化道最常见的恶性肿瘤之一。好发于40～60岁，男多于女，年轻者发病率有增加趋势。好发于胃窦部，尤以小弯侧多见。临床表现为食欲不振、腹痛、贫血，以及上腹部肿块等。

1. 病因　病因尚未完全阐明，可能与饮食习惯（如好食熏制肉类食品、食用滑石粉处理过的大米、饮食过热等）和环境因素（如土壤地质等）有密切关系。幽门螺杆菌（Hp）感染与胃癌发生可能有关，具体机制尚待进一步研究。此外，慢性萎缩性胃炎、胃腺瘤、慢性胃溃疡伴肠上皮化生等均与胃癌发生关系密切。

2. 基本病理变化　根据癌组织浸润深度，可分为早期胃癌和进展期胃癌。

（1）早期胃癌：癌组织局限于黏膜层或黏膜下层，无论有无胃周围淋巴结转移者均称为早期胃癌。早期胃癌术后5年生存率大于90％。肉眼观，可分隆起型（Ⅰ型）、表浅型（Ⅱ型）和凹陷型（Ⅲ型）3种。光镜下，管状腺癌最多见，其次为乳头状腺癌及印戒细胞癌，未分化癌少见。

（2）进展期胃癌：癌组织侵及肌层或更深者，称为进展期胃癌或中晚期癌。侵犯越深，预后越差，转移可能性越大。肉眼形态可分为3型。

1）息肉型或蕈伞型：癌组织向腔内生长，呈息肉状、蕈伞状或菜花状，表面常有溃疡形成。

2）溃疡型：癌组织坏死脱落形成溃疡。溃疡边缘隆起呈火山口状，底部常浸润性生长，质脆，易出血（图4-26）。需与良性胃溃疡鉴别。

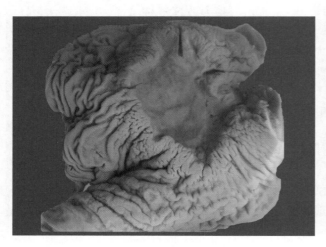 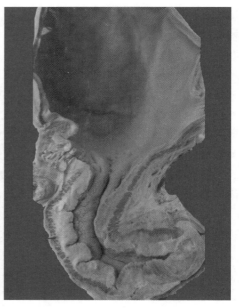

图 4-26　胃癌（溃疡型）　　　　　　　图 4-27　弥漫浸润型胃癌（革囊胃）

3）浸润型：癌组织在胃壁内可呈局部或弥漫性浸润生长。弥漫性浸润伴大量纤维组织增生时，胃壁增厚变硬、皱襞消失、弹性减退、胃腔缩小，似皮革制成的囊袋，称革囊胃（图 4-27）。

进展期胃癌的组织学类型主要为腺癌，常见类型有乳头状腺癌、管状腺癌、黏液腺癌、印戒细胞癌等。

3. 扩散途径

（1）直接蔓延：癌组织浸润到浆膜层后可直接扩散至邻近器官和组织，如肝、胰腺和大网膜等。

（2）淋巴道转移：为主要转移途径。首先转移至胃小弯侧胃冠状静脉旁和幽门下淋巴结，进一步可转移至腹主动脉旁、肝门、肠系膜根部淋巴结。晚期可经胸导管转移至左锁骨上淋巴结。

（3）血道转移：多在晚期，常经肝门静脉转移至肝，亦可转移至肺、骨及脑等处。

（4）种植性转移：胃黏液癌突破浆膜后可种植于腹壁及盆腔器官腹膜上，最常种植在卵巢，形成转移性癌，称 Krukenberg 瘤。

（五）结直肠癌

结直肠癌发病年龄多在 40～60 岁，且趋向老龄化。男性稍多于女性。患者常有便秘和腹泻交替、腹部疼痛、腹部肿块、黏液血便及消瘦等症状。

1. 病因　结直肠癌的发生与环境因素和遗传因素有关。环境因素中，现认为多与饮食有关，高营养、低纤维素而少消化残渣的食物与本病关系密切。遗传性结直肠癌的发生主要由遗传因素决定，如家族性腺瘤性息肉病癌变过程中，肿瘤抑制基因 APC 出现缺失或突变；遗传性非息肉病性结直肠癌的发生与错配修复基因发生突变有关。

2. 基本病理变化　结直肠癌好发部位以直肠为最多（50%），其次为乙状结肠（20%）、盲肠与升结肠（16%）、横结肠（8%）和降结肠（6%）。少数患者呈多发性，常由多发性息肉癌变所致。

结直肠癌有早期癌和进展期癌之分。癌组织限于黏膜下层,无淋巴结转移者称早期癌。侵及肠壁肌层者称进展期癌,肉眼观可分4型。

(1)隆起型:肿瘤呈息肉样或蕈伞状向腔内生长。

(2)溃疡型:肿瘤表面形成溃疡,可深达肌层,外形如火山口状。

(3)浸润型:肿瘤在肠壁各层弥漫浸润生长,伴纤维组织增生,致肠壁增厚、肠腔狭窄。

(4)胶样型:外观及切面均呈半透明胶冻状。

组织学类型以腺癌最多见,包括管状腺癌、乳头状腺癌、黏液腺癌、印戒细胞癌和未分化癌等。肛管部位可发生鳞状细胞癌和腺鳞癌等。

3. 扩散途径

(1)局部扩散:癌侵及浆膜后可直接累及相邻组织和器官,如前列腺、膀胱、腹膜及腹膜后组织等。

(2)淋巴道转移:先转移至肠旁淋巴结,再至肠系膜周围和根部淋巴结,甚至可经胸导管转移至左锁骨上淋巴结。

(3)血道转移:晚期可经血行转移至肝、肺、脑、骨等处。

(4)种植性转移:癌组织穿透肠壁浆膜后脱落种植,常见部位为膀胱直肠陷凹和子宫直肠陷凹。

(六)原发性肝癌

原发性肝癌是由肝细胞或肝内胆管上皮细胞发生的恶性肿瘤,简称肝癌。发病年龄多在中年以上,男多于女。早期无临床症状,发现时多已到晚期。患者表现为进行性消瘦、肝区疼痛、黄疸、腹水及血中甲胎蛋白(AFP)升高等。近年来广泛应用测定 AFP 和影像学检查使早期肝癌的检出率明显提高。

1. 病因

(1)病毒性肝炎:乙型肝炎与肝癌有密切关系,其次为丙型肝炎。

(2)肝硬化:肝硬化与肝癌之间有密切关系。其中,以坏死后性肝硬化为最多,肝炎后肝硬化次之。

(3)真菌及其毒素:黄曲霉菌、青霉菌、杂色曲霉菌等都可引起实验性肝癌,其中以黄曲霉菌最为重要。在肝癌高发区,食物被黄曲霉菌污染的情况往往也较严重。

(4)亚硝胺类化合物:也与肝癌发生关系密切。

2. 基本病理变化 肉眼观,可见单个巨块型、多结节型(图4-28)和弥漫型。肝癌一般质地较软,中心部常有出血坏死,偶有淤胆而呈绿色。有的肿瘤可有包膜。肿瘤大小变化很大,一般瘤体直径在3 cm 以下者称小肝癌。肿瘤常侵入肝门静脉系统形成瘤栓。

光镜下,按组织发生可将肝癌分为三大类。

(1)肝细胞癌:最多见。其分化较好者(高分化),癌细胞常排列呈细小梁状并有假腺样或腺泡状结构(图4-29)。分化差者癌细胞异型性明显,常有巨核及多核瘤细胞。有时癌组织中有大量纤维组织分割称硬化型肝细胞癌。

(2)胆管癌:较为少见,是由肝内胆管上皮发生的癌。其组织结构多为腺癌。一般不合并肝硬化。有时继发于华支睾吸虫病。

(3)混合细胞型肝癌:具有肝细胞癌及胆管细胞癌两种结构,最少见。

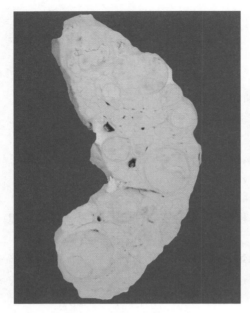

图 4-28 肝癌(多结节型)

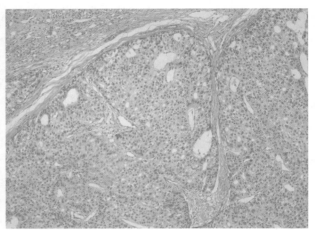

图 4-29 肝细胞肝癌

癌细胞排列成细小梁状并有假腺样或腺泡状结构

3. 蔓延和转移

(1) 肝内蔓延和转移:肝癌首先在肝内蔓延和转移。癌细胞常沿肝门静脉播散,在肝内形成转移癌结节,还可逆行蔓延至肝外门静脉主干,形成较大的癌栓,有时可阻塞管腔引起肝门静脉高压。

(2) 肝外转移:常通过淋巴道转移至肝门淋巴结、上腹部淋巴结和腹膜后淋巴结。晚期可通过肝静脉转移到肺、肾上腺、脑及骨等处。有时肝癌细胞可直接种植到腹膜和卵巢表面,形成种植性转移。

(七) 宫颈癌

宫颈癌为我国女性生殖系统中常见的恶性肿瘤,患者年龄多在 40~60 岁。近年来,由于子宫颈脱落细胞学检查的推广和普及,使宫颈癌的早期发现、早期诊断率大有提高,预后也大有改善。

1. 病因 宫颈癌发生与早婚、多产、宫颈裂伤、包皮垢刺激等多种因素有关。近年研究认为,由人类乳头状瘤病毒 HPV-16 和 HPV-18 型感染所致的慢性炎症与宫颈癌关系密切。

2. 基本病理变化 好发于子宫颈鳞状上皮和柱状上皮交界处。依其发展过程分为早期浸润癌(浸润深度不超过基底膜下 5 mm 者)和浸润癌,浸润癌有糜烂型、外生菜花型、内生浸润型和溃疡型。组织学类型以鳞状细胞癌最为多见,约占 80%,15% 为腺癌。预后较差。

3. 扩散 宫颈癌可直接蔓延至阴道壁、子宫旁组织及双侧阔韧带,晚期癌组织可蔓延至膀胱及直肠,形成子宫膀胱瘘或子宫直肠瘘。淋巴道转移首先至宫颈旁淋巴结,然后至闭孔、髂内、髂外、髂总、腹股沟及骶前淋巴结。晚期可经血道转移至肝和肺。

(八) 乳腺癌

乳腺癌是来自乳腺终末导管小叶单元上皮的恶性肿瘤,为女性最常见恶性肿瘤,常发生于 40~60 岁妇女,男性偶可发生。

1. 病因 乳腺癌发生原因尚未完全阐明,一般认为与雌激素水平过高、遗传、纤维囊性乳腺病等有关。

2. 基本病理变化　乳腺癌好发于乳腺外上象限，单侧多见。根据其组织发生和形态结构，乳腺癌可分为：

（1）非浸润性癌：包括导管内原位癌和小叶内原位癌，分别发生于乳腺小叶的终末导管、腺泡及末梢导管，预后良好。

（2）浸润性癌：包括浸润性导管癌、浸润性小叶癌和特殊类型的浸润癌（髓样癌、小管癌、黏液癌及派杰病等），其中浸润性导管癌是最常见的乳腺癌类型。肉眼观，肿瘤呈灰白色，质硬，切面有沙砾感，与周围组织分界不清。如癌组织侵及乳头又伴有大量纤维组织增生时，可导致乳头下陷。如癌组织阻塞真皮内淋巴管，可致皮肤水肿，而毛囊汗腺处皮肤相对下陷，呈橘皮样外观。光镜下，组织学形态多种多样，癌细胞排列呈巢状、条索状，或伴有少量腺样结构（图4－30）。

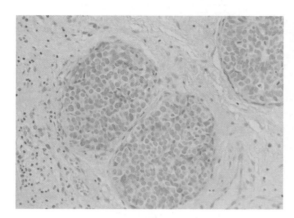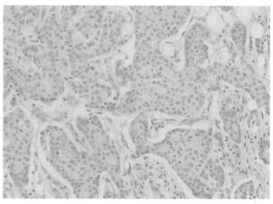

图4－30　导管原位癌（左）和导管浸润癌（右）

3. 扩散　乳腺癌直接蔓延可浸润筋膜、胸肌甚至肋骨。由于乳腺的淋巴管甚为丰富，故淋巴道转移发生较早，首先转移到同侧腋窝淋巴结，进而转移至锁骨下及锁骨上淋巴结。部分病例可通过内乳淋巴管转移至胸骨旁及纵隔淋巴结，少数可通过胸壁深部的筋膜淋巴管丛转移至对侧腋窝淋巴结。晚期可经血道转移至肺、骨、肝、脑等。

第九节　肿瘤的病因学和发病学

一、肿瘤发生的分子生物学基础

近年来分子生物学的迅速发展，特别是对癌基因和肿瘤抑制基因的研究，已初步揭示了某些肿瘤的病因和发病机制。肿瘤从本质上来说是基因病，各种环境的和遗传的致癌因素可能以协同或序贯的方式引起细胞非致死性的 DNA 损伤是肿瘤发生的中心环节。非致死性的 DNA 损伤可引起正常调节基因的改变，其中包括原癌基因的活化、肿瘤抑制基因的灭活、凋亡调节基因和 DNA 修复基因的改变，继而导致基因表达水平异常，使靶细胞发生转化，最终形成恶性肿瘤。

（一）癌基因

1. 原癌基因和癌基因　原癌基因是细胞增生和分化的生理调节基因，其产物通常为生长因子及其受体、信号转导蛋白和调节蛋白等。原癌基因在正常细胞中以非激活的形式存在，可因多种因素的作用而被激活成为能够促进细胞自主生长的癌基因，引起细胞的恶性转化。

81

2. 原癌基因的激活　原癌基因转变为癌基因的过程,称为原癌基因的激活,主要有以下几种方式。

(1) 发生结构改变(突变),表达具有异常功能的癌蛋白。可由点突变、染色体重排和基因扩增引起。

(2) 癌基因的结构未发生改变,而是由于调节水平的改变,造成基因过度表达,产生过多的正常生长促进蛋白。

两种方式均可导致细胞生长刺激信号的过度或持续出现,使细胞发生转化。表 4-4 示常见的原癌基因、激活方式及相关的人类肿瘤。

表 4-4　主要原癌基因、激活方式及相关人类肿瘤

编码的蛋白质	原癌基因	激活方式	相关人类肿瘤
生长因子			
FGF	$hst-1$	过度表达	胃癌、膀胱癌、乳腺癌
生长因子受体			
EGF 受体家族	$erb-B1\ (EGFR)$	过度表达	肺鳞癌
	$erb-B2$	扩增	乳腺癌、卵巢癌、肺癌和胃癌
信号转导蛋白			
GTP 结合蛋白	$K-ras$	点突变	结肠、肺、胰腺肿瘤
核调节蛋白			
转录活化因子	$C-myc$	易位	伯基特淋巴瘤
细胞周期调节蛋白	$cyclin\ D$	过度表达	乳腺癌

(二) 肿瘤抑制基因

在正常情况下,细胞内还存在另外一类基因,其产物能抑制细胞生长,称肿瘤抑制基因,又称抑癌基因,其功能的丧失也可促进细胞恶性转化。肿瘤抑制基因的失活多数是通过等位基因的两次突变或缺失(纯合子)方式实现的。目前了解最多的是 Rb 基因和 $p53$ 基因。它们的产物都是以转录调节因子的方式调节核转录和细胞周期的核蛋白(表 4-5)。

表 4-5　主要肿瘤抑制基因和相关人类肿瘤

亚细胞定位	基因	功　能	与体细胞突变相关的肿瘤	与遗传型突变相关的肿瘤
细胞表面	$TGF-\beta-receptor$	生长抑制	结肠癌	不明
	$E-cadherin$	细胞黏附	胃癌、乳腺癌	家族性胃癌
细胞质	APC	抑制信号转导	胃癌、结肠癌、胰腺癌、黑色素瘤	家族性结肠腺瘤性息肉病,结肠癌
细胞核	Rb	调节细胞周期	视网膜母细胞瘤、骨肉瘤、乳腺癌、结肠癌、肺癌	视网膜母细胞瘤、骨肉瘤
	$p53$	调节细胞周期和 DNA 损伤所致的凋亡	大多数人类肿瘤	多发性癌和肉瘤

（三）凋亡调节基因和 DNA 修复基因

凋亡调节基因研究较多的是 B 细胞淋巴瘤/白血病（B - cell lymphoma/leukemia，Bcl）家族、p53 蛋白。正常情况下 Bcl 家族的 Bcl - 2 和 Bax 在细胞内保持动态平衡。如 Bcl - 2 蛋白增多，细胞则长期存活；如 Bax 蛋白增多，细胞则进入凋亡。野生型的 p53 蛋白可以诱导 Bax 的合成，而促使 DNA 受损的细胞进入凋亡。肿瘤细胞 bcl - 2 基因的过度表达，使其免予凋亡而长期存活。突变型 p53 蛋白失去促进凋亡的功能，而致肿瘤细胞存活。

人类生活环境中的许多物质如 X 线、紫外线、电离辐射、化学物质等，均可使 DNA 受到损伤。严重损伤的细胞会以凋亡的形式死亡，轻微的损伤则由 DNA 修复系统予以修复。在一些有遗传性 DNA 修复调节基因突变或缺陷的人群中，肿瘤的发病率极高。例如，遗传性非息肉病性结直肠癌就是由 DNA 错配修复基因缺陷导致的结果。

（四）端粒、端粒酶和肿瘤

端粒是存在于染色体末端、具有控制细胞复制次数的 DNA 重复序列。细胞每复制一次，其端粒就缩短一点，细胞复制一定次数后，端粒缩短使得染色体相互融合，导致细胞死亡。在生殖细胞，存在一种可使缩短的端粒得以恢复的酶，即端粒酶。因此生殖细胞有十分强大的自我复制能力。而在大多数体细胞中，不含有端粒酶，因此体细胞只能复制 50～70 次。90％ 以上的恶性肿瘤细胞都有一定程度的端粒酶活性，因此瘤细胞几乎能够无限制的复制。抑制肿瘤细胞端粒酶的活性可能为肿瘤治疗开辟一个新的途径。

（五）多步癌变的分子基础

恶性肿瘤的发生是一个长期的、多因素形成的分阶段过程。单个基因的改变尚不足以造成细胞的完全恶性转化，要使细胞完全恶性转化，需要多个基因的改变，包括几个癌基因的激活，两个或更多肿瘤抑制基因的失活，以及凋亡调节基因和 DNA 修复基因的改变等。

二、环境致癌因素及其致癌机制

1. 化学致癌因素　现已发现有 1 000 多种化学物质对动物有致癌作用，其中有些可引起人类的肿瘤。主要的化学致癌物质见表 4 - 6。

表 4 - 6　主要化学致癌物质的存在方式及致癌作用

致癌物	存在方式	致癌作用
间接致癌物		
多环芳烃类（苯并芘、甲基胆蒽等）	石油、煤焦油、煤烟、汽车排出的废气，纸烟点燃后的烟雾，熏烤的鱼、肉等食品中	在肝内经氧化形成环氧化物后，以亲电子基团与 DNA 结合而致突变，可引起肺癌、胃癌、皮肤癌
芳香胺类与氨基偶氮染料	为工业用品和原料，如乙萘胺、联苯胺、4 -氨基联苯、奶油黄、猩红	在肝内活化为羟胺衍生物，后在泌尿道活化为羟胺可致膀胱癌。奶油黄、猩红可引起肝癌
亚硝酸盐	食品保存剂及着色剂、腌制的食品等	与胃内来自食物的二级胺合成亚硝胺，经羟化作用而活化成烷化碳粒子，可引起食管癌、胃癌、肝癌
霉菌毒素	霉变的玉米、花生、大豆	黄曲霉毒素 B_1 为异环芳烃，在肝内氧化成环氧化物而致突变，可引起肝癌
直接致癌物		
无机致癌物	金属元素镍、铬、镉	可引起鼻咽癌、肺癌、前列腺癌、肾癌
	非金属元素砷、苯	可引起皮肤癌、白血病
烷化剂与酰化剂	抗癌药环磷酰胺、氮芥等	可诱发白血病

83

2. **物理性致癌因素** 长期接触 X 线可引起皮肤癌和白血病,长期吸入钴、氡等放射性粉尘的矿工易患肺癌。辐射能使染色体断裂、异位、发生点突变,因而激活癌基因或使抑癌基因失活。长期照射紫外线可引起外露皮肤发生鳞状细胞癌、基底细胞癌和恶性黑色素瘤,白种人较有色人种敏感。

3. **微生物致癌** 越来越多的证据显示某些肿瘤是与病毒相关的。如人类 T 细胞白血病病毒/淋巴瘤病毒 1 是与 T 细胞白血病、淋巴瘤有关的 RNA 病毒,EB 病毒(为一种疱疹病毒)与伯基特淋巴瘤和鼻咽癌发病有关,人类乳头瘤病毒与宫颈癌的发生有关,乙型肝炎病毒与原发性肝癌有关等。细菌,如幽门螺杆菌与胃低度恶性 B 细胞淋巴瘤的发生有关。

三、影响肿瘤发生发展的内在因素

(一)遗传因素

遗传因素影响肿瘤的发生有 3 种情况。①常染色体显性遗传的肿瘤:如结肠多发性腺瘤性息肉病、视网膜母细胞瘤、肾母细胞瘤等,其发生机制与肿瘤抑制基因(如 *APC*、*Rb*、*p*53 等)突变或缺失有关。②常染色体隐性遗传的遗传综合征:如着色性干皮病患者经紫外线照射后易患皮肤癌或黑色素瘤,毛细血管扩张性共济失调症患者多发生急性白血病和淋巴瘤,Bloom 综合征(先天性毛细血管扩张性红斑及生长发育障碍)易发生白血病及其他恶性肿瘤。以上 3 种综合征均累及 DNA 修复基因。③遗传因素和环境因素起协同作用的肿瘤:如鼻咽癌、乳腺癌、食管癌、肝癌、白血病、黑色素瘤等往往有家族史,但环境因素更为重要。

(二)免疫因素

机体的免疫功能与肿瘤的发生发展有密切关系,当宿主免疫功能低下或受抑制时,恶性肿瘤的发生率明显增高。

肿瘤发生后,机体可通过细胞免疫和体液免疫发挥抗肿瘤作用,其中细胞免疫占主导地位。目前认为在抗肿瘤细胞免疫机制中起作用的效应细胞包括 T 淋巴细胞、自然杀伤细胞、巨噬细胞、树突状细胞、中性粒细胞和嗜酸性粒细胞等。

(三)内分泌因素

内分泌紊乱与某些肿瘤的发生发展有密切关系,如乳腺癌、子宫内膜癌的发生与雌激素过多有关,前列腺癌用雌激素治疗可抑制其生长。此外,垂体前叶生长激素可促进肿瘤的生长和转移,肾上腺皮质激素对白血病的发展有抑制作用等。

(欧海玲 李能莲)

第五章

心血管系统疾病

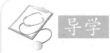

掌握：风湿病的概念、基本病理变化及风湿性心脏病的主要病变特点；高血压病的概念、良性高血压病的分期及基本病理变化；动脉粥样硬化的概念、基本病理变化及继发性病变，冠状动脉粥样硬化及冠状动脉粥样硬化性心脏病的概念及主要病变特点。

熟悉：慢性心瓣膜病的概念、二尖瓣狭窄和关闭不全的基本病理变化、主动脉瓣狭窄和关闭不全的基本病理变化；恶性高血压病的基本病理变化；颈动脉和脑动脉粥样硬化的基本病理变化及后果。

了解：风湿病、高血压病、动脉粥样硬化的病因和发病机制；感染性心内膜炎的概念和基本病理变化。

心血管系统由心脏、动脉、毛细血管和静脉组成，是维持血液循环、血液和组织间物质交换及传递体液信息的物质基础。目前在我国和世界很多国家、地区各种疾病的发病率和病死率统计中，心血管系统疾病均占第一位。心血管系统疾病种类繁多，本章主要介绍常见的心脏和动脉疾病。

第一节 风 湿 病

风湿病(rheumatism)是一种与 A 族 β 型溶血性链球菌感染有关的超敏反应性疾病，病变主要累及全身结缔组织。最常侵犯心脏和关节，其次为皮肤、浆膜、血管和脑等，其中以心脏病变最为严重。风湿病多发于 5～15 岁，秋、冬、春季多发，寒冷潮湿地区常见。

一、病因和发病机制

风湿病的发生与 A 族 β 型溶血性链球菌的感染有关，受寒、潮湿及病毒感染等参与诱发本病。其发病机制目前尚不清楚，曾提出几种学说，如链球菌直接感染学说、链球菌毒素学说、超敏反应学说和自身免疫学说等，但目前较多倾向于抗原抗体交叉反应学说，即链球菌菌体壁上的 M 蛋白与 C 多糖具有特异抗原性，能使机体产生相应抗体，M 蛋白抗体可与心肌肌膜、C 多糖抗体可与心瓣膜糖蛋白产生交叉反应，引起风湿病的发生。

85

二、基本病理变化

风湿病的典型病理变化过程分为 3 期。

1. **变质渗出期** 是风湿病的早期改变。在心脏、浆膜、关节、皮肤等病变部位表现为结缔组织基质黏液样变性和纤维素样坏死。病灶内尚有浆液、纤维素渗出和一些炎症细胞(淋巴细胞为主)浸润。此期持续约 1 个月。

2. **增生期或肉芽肿期** 此期特点是组织细胞增生形成具有本病特征的风湿小体(也称Aschoff 小体),具有诊断意义,多发生于心肌间质(尤其小血管旁)、心内膜下和皮下结缔组织,略呈梭形,其中心为纤维素样坏死灶,周围有风湿细胞和少量淋巴细胞、浆细胞浸润(图 5-1)。风湿细胞(Aschoff 细胞)来自心肌间质组织细胞,体积大,呈圆形或多边形,胞质丰富,核大呈圆形或椭圆形,核膜清晰,染色质集中于中央,横切面如枭眼状,称枭眼细胞;纵切面状如毛虫,称毛虫细胞。此期持续 2~3 个月。

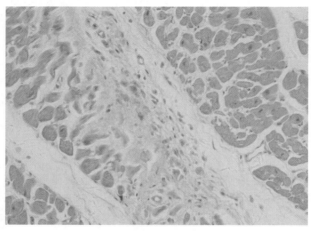

图 5-1 风湿性心肌炎(风湿小体)

心肌间质可见风湿小体,中央为纤维素样坏死,周围聚集风湿细胞和少量淋巴细胞

3. **纤维化期或硬化期** 风湿小体中的纤维素样坏死物逐渐被吸收,炎症细胞逐渐减少,风湿细胞演变为成纤维细胞,产生胶原纤维,最后变为梭形瘢痕。此期持续 2~3 个月。

上述全部过程持续 4~6 个月。在受累的器官和组织中可见到新旧病变同时并存,反复进展的结果导致病变部位较严重的纤维化和瘢痕形成。

三、风湿病的各器官病变

(一)风湿性心脏病

风湿性病变最常累及心脏,表现为风湿性心内膜炎、风湿性心肌炎和风湿性心外膜炎。若病变累及心脏全层组织,则称风湿性全心炎(rheumatic pancarditis)。

1. **风湿性心内膜炎**(rheumatic endocarditis) 主要侵犯心瓣膜,以二尖瓣最常见,其次为二尖瓣和主动脉瓣同时受累。病变早期,闭锁缘上形成不易脱落的疣状赘生物,表现为单行排列、粟粒大小、灰白色、半透明,其本质为白色血栓(图 5-2)。晚期机化,形成瘢痕组织,因病变反复发作,导致瓣膜增厚、变硬、瓣膜间互相粘连,出现瓣膜口狭窄或关闭不全,成为慢性心瓣膜病。

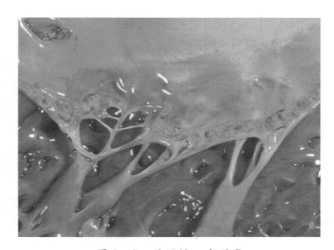

图 5－2　风湿性心内膜炎

二尖瓣瓣膜增厚,闭锁缘上见串珠状疣状赘生物

2. 风湿性心肌炎(rheumatic myocarditis)　多发生于成年人,以心肌间质内小血管附近出现风湿小体为特征。风湿小体发生纤维化,在心肌间质内遗留下梭形小瘢痕。临床上可出现窦性心动过速,第一心音低钝,可发生传导阻滞,出现心律失常。严重者可发生急性充血性心力衰竭。

3. 风湿性心外膜炎(rheumatic pericarditis)　病变主要累及心包脏层,当渗出以纤维素为主时,覆盖于心包表面的纤维素随心脏搏动,被拉成绒毛状,称为绒毛心。极少数病例,若纤维素量多吸收不全时,心包脏层和壁层部分粘连、机化,形成缩窄性心包炎,严重影响心脏的舒缩功能。临床上,心前区疼痛,听诊可闻及心包摩擦音。

(二)风湿性关节炎

风湿性关节炎(rheumatic arthritis)主要累及四肢的大关节,如膝、踝、肩、肘、腕等关节,呈多发性、游走性、对称性的特点。局部出现红、肿、热、痛及功能障碍,渗出物易被完全吸收,一般不遗留关节僵直等后遗症。

(三)皮肤病变

急性风湿病时,皮肤出现环形红斑和皮下结节,具有诊断意义。①环形红斑(erythema annulare):多见于躯干和四肢皮肤,呈淡红色环状红晕,中央皮肤色泽正常,为渗出性病变。②皮下结节(subcutaneous nodules):多见于肘、腕、膝、踝关节附近的伸侧面皮下,呈圆形或椭圆形,质较硬,活动,无压痛,为增生性病变。

(四)风湿性动脉炎

风湿性动脉炎(rheumatic arteritis),以小动脉受累较为常见,如冠状动脉、肾动脉、肠系膜动脉、脑动脉和肺动脉及其分支等处。急性期表现为血管壁发生黏液样变性,纤维素样坏死和淋巴细胞浸润,可有 Aschoff 小体形成。病变后期,血管壁纤维化而增厚,管腔狭窄甚至闭塞。

(五)风湿性脑病

多见于 5～12 岁的女孩,主要病变为脑的风湿性动脉炎和皮质下脑炎。当锥体外系统受累时,患者可出现面肌和肢体不自主运动,称为小舞蹈症(chorea minor)。

四、慢性心瓣膜病

慢性心瓣膜病(chronic valvular vitium of the heart)是指心瓣膜受到各种致病因素作用损伤后

或先天性发育异常所造成的器质性病变,表现为瓣膜口狭窄和(或)关闭不全,主要由风湿性心内膜炎和感染性心内膜炎引起,包括以下 4 种。

1. **二尖瓣狭窄(mitral stenosis)** 多数是由风湿性心内膜炎引起,少数是由亚急性感染性心内膜炎所致。二尖瓣狭窄时可引起血流动力学和心脏的变化,早期,在心脏舒张期,左心房内的血液流入左心室受阻,部分血液滞留于左心房内,加上来自肺静脉的血液,使左心房的血液比正常增多,导致左心房扩张;左心房必须加大收缩力才能把增多的血液排入左心室,从而导致左心房代偿性肥大。

由于左心房壁薄,代偿能力有限,久之代偿失调引起左心房淤血,肺静脉血回流受阻,形成肺淤血、肺水肿,临床上患者有呼吸困难、发绀、咳嗽、咳带血的泡沫状痰等症状。由于持久的肺循环压力增高,增加了右心室的负担,导致右心室肥大和扩张。当右心室代偿失调时,右心室扩张,右心室瓣膜环随之扩大,引起右房室瓣相对性关闭不全,继之发生右心房肥大扩张,最后导致右心衰竭,使体循环淤血。患者可出现颈静脉怒张、肝淤血肿大、下肢水肿等右心衰竭体征。心尖部可听到舒张期隆隆样杂音。X 线检查显示左心房增大,左心室缩小,呈"梨形心"。

2. **二尖瓣关闭不全(mitral insufficiency)** 常与二尖瓣狭窄同时存在。左心收缩期,左心室部分血液通过关闭不全的二尖瓣口返流到左心房内,加上肺静脉回流的血液,左心房的血容量较正常增多,负荷加重。久之,左心房发生代偿性扩张与肥大。左心舒张期,左心房内大量血液流入左心室,使左心室负担增加而发生肥大和扩张,当代偿失调时则发生左心衰竭,从而依次出现肺淤血、肺动脉高压、右心代偿性肥大、右心衰竭、体循环淤血。听诊时心尖区可闻收缩期吹风样杂音,X 线检查可见左右心房、心室均肥大扩张的征象,呈"球形心"。

3. **主动脉瓣狭窄(aortic stenosis)** 主要由风湿性主动脉炎引起,少数是由先天性发育异常或动脉粥样硬化引起的主动脉瓣膜钙化所致。主动脉狭窄后左心室排血受阻,左心室发生代偿性肥大,室壁增厚,呈向心性肥大。后期代偿失调,出现左心衰竭,进而引起肺淤血、右心衰竭和体循环淤血。临床上患者出现心绞痛、脉压差减小等症状,听诊主动脉瓣区可闻及粗糙、喷射性杂音。X 线检查左心室突出,呈"靴形心"。

4. **主动脉瓣关闭不全(aortic insufficiency)** 与主动脉瓣狭窄多同时存在,并常合并二尖瓣的病变。在舒张期,主动脉部分血液返流至左心室,加上左心房来的血液,故左心室血量大增,发生高度肥大扩张。代偿失调后,可发生左心衰竭,最后还可导致右心衰竭。临床上患者可出现颈动脉搏动、水冲脉、血管枪击音及毛细血管搏动现象,脉压差加大。听诊主动脉区可闻及舒张期杂音。

第二节 高 血 压 病

高血压病(hypertension)是一种原因未明的以体循环动脉压升高为主要表现的全身性疾病。我国参考世界卫生组织的诊断标准确定,在安静休息状态下,收缩压高于或等于 140 mmHg(18.4 kPa),舒张压高于或等于 90 mmHg(12.0 kPa),两项中有一项即可诊断为高血压。高血压病是我国最常见的心血管疾病之一,近年来发病率呈上升趋势,多见于 30~40 岁以后的中老年人,男女患病率无明显差异。

高血压可分为原发性高血压(primary hypertension)和继发性高血压(secondary hypertension)。原发性高血压也称高血压病,占高血压患者总数的 90%~95%。继发性高血压又称为症状性高血压(symptomatic hypertension),是某些疾病(如急、慢性肾小球肾炎,肾动脉狭窄,肾上腺和脑垂体肿瘤等)临床症状之一,占高血压患者总数的 5%~10%。

一、病因和发病机制

（一）发病因素

本病病因仍未完全清楚，可能与下列因素有关。①遗传因素：目前认为高血压病是一种多基因遗传病，具有明显的家族集聚性。②膳食因素：高盐、低钾、低钙饮食易促进高血压的发生。③职业和社会心理应激因素：长期或反复处于紧张状态的职业，情绪性应激反应，如暴怒、过度惊恐、忧伤等精神受到强烈的刺激，均可导致高血压病的发生发展。④其他因素：肥胖、吸烟、年龄增长、缺乏体力劳动等，均与高血压病的发病率升高有关。

（二）发病机制

高血压病的发病机制并未完全清楚，目前认为是多种因素综合作用的结果，发生机制主要有3条途径。

1. 功能性血管收缩　指外周细小动脉结构无明显变化，仅平滑肌收缩使血管口径缩小。由于长期精神神经刺激和过度紧张等因素，促使儿茶酚胺、肾素、内皮素等缩血管物质分泌增加，增加外周阻力，导致血压升高。

2. 钠水潴留　因摄入钠盐过多或遗传缺陷（肾素-血管紧张素系统基因多种缺陷或上皮 Na^+ 通道蛋白单基因突变等）引起钠水潴留，血容量增加，致心排血量增加，血压升高。

3. 结构性血管肥厚　主要由于血管平滑肌细胞增生肥大，胶原纤维、基质增多，使外周细小动脉壁增厚，管腔缩小，引起血压升高。

二、类型和基本病理变化

高血压病分为良性高血压病和恶性高血压病两种类型。

（一）良性高血压病

良性高血压病（benign hypertension）又称缓进型高血压病，约占高血压病患者的95%。多见于中老年人，病程长，进展缓慢，可达10～20年以上。按病变发展可分3期。

1. 功能紊乱期　为高血压病早期阶段，其基本病变表现为全身细、小动脉间歇性痉挛。细、小动脉和心、脑、肾等器官均无器质性变化，痉挛缓解后血压可恢复正常。临床上血压呈波动状态，经过适当休息和治疗，血压可恢复正常。如继续发展则进入动脉病变期。

2. 动脉病变期　全身动脉发生器质性病变。

（1）细动脉硬化：细动脉玻璃样变是高血压病的主要病变特征，由于持续性痉挛，管壁缺氧，内皮细胞、基底膜受损，致内膜通透性增加，血浆蛋白渗入内皮下沉积。同时，内皮细胞与血管平滑肌细胞合成基底膜样物质增多，与渗入的血浆蛋白相互融合成均质的玻璃样物质。动脉壁增厚，管腔缩小甚至闭塞。

（2）小动脉硬化：由于持续血压升高，小动脉内膜胶原纤维和弹性纤维增生，内弹力膜分裂，中膜平滑肌细胞增生、肥大，以致管壁增厚变硬，管腔狭窄（图5-3）。

（3）大动脉及中等动脉：由于血压持久升高，常并发粥样硬化病变，动脉壁增厚变硬，管腔狭窄。

此期患者血压持久稳定升高，常有头痛、眩晕、疲乏等临床症状，需服降压药才能降低血压。

3. 内脏病变期　为高血压病后期，常累心、脑及肾等器官。

（1）心脏病变：因细、小动脉硬化，血压持续升高，外周阻力增加，心肌负荷增加，左心室发生代偿性肥大，心脏重量增加，可达400g以上。肉眼观，左心室壁增厚，可达1.5～2cm，乳头肌和肉柱

89

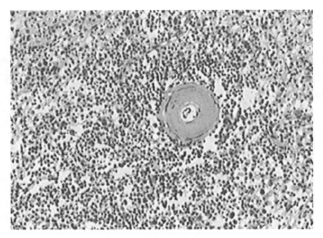

图 5-3　高血压时脾小动脉病变

脾小动脉硬化:管壁增厚、呈均质红染、管腔狭窄

增粗,心腔不扩张,相对缩小,称为向心性肥大(concentric hypertrophy)(图 5-4)。光镜下,心肌细胞变粗、变长,有较多分支,细胞核大,圆形或椭圆形,核深染。晚期左心室代偿失调,心肌收缩力降低,逐渐出现心腔扩张,称为离心性肥大(eccentric hypertrophy)。这种由于高血压病而导致的心脏改变,称为高血压性心脏病(hypertensive heart disease),严重者可发生心力衰竭。

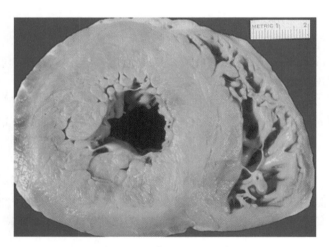

图 5-4　高血压心脏病

向心性肥大,心脏横切面左心室壁增厚,心腔未见扩张

　　(2)肾脏病变:主要表现为原发性颗粒性固缩肾,或称高血压性固缩肾。

　　由于肾小球入球细动脉玻璃样变及小叶间动脉、弓形动脉等小动脉硬化造成的管腔狭窄,使肾小球因长期缺血而发生纤维化和玻璃样变,所属的肾小管萎缩消失,间质纤维结缔组织增生和淋巴细胞浸润。病变相对较轻的肾小球代偿性肥大,所属的肾小管代偿性扩张。肉眼观,双肾对称性缩小,质地变硬,肾表面凹凸不平,呈细颗粒状,切面肾皮质变薄,皮髓质界限模糊。晚期由于肾单位丧失过多,可导致肾功能不全。

（3）脑病变：由于脑细小动脉硬化造成局部组织缺血,可发生一系列病变,主要有以下3种。

1）脑水肿：脑内细小动脉痉挛和硬化,局部组织缺血,毛细血管壁通透性增加,发生脑水肿,临床表现为头痛、头晕、眼花和呕吐等。严重时可发生高血压脑病和高血压危象。高血压脑病是指因高血压时脑血管硬化及痉挛,脑水肿加重,血压急剧升高而引起的以中枢神经功能障碍为主要表现的综合征,患者出现剧烈头痛、呕吐、视物障碍等症状。重症者可出现意识障碍、抽搐等,病情危重,如不及时救治容易引起死亡,称为高血压危象,见于高血压病的各个时期。

2）脑软化：常见于基底节、丘脑、脑桥和小脑等处,由于脑组织液化坏死,形成质地疏松的筛网状微梗死灶,后期坏死组织被吸收,由胶质纤维增生修复,一般不引起严重后果。

3）脑出血：是高血压病最严重的并发症,常发生于基底节、内囊(图5-5),其次为大脑、小脑和脑桥。基底节区域尤以豆状核区最多见,此区域的供血血管为豆纹动脉,从大脑中动脉呈直角分出而且比较细小,直接受压力比较高的大脑中动脉血流的冲击,易于破裂出血,后果严重。临床常表现为肢体偏瘫、颅内高压、脑疝形成、昏迷,甚至死亡。

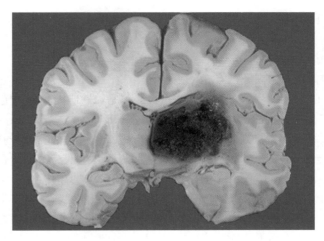

图5-5　高血压病脑出血(内囊区出血)

出血灶呈棕黑色

（4）视网膜病变：高血压病时,视网膜中央动脉的改变与高血压病3个时期的变化相一致。眼底镜检查,可见动脉血管迂曲,反光增强,动静脉交叉处有压痕,严重者视网膜有渗出物和出血,患者视力减退。

（二）恶性高血压病

恶性高血压病(malignant hypertension)又称急进型高血压病,约占高血压病的5％。好发于年轻患者,多数患者发病起始即为恶性高血压病,部分由良性高血压病转变而来。血压急剧升高,尤以舒张压升高明显,可达130 mmHg以上,病情严重,病变发展迅速,较早即可出现肾功能衰竭。

病变特点是坏死性细动脉炎和增生性小动脉硬化,主要累及肾脏,也可发生于脑和视网膜。①坏死性细动脉炎：病变累及肾入球动脉内膜和中膜,管壁发生纤维素样坏死。②增生性小动脉硬化：主要累及叶间动脉,突出改变为内膜增厚,胶原、弹力纤维增生,平滑肌细胞增生,呈向心性排列,如葱皮样,管腔狭窄或闭塞。

患者一般较早出现蛋白尿、血尿、管型尿,多在 1 年内死于肾功能衰竭,也可因脑出血或心力衰竭而死亡。

第三节　动脉粥样硬化

动脉粥样硬化(atherosclerosis, AS)是一种与血脂异常和血管壁成分改变有关的动脉疾病,主要累及大、中型动脉。病变特征是动脉内膜脂质沉积,内膜灶性纤维性增厚及其深部组织坏死、崩解与脂质混合形成粥样斑块,从而使动脉管壁变硬、管腔狭窄。目前认为本病是一种特殊形式的慢性炎症,多见于中老年人,以 40～49 岁发展较快。发病率、病死率仍呈上升趋势。

动脉硬化(arteriosclerosis)泛指动脉血管壁增厚、变硬,失去弹性的一类疾病,有 3 种类型。①细动脉硬化(arteriolosclerosis):主要累及细小动脉,发生玻璃样变性,常见于高血压病。②动脉中层钙化(medial calcification):较少见,以肌型动脉中层肌纤维变性、坏死、钙化为特征,好发于老年人。③动脉粥样硬化:最常见而且危害性较大。

一、病因和发病机制

(一) 危险因素

动脉粥样硬化的确切病因仍不清楚,下列因素被视为危险因素。

1. **高脂血症**　指血浆总胆固醇(TC)和(或)三酰甘油(TG)的异常增高。血脂在血液循环中以脂蛋白(lipoproteins, LP)形式运转,低密度脂蛋白(LDL)是输送胆固醇到周围组织的运载工具,与 AS 的发生呈正相关。血浆胆固醇的主要成分是 LDL 胆固醇,尤其是 LDL 亚型中的小颗粒致密低密度脂蛋白(sLDL)水平被认为是判断冠心病的最佳指标。载脂蛋白(apoprotein, apo) apoB-48、apoB-100 的升高可促使 LDL 在血管壁的滞留,促进 AS 的发生。高密度脂蛋白(HDL)是胆固醇逆向转运的载体,主要载脂蛋白为 apoA-I,具有保护动脉壁、减少粥样病变发生的作用。LDL、极低密度脂蛋白(VLDL)、TG 和 apoB 异常升高与 HDL、apoA-I 的降低同时存在,是高危险性的血脂蛋白综合征,称之为致 AS 性脂蛋白表型,对 AS 的发生发展具有极为重要的意义。

2. **高血压**　由于动脉血压升高时,血流冲击力大,造成动脉壁机械性损伤,增加内膜的通透性而促进脂蛋白进入动脉壁内。此外,高血压时控制血压的体液因子包括儿茶酚胺、肾素、血管紧张素等也可改变动脉壁代谢,在动脉粥样硬化的发生中起一定的作用。

3. **吸烟**　吸烟使一氧化碳浓度增高,造成血管内皮细胞缺氧性损伤,促使内膜通透性增加;也刺激血管内皮细胞释放血小板源性生长因子(PDGF),诱导平滑肌细胞向内膜移行、增生,从而参与 AS 的发生。此外,吸烟也可使血浆黏度增高,血小板聚集,儿茶酚胺浓度升高等,有助于形成 AS。

4. **糖尿病和高胰岛素血症**　糖尿病患者血中 TG 和 VLDL 水平明显升高,而 HDL 水平较低;高血糖也可致 LDL 氧化,促进血液单核细胞迁入内膜并转变为泡沫细胞。血中胰岛素水平升高,可促进动脉壁平滑肌增生,也可降低血中 HDL 水平,促使 AS 的发病。

5. **其他危险因素**　①遗传因素:家族性高胆固醇血症、家族性脂蛋白脂酶缺乏症等患者动脉粥样硬化发病率显著升高,目前已确定约有 200 种基因对脂质代谢有影响。②内分泌因素:雌激素和甲状腺素可降低血浆胆固醇水平,其在体内降低时促使动脉粥样硬化的发生。③年龄:AS 的发生随年龄的增长而增加,这与动脉壁的年龄性变化有关。④肥胖、精神压力大、缺乏体育运动、高尿酸血症等,也容易发生动脉粥样硬化。

（二）发病机制

关于动脉粥样硬化的发病机制尚未最后阐明,学说很多,主要有脂源性学说、损伤应答学说、炎症学说和致突变学说等。但其中任何一种学说均不能全面解释 AS 的发生与发展,目前认为 AS 是动脉内皮细胞损伤启动的动脉壁慢性炎症反应,其形成过程主要有以下几个方面（图 5-6）。

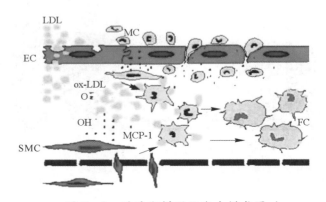

图 5-6　动脉粥样硬化发生模式图

EC:内皮细胞;MC:单核细胞;FC:泡沫细胞;MCP-1:单核细胞趋化蛋白-1

1. 内皮细胞损伤的作用　在机械性、LDL、免疫性、毒素、病毒等各种因素的作用下,动脉内皮细胞损伤或功能障碍,使其通透性增强,血浆中脂质沉积于内膜;还可使单核细胞、血小板黏附增加,并产生多种生长因子,促进 AS 斑块中平滑肌细胞的增生及分泌基质等。

2. 脂质的作用　血脂升高除了引起的内皮细胞损伤和通透性增加,脂质易于沉积在内膜外,主要是内皮细胞和单核-巨噬细胞使 LDL 氧化修饰成 ox-LDL。ox-LDL 对 AS 形成作用主要有:①可与单核-巨噬细胞的清道夫受体结合使之成为泡沫细胞。②对单核细胞的趋化作用,向病灶聚集。③刺激各种生长因子的产生,对内皮细胞和平滑肌细胞产生细胞毒性作用造成细胞的崩解死亡等。

3. 炎症的作用　炎症机制贯穿 AS 形成的全过程,其中单核-巨噬细胞起着关键作用。①病变早期单核-巨噬细胞在血管黏附分子的作用下与内皮细胞黏附,并进入内膜下,吞噬脂质,如 ox-LDL,形成巨噬细胞源性泡沫细胞。②在病变进展期,单核细胞还可产生多种细胞因子(IL、TNF、PDGF)和单核细胞趋化蛋白(MPC-1)等促使白细胞进入斑块内;并产生生长因子,促进平滑肌细胞增生,参与 AS 病变的形成。

4. 平滑肌的作用　血管中膜平滑肌细胞增生、移行至内膜,其表型发生改变,由收缩型(细胞长梭形)转变为合成性(细胞类圆形)。此种细胞表面亦有 LDL 受体,结合、摄取 LDL、VLDL 而成为肌源性泡沫细胞。此外,这些细胞还能合成大量胶原蛋白、弹性蛋白、蛋白多糖等细胞外基质,使病变内膜增厚、变硬,促进 AS 的形成。

二、病理变化

（一）基本病理变化

动脉粥样硬化病变主要累及弹力型动脉和弹力肌型动脉,最常见于腹主动脉,其次为冠状动脉、降主动脉、颈动脉和脑底 willis 环。以形成散在分布的斑块状病灶为特征(图 5-7)。

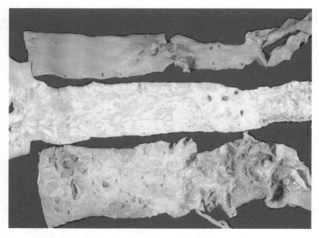

图 5-7　3 种不同程度动脉粥样硬化

上面轻度粥样硬化仅见散在脂斑,中间的大动脉显示更多、更大的斑块,
下面最重的粥样硬化动脉显示在斑块上有大量溃疡形成

1. **脂纹**(fatty streak)　是 AS 的早期病变。肉眼观,为黄色的斑点或条纹,平坦或微隆起于内膜的表面。光镜下,病灶处的内膜下有大量泡沫细胞聚集。泡沫细胞体积大,圆形或椭圆形,胞质内含有大量脂质空泡(图 5-8),泡沫细胞来源于巨噬细胞和平滑肌细胞。

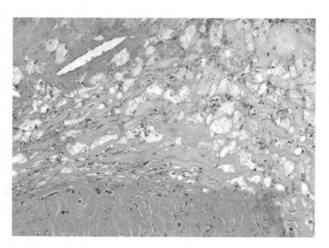

图 5-8　动脉粥样硬化

内皮细胞下见大量泡沫细胞

2. **纤维斑块**(fibrous plaques)　脂纹进一步发展。肉眼观,形成向内膜表面隆起的纤维斑块,颜色从浅黄或灰黄色变为瓷白色,斑块可融合。光镜下,病灶表层为厚薄不一的纤维帽,由大量胶原纤维、SMC 和细胞外基质构成。纤维帽下方为不等量的泡沫细胞、SMC、细胞外脂质和炎症细胞。

3. **粥样斑块**(atheromatous plaque)　亦称粥瘤(atheroma)。肉眼观,内膜面可见散在灰黄色斑块,既向内膜表面隆起又向深部压迫中膜;切面见,纤维帽下因深层的细胞变性、坏死崩解,与病灶内的脂质混合而成黄色或黄白色、质软的粥样物质(图5-9)。光镜下,表层为纤维结缔组织、SMC等构成的纤维帽,纤维帽下为大量不定形的坏死崩解产物、胆固醇结晶(针状空隙)和钙盐沉积,斑块底部和边缘出现肉芽组织,外周有少量淋巴细胞和泡沫细胞,中膜因斑块压迫可呈不同程度的平滑肌萎缩和纤维化、弹力纤维破坏而变薄(图5-10)。

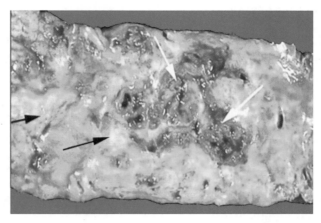

图5-9　动脉粥样硬化

黑色箭头示纤维斑块,白色箭头示粥样斑块并发溃疡

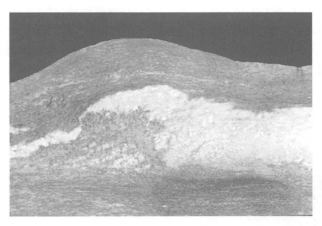

图5-10　动脉粥样硬化

表面覆纤维帽,深层为粥样坏死物

(二)继发性病变

1. **斑块内出血**　由于斑块底部或边缘新生毛细血管的破裂,或纤维帽破裂,使动脉腔内血液进入斑块。斑块内出血可形成血肿,向管腔膨出,使病变动脉进一步狭窄甚至闭塞。

2. **粥样溃疡**　粥样斑块表层的纤维帽坏死破溃,病灶中的脂质和坏死组织碎片脱落而形成溃疡,粥糜样物质进入血流可引起胆固醇栓塞。

3. **血栓形成**　在斑块表面,尤其是溃疡形成处,胶原纤维暴露,可促进血栓形成,致动脉管腔阻塞进而引起器官梗死;血栓可以机化,亦可脱落而引起栓塞。

4. **钙化**　在斑块坏死灶或纤维帽内可见钙盐沉积,使动脉壁变硬变脆。多见于年龄较大的患者。

5. 动脉瘤形成 严重的动脉粥样硬化病变,动脉中膜萎缩,管壁变薄,在血管内压力的作用下,动脉壁局限性扩张,形成动脉瘤(aneurysm)。动脉瘤可自发或因外伤而破裂,致大出血;有时血流可从粥样溃疡处侵入动脉中膜,或中膜滋养血管破裂而形成夹层动脉瘤。

三、重要器官的动脉粥样硬化

1. 主动脉粥样硬化 好发于主动脉后壁及其分支开口处,以腹主动脉病变最为严重,依次为胸主动脉、主动脉弓和升主动脉。动脉内膜可出现各种病变,由于主动脉管腔较大,血流急速,一般无明显症状。病变严重者形成动脉瘤,破裂可导致致命性大出血。

2. 冠状动脉粥样硬化 详见本章第四节。

3. 颈动脉及脑动脉粥样硬化 病变常见于颈内动脉起始部、基底动脉、大脑中动脉和 Willis 环。由于脑动脉壁较薄,从血管表面即可透见粥样硬化斑块,纤维斑块和粥样斑块,常导致管腔狭窄,甚至闭塞。

脑组织因长期供血不足而发生脑萎缩,严重脑萎缩者智力减退,甚至痴呆;如斑块处继发血栓形成而使管腔阻塞,可引起脑梗死;脑 AS 病变常可形成动脉瘤,多见于 Willis 环部,患者血压突然升高时,可致小动脉瘤破裂引起脑出血。

4. 肾动脉粥样硬化 病变最常累及肾动脉开口处和主干近侧端,因斑块形成使管腔狭窄,而引起顽固性肾血管性高血压;肾组织缺血可致肾萎缩,若斑块合并血栓形成可致肾梗死,梗死灶机化后遗留较大瘢痕,多个瘢痕可使肾脏缩小变形,称为动脉粥样硬化性固缩肾。

5. 四肢动脉粥样硬化 以下肢动脉粥样硬化较常见且较严重。当较大动脉管腔明显狭窄时,肢体活动可因缺血而出现间歇性跛行症状;长期慢性缺血可引起肢体萎缩;当动脉管腔严重狭窄,继发血栓形成,可发生缺血性坏死和坏疽。

第四节 冠状动脉粥样硬化及冠状动脉粥样硬化性心脏病

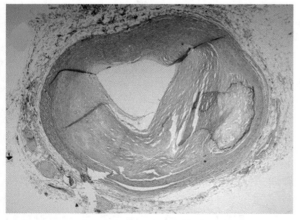

图 5-11 冠状动脉粥样硬化

内膜呈半月形增厚,管腔偏心性狭窄,表面为纤维帽,
帽下粥糜样物中有胆固醇结晶和泡沫细胞

一、冠状动脉粥样硬化

冠状动脉粥样硬化(coronary athero-sclerosis)最常发生于左冠状动脉前降支,其次是右冠状动脉主干和左冠状动脉旋支,多发生于血管的心壁侧,切面见内膜呈新月形增厚,管腔狭窄并偏于一侧。根据管腔狭窄的程度分为 4 级:Ⅰ级<25%;Ⅱ级 26%~50%(图 5-11);Ⅲ级 51%~75%;Ⅳ级>76%。

二、冠状动脉粥样硬化性心脏病

因冠状动脉狭窄所致心肌缺血引起的心脏病称为冠状动脉性心脏病(CHD),简称冠心病。其中绝大多数由冠状动脉粥样硬化引起（95%～99%），因此，习惯上将冠心病视为冠状动脉粥样硬化性心脏病。冠心病时心肌缺血缺氧的原因及机制有：①冠状动脉供血不足，主要为冠状动脉粥样硬化，也包括继发性病变和冠状动脉痉挛等。②心肌耗氧量剧增，主要是各种原因导致的心肌负荷增加，如血压骤升、情绪激动、体力劳累、心动过速等导致心肌负荷增加，冠状动脉相对供血不足。冠心病临床上有3种类型。

（一）心绞痛

心绞痛（angina pectoris）是由于心肌急剧的、暂时性缺血、缺氧所造成的一种常见临床综合征。表现为阵发性心前区压迫性疼痛，常放射到左肩和左臂内侧，持续数秒到数分钟。心绞痛常在体力活动、情绪激动或寒冷等因素影响下发生，用硝酸酯制剂或稍休息后症状可缓解。

（二）心肌梗死

心肌梗死（myocardial infarction，MI）是由于冠状动脉供血中断，使相应的心肌因严重而持续性缺氧所引起的坏死，称为心肌梗死，多发生于中老年人。临床上有剧烈而较持久的胸骨后疼痛，用硝酸酯制剂或休息后症状不能完全缓解，可并发心律失常、休克或心力衰竭。

1. **类型**　根据梗死的部位、分布特点分为以下两型。

（1）心内膜下心肌梗死（subendocardial myocardial infarction）：指梗死主要累及心室壁内侧1/3的心肌，并波及肉柱和乳头肌，常表现为多发性、小灶性坏死，不规则地分布于左心室四周，严重时病灶扩大融合累及整个心内膜下心肌，呈环状梗死。

（2）透壁性心肌梗死（transmural myocardial infarction）：是典型心肌梗死的类型，多发生在左冠状动脉前降支的供血区，其中左心室前壁、心尖部及室间隔前2/3，约占全部MI的50%。约25%的MI发生于右冠状动脉供血区的左心室后壁、室间隔后1/3及右心室。

2. **基本病理变化**　心肌梗死的形态学变化是一个动态过程。一般梗死在6 h后梗死灶呈苍白色，8～9 h后成土黄色。光镜下，心肌纤维早期凝固性坏死，4 d后梗死灶边缘出现充血出血带，7 d后边缘区开始出现肉芽组织，2周后肉芽组织开始机化逐渐形成瘢痕组织。

3. **生化改变**　一般心肌缺血30 min内，心肌细胞内糖原减少或消失，细胞内的天冬氨酸转氨酶［谷氨酸-草酰乙酸转氨酶（SGOT）］、丙氨酸转氨酶［谷氨酸-丙酮酸转氨酶（SGPT）］、肌酸磷酸激酶（CPK）和乳酸脱氢酶（LDH）透过损伤的细胞膜释放入血，24 h后血清浓度达最高值。其中测CPK值对MI具有临床诊断意义。

4. **并发症及后果**

（1）心力衰竭：心肌梗死使心肌收缩力显著减弱，可引起左心、右心或全心心力衰竭，这是导致患者死亡的主要原因之一。

（2）心源性休克：当心肌梗死范围达左心室40%时，心室收缩力严重降低，心排血量骤减而引起心源性休克而死亡。

（3）心律失常：梗死如累及传导系统，可引起传导阻滞。严重时可导致心脏停搏、猝死。

（4）附壁血栓形成：多见于左心室，MI波及心内膜使之粗糙，或因室壁瘤形成处血流形成涡流等原因，可促进局部附壁血栓形成。血栓脱落后可引起栓塞、梗死。

（5）室壁瘤：常发生在心肌梗死的愈合期，多发生于左心室前壁近心尖处，可继发附壁血栓。梗死区坏死组织或瘢痕组织在心腔内压的作用下，逐渐向外膨出形成室壁瘤。

（6）心脏破裂：是急性透壁性心肌梗死的严重并发症，常在梗死后1周内出现。好发部位是左心室下1/3处、室间隔和左心室乳头肌。由于中性粒细胞浸润、崩解使梗死灶心肌软化而发生破裂，心脏破裂后，血液流入心包，引起心包填塞而迅速死亡（图5-12）。

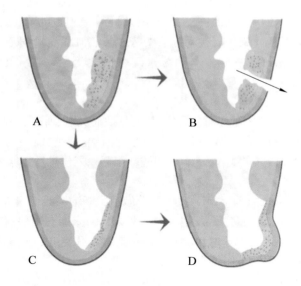

图 5-12　心肌梗死的后果模式图

A. 新鲜梗死；B. 新鲜梗死破裂；C. 梗死区瘢痕形成；
D. 慢性室壁瘤内有血栓形成

（7）急性心包炎：心肌梗死累及心外膜引起急性浆液纤维素性心包膜炎。

（三）心肌纤维化

心肌纤维化（myocardial fibrosis）是由于中、重度的冠状动脉粥样硬化性狭窄引起的心肌纤维持续性和（或）反复加重的缺血、缺氧所产生的结果。肉眼观，心脏体积增大，重量增加，心腔扩张，以左心室明显，心室壁厚度可正常，伴有多灶性白色纤维条块。光镜下，广泛性、多灶性心肌纤维化，邻近心肌萎缩和（或）肥大，常有部分心肌细胞空泡化，心内膜下明显。临床上可表现为心律失常和心力衰竭。

三、冠状动脉性猝死

冠状动脉性猝死（sudden coronary death）是心脏性猝死中最常见的一种。多见于40～50岁成年人，男性多。可发生于饮酒、劳累、吸烟及运动后等诱因，患者突然昏倒，四肢抽搐，小便失禁，或突然发生呼吸困难，口吐白沫，迅速昏迷。可立即死亡或在1至数小时后死亡，有的则在夜间睡眠中死亡。

目前认为，冠心病猝死的发生是由于在冠状动脉已有狭窄的情况下，加上情绪激动、过劳等应激状态，致心肌严重缺血，迅速诱发心肌电生理紊乱，影响传导系统，从而引起致死性心律不齐，尤其是心室纤维颤动，使心泵衰竭而死亡。

第五节　感染性心内膜炎

感染性心内膜炎（infective endocarditis）是由病原微生物直接侵袭心内膜特别是心瓣膜而引起的炎症，其绝大部分是由细菌引起，故也称细菌性心内膜炎。通常分为急性和亚急性两类。

一、急性感染性心内膜炎

急性感染性心内膜炎(acute infective endocarditis)通常是致病力强的化脓性细菌引起脓毒血症侵犯心内膜而引起的并发症。其病变多发生于正常无病变的心内膜,主要累及二尖瓣和主动脉瓣,造成瓣膜溃烂、穿孔或破裂。在破溃的瓣膜表面形成体积大而松脆、由脓性渗出物、血栓、坏死组织和大量细菌菌落混合而形成的疣状赘生物(图 5-13),赘生物易破碎,造成远处器官血管的含菌性栓塞,引起感染性梗死和继发脓肿形成。本病起病急,进展快,病程短,病情重,患者数日或数周死亡。

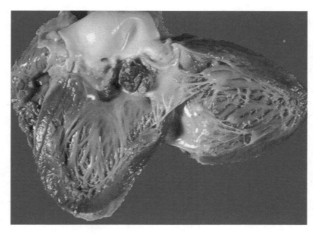

图 5-13　感染性心内膜炎
心瓣膜处可见巨大不规则、红褐色赘生物

二、亚急性感染性心内膜炎

亚急性感染性心内膜炎(subacute infective endocarditis)也称为亚急性细菌性心内膜炎,大多由毒力较弱的草绿色链球菌引起,少数由肠球菌、肺炎双球菌、立克次体、真菌等引起。常发生于风湿性心瓣膜病、先天性心脏病等已有病变的瓣膜上,病原体多从某一感染病灶或拔牙、心导管及心脏手术等医源性操作侵入血流,引起败血症,并侵犯心内膜。临床上除有心脏体征外,严重者发热、皮肤黏膜点状出血、脾肿大和进行性贫血等迁延性败血症表现。

基本病理变化:多侵犯二尖瓣和主动脉瓣。在原有病变的瓣膜上形成息肉状或菜花状赘生物,呈污秽灰黄色、干燥、松脆,易破碎、脱落,引起脑、脾、肾等器官的栓塞和梗死。受累瓣膜易变形,发生溃疡和穿孔。镜下赘生物由血小板、纤维素、中性粒细胞、脓性坏死组织、细菌组成。

本病病程常迁延数月,甚至 1 年以上。少数患者可因心力衰竭或心、脑栓塞而死亡。

亚急性感染性心内膜炎常与风湿性心内膜炎伴行,两者比较见表 5-1。

表 5-1　亚急性感染性心内膜炎与风湿性心内膜炎比较

项目	风湿性心内膜炎	亚急性感染性心内膜炎
病原	溶血性链球菌引起的超敏反应,多发生在正常心瓣膜	草绿色链球菌引起的化脓性炎,多发生在有病变的心瓣膜
赘生物	小、粟粒样、硬、灰白色、单行排列、不易脱落、机化明显	大、息肉状或菜花状、软、质地脆、棕黄色、易脱落、有菌落和中性粒细胞

99

（续表）

项目	风湿性心内膜炎	亚急性感染性心内膜炎
血液培养	无菌	有菌
脾肿大	不肿大	肿大
贫血	无	严重贫血（脾功亢进所致）
结局	心力衰竭、继发感染性心内膜炎、肺内感染	栓塞病变、弥漫性或局灶性肾小球肾炎、心力衰竭

（于兰英）

第六章

呼吸系统疾病

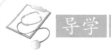

掌握：慢性支气管炎、肺炎（大叶性肺炎、小叶性肺炎）、结核病的基本病理变化；肺结核病的病变特点。

熟悉：肺气肿和慢性肺源性心脏病的基本病理变化；肺炎的病因、发病机制和临床病理联系。

了解：慢性支气管炎、肺气肿和慢性肺源性心脏病的病因和发病机制；间质性肺炎的基本病理变化和结核病的病因、发病机制及结局；原发性肺结核病的结局和继发性肺结核病临床类型及肺外器官结核病的病变特点。

呼吸系统包括鼻、咽、喉、气管、支气管和肺，以喉环状软骨为界将呼吸道分为上、下两部分。呼吸道与外界直接相通，肺是空气能够进出机体的唯一器官，空气中的病原微生物、有害气体、粉尘颗粒等，可随空气通过气道进入肺，引起气管、支气管和肺的病变。正常呼吸系统具有自净和免疫防御功能，只有当这种功能降低或遭受破坏或致病因素较强并超出局部的防御能力时，可引起呼吸系统疾病。常见的呼吸系统疾病很多，本章仅就慢性阻塞性肺疾病、慢性肺源性心脏病、肺炎、肺结核做重点介绍。

第一节　慢性阻塞性肺疾病和肺源性心脏病

一、慢性阻塞性肺疾病

慢性阻塞性肺疾病（chronic obstructive pulmonary disease，COPD）是一组由各种原因引起的以肺实质和小气道受损后，导致慢性不可逆性气道阻塞、呼气阻力增加和肺功能不全为共同特征的肺疾病统称，较常见的疾病是慢性支气管炎和肺气肿。

（一）慢性支气管炎

慢性支气管炎（chronic bronchitis）是指发生在气管、支气管黏膜及其周围组织的慢性非特异性炎症，是一种常见病、多发病，中老年人群中发病率高达 15％～20％。主要临床特征为反复发作咳嗽、咳痰或伴有喘息症状。上述症状每年持续 3 个月，连续发生 2 年以上，即可诊断为慢性支气管炎。常在冬春季节加重，夏季缓解。由于病程长、反复发作，部分患者晚期可发展为肺气肿和慢性肺源性心脏病。

101

1. **病因和发病机制** 慢性支气管炎常由体内、外多种因素长期综合作用引起发病。呼吸道感染、大气污染、气候变化、过敏因素等为常见的外源性因素,机体抵抗力下降,尤其是呼吸系统局部防御功能受损及机体高敏状态是本病发生的重要内在因素。

(1)感染:呼吸道反复感染是慢性支气管炎发生和发展的重要因素,病原体多为病毒和细菌。反复病毒感染和继发细菌感染与本病的发生、发展密切相关。

(2)吸烟、空气污染和气候变化:吸烟与慢性支气管炎的发病关系密切。烟雾中的有害成分能使支气管黏膜上皮纤毛变短、运动受限,杯状细胞增生,腺体分泌增加,黏液排除障碍,利于细菌的感染。此外,吸烟能降低肺泡巨噬细胞的吞噬能力,使进入肺泡内的细菌清除受限。大气中常有刺激性烟雾和有害气体,如二氧化碳、二氧化硫等能使纤毛清除能力下降,腺体黏液分泌增加,为病毒和细菌入侵创造条件。气候变化特别是寒冷空气可使黏液分泌增加,纤毛运动减弱,因此,慢性支气管炎多在气候变化剧烈的季节发病和复发。

(3)过敏因素:喘息型慢性支气管炎患者往往有过敏史,在患者痰中嗜酸性粒细胞数和组胺含量均增多。超敏反应可使支气管收缩或痉挛、组织损害和炎症反应而导致本病。

(4)其他:机体内在因素也参与慢性支气管炎发病。自主神经功能失调,副交感神经功能亢进,可引起支气管痉挛,黏液分泌增加。营养因素与之发病也有一定关系,如维生素 A、维生素 C 缺乏,可使支气管黏膜上皮修复受影响,易患慢性支气管炎。

2. **基本病理变化** 慢性支气管炎的病变可累及各级支气管,病变早期,常起始于较大的支气管,随着病程进展,病变可沿支气管向纵深发展,引起小支气管和细支气管炎。主要病变为黏膜上皮损伤与修复改变,支气管黏膜腺体肥大、增生和黏液腺化生,以及支气管壁其他组织的慢性炎性损伤。

(1)黏膜上皮损伤与修复:支气管黏膜上皮纤毛粘连、变短、倒伏,甚至脱落,上皮细胞变性、坏死、脱落,并可发生鳞状上皮化生,杯状细胞增多(图 6-1)。

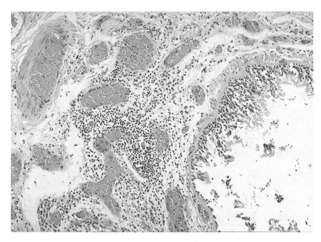

图 6-1 慢性支气管炎

支气管黏膜上皮坏死脱落,管壁周围血管扩张充血、慢性炎症细胞浸润

(2)腺体增生、肥大和黏液腺化生:黏膜下腺体增生、肥大,部分浆液腺泡发生黏液腺化生。由于黏膜上皮及腺体分泌功能亢进,患者可出现咳嗽、咳痰症状,因黏液分泌增多使分泌物变黏稠,

不易咳出,潴留于支气管腔内形成黏液栓,使气道发生完全或不完全性阻塞。病变后期,患者支气管黏膜及腺体出现萎缩性改变,致使黏液分泌减少,咳痰减少或无痰。

（3）支气管壁其他组织的慢性炎性损伤:支气管壁各层组织充血、水肿,淋巴细胞、浆细胞浸润。受累的细支气管管壁增厚、黏膜增生、表面粗糙、管腔狭窄,致气道阻力增高(图6-2),肺组织受损的程度也越严重。由于反复感染和发作,炎症可累及支气管壁全层,引起管壁平滑肌束断裂、萎缩(喘息型患者,平滑肌束可增生、肥大),软骨可发生变性、萎缩、钙化和骨化。

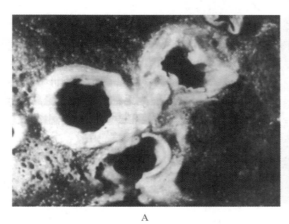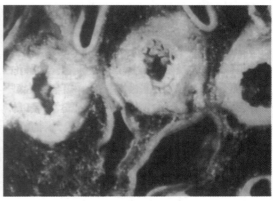

图6-2　慢性支气管炎

A. 为正常支气管；B. 为慢性支气管炎,支气管管壁增厚、管腔狭窄,黏膜表面粗糙呈颗粒状外观

上述病变反复发作,累及细支气管和肺泡,导致细支气管周围炎和闭塞性细支气管炎,进而引起慢性阻塞性肺气肿。

3. 临床病理联系　由于炎症刺激支气管黏膜和黏液腺增生、功能亢进,临床可出现咳嗽、咳痰症状,咳嗽的严重程度与炎症程度和痰量多少有关。痰一般为白色黏液或浆液泡沫状,较黏稠而不易咳出。急性发作伴细菌感染时,痰为黄色脓性,且咳嗽加重,痰量增加。因支气管黏膜炎性肿胀和黏稠渗出物附着,可导致气道狭窄并在气流通过时产生干性啰音。如小气道内有稀薄渗出液,则气流通过时可产生湿性啰音。喘息型支气管炎患者可因支气管壁平滑肌痉挛而出现哮鸣音和呼吸急促、不能平卧。病变发展到晚期,由于黏膜及腺体的萎缩,使分泌物减少,痰量少或无痰,出现干咳。病变导致小气道狭窄及阻塞时,可引起阻塞性通气障碍,出现呼气困难为主的呼吸困难,久之,使肺过度充气。

4. 结局及并发症　患者如能积极做好病因学预防,如戒烟或不接触有害气体、粉尘等,同时及时有效治疗细菌感染,增强机体抵抗力,慢性支气管炎可以逐渐痊愈。如致病因素继续存在,防治又不及时、彻底,病变可加重并导致以下并发症。

（1）慢性阻塞性肺气肿:由于慢性支气管炎导致小气道狭窄和阻塞,引起呼气阻力大于吸气,末梢小气道和肺泡因内压增高而过度充气与扩张,形成肺气肿。

（2）支气管扩张:由于管壁组织的炎性破坏,使其弹性及支撑力削弱,加之长期慢性咳嗽,使支气管吸气时被动扩张,呼气时不能充分回缩,久之则形成支气管扩张。

（3）慢性肺源性心脏病:由于慢性支气管炎并发阻塞性肺气肿,致肺循环阻力增大,肺动脉高压而发生肺源性心脏病。

(4) 支气管肺炎：因细支气管壁甚薄,管壁炎症易于扩散而累及肺泡,并发支气管肺炎。

(二) 肺气肿

肺气肿(pulmonary emphysema)是指末梢肺组织(呼吸性细支气管、肺泡管、肺泡囊和肺泡)因肺组织弹性减弱而过度充气,呈持久性扩张,并伴有肺泡间隔断裂,肺泡壁弹力组织破坏,致肺泡相互融合,肺容积增大、功能降低的一种病理状态,是支气管和肺疾病最常见的并发症。

1. 病因和发病机制　肺气肿常继发于其他慢性阻塞性肺疾病,尤其是慢性支气管炎。吸烟、空气污染及尘肺也是常见发病原因。其发病机制与下列因素有关。

(1) 细支气管阻塞性通气障碍:慢性细支气管炎的炎症改变使小、细支气管壁破坏、塌陷及纤维化,导致管壁增厚、管腔狭窄;同时黏液性渗出物增多和黏液栓形成,更加重小气道通气障碍,使肺排气不畅,残气量过多。

(2) 呼吸性细支气管和肺泡壁弹性降低:正常细支气管壁和肺泡壁上有弹力纤维呈放射状分布,起支撑作用,并通过弹力纤维回缩力排出末梢肺组织的残余气体。各种原因尤其是炎症造成弹力纤维大量破坏,使细支气管及肺泡回缩力减弱,而阻塞性通气障碍又使细支气管和肺泡长期处于高张力状态,残气量可进一步增多而引起肺气肿。

(3) 弹性蛋白酶及其抑制物失衡:慢性支气管炎时,肺组织内渗出的中性粒细胞和单核-巨噬细胞较多,两者释放大量弹性蛋白酶和氧自由基。弹性蛋白酶对支气管壁及肺泡间隔的弹力蛋白有破坏溶解作用。α_1-抗胰蛋白酶(α_1 - antitrypsin, α_1 - AT)是多种蛋白水解酶的抑制物,尤其能抑制炎症时中性粒细胞、巨噬细胞分泌的弹性蛋白酶。炎症时,中性粒细胞和单核-巨噬细胞的氧代谢产物氧自由基等能氧化 α_1 - AT 活性中心的蛋氨酸使之失活,导致 α_1 - AT 不能抑制弹性蛋白酶的破坏作用,因而增强对细支气管和肺泡壁弹性蛋白、Ⅳ型胶原蛋白和蛋白多糖的降解,破坏了肺组织结构,使肺泡回缩力减弱。遗传性 α_1 - AT 缺乏者因血清中 α_1 - AT 水平低,故肺气肿发病率较一般人高 15 倍。

(4) 吸烟:吸烟导致肺组织内中性粒细胞和单核-巨噬细胞渗出并释放弹性蛋白酶,也可形成大量的氧自由基,抑制肺组织中 α_1 - AT 的活性,使肺组织结构破坏,弹性下降。

以上因素综合作用,使细支气管和肺泡腔残气量不断增多,压力升高,导致细支气管扩张,肺泡破裂融合成含气的大囊泡,形成肺气肿。

2. 类型　肺气肿一般分为肺泡性和间质性两大类。肺泡性肺气肿常合并有小气道的阻塞性通气障碍,故也称阻塞性肺气肿。

(1) 肺泡性肺气肿(alveolar emphysema):病变发生在肺腺泡,按部位和范围不同,又可将其分为以下 3 种类型。①腺泡中央型肺气肿:最为常见,多伴有小气道炎症。病变累及腺泡中央的呼吸性细支气管,肺泡管和肺泡囊扩张不明显(图 6 - 3)。②腺泡周围型肺气肿:也称隔旁肺气肿,病变主要累及胸膜下肺组织的小叶周边部肺泡管和肺泡囊,呼吸性细支气管基本正常。③全腺泡型肺气肿:病变累及整个肺腺泡,从呼吸性细支气管、肺泡管、肺泡囊至肺泡均呈弥漫性扩张,一般气肿囊腔较小,但遍布整个小叶(图 6 - 4)。如肺泡间隔破坏严重,气肿囊腔可融合形成直径超过1 cm 的较大囊泡,称囊泡性肺气肿。此型肺气肿的发生可能与遗传性 α_1 - AT 缺乏有关。

(2) 间质性肺气肿(interstitial emphysema):在肋骨骨折、胸壁穿透伤、哮喘时因剧烈咳喘使肺泡内压急剧升高,致肺泡间隔或细支气管壁破裂,气体进入肺间质所致。在肺小叶间隔与肺膜下形成串珠状小气泡,气体也可沿细支气管和血管周围组织间隙扩展至肺门、纵隔,甚至可在颈部和

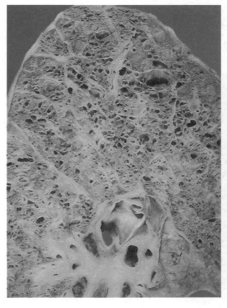

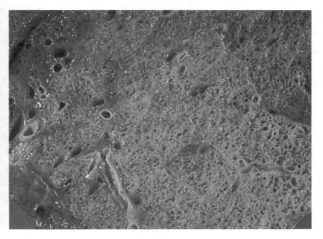

图 6-3　腺泡中央型肺气肿　　　　　　　　　图 6-4　全腺泡型肺气肿

　　胸部皮下形成皮下气肿。

　　除以上类型外,还有瘢痕旁肺气肿、代偿性肺气肿和老年性肺气肿。

　　3. 基本病理变化　　肉眼观,肺气肿时肺体积显著膨胀,色灰白,边缘钝圆,质软缺乏弹性,表面常有肋骨压痕,指压后压痕不易消退(图 6-5),切面不同类型表现不一。光镜下,肺泡扩张,肺泡间隔变薄并断裂,相邻肺泡融合形成较大的含气囊腔(图 6-6)。肺泡间隔内毛细血管床数量减少,管腔闭塞,间质小动脉内膜呈纤维性增厚。细、小支气管呈慢性炎症改变。

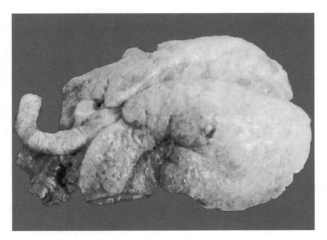

图 6-5　肺泡性肺气肿

肺体积显著膨胀,色苍白,边缘钝圆,质软缺乏弹性

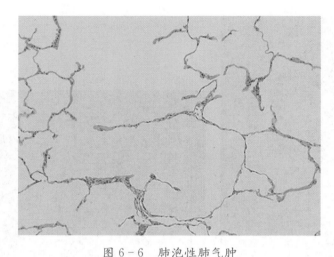

图 6-6　肺泡性肺气肿

肺泡扩张、融合成囊腔,肺泡间隔变窄、毛细血管减少、管腔闭塞

4. 临床病理联系　患者除有慢性支气管炎的咳嗽、咳痰症状外,常出现因阻塞性通气障碍而发生的呼气性呼吸困难、气促、胸闷、发绀等缺氧症状。严重肺气肿患者,由于肺泡长期膨胀,胸廓长期呈过度吸气状态,使肋骨上抬,肋间隙增宽,胸廓前后径加大,称"桶状胸"。由于肺容积增大,X线检查显示肺野扩大、横膈下降、透明度增高。叩诊呈过清音,心浊音界缩小或消失,呼吸音减弱,呼气延长。

5. 结局及并发症　结局与病情的程度及合理的治疗有关,长期严重的肺气肿可导致以下并发症。

(1) 慢性肺源性心脏病及右心衰竭:由于肺泡扩张或融合,肺毛细血管床减少和受压,引起肺循环阻力增高,肺动脉压升高,右心负担加重,导致肺源性心脏病及右心衰竭。

(2) 自发性气胸和皮下气肿:肺大泡破裂可导致自发性气胸,若位于肺门区可致纵隔气肿,气体上升至肩部、颈部皮下形成皮下气肿。

(3) 急性肺感染:呼吸道急性感染时易并发支气管肺炎,患者出现发热、寒战、呼吸困难及咳嗽、咳痰加重,外周血白细胞计数增高。

二、慢性肺源性心脏病

慢性肺源性心脏病(chronic cor pulmonale)是指因慢性肺脏疾病、肺血管疾病及胸廓运动障碍性疾病引起肺循环阻力增加,肺动脉压力增高、右心室肥厚扩张甚或发生右心衰竭的心脏病,简称肺心病。在我国肺心病的发病率约为 4‰。本病好发于寒冷季节,为我国北方地区的常见病。40岁以上中老年人多见,且随年龄增长发病率有随之增高的趋势。

1. 病因和发病机制　肺心病发病的主要环节是慢性肺循环阻力增大所致的肺动脉高压。绝大多数肺心病是由肺脏疾病引起的,尤其是慢性支气管炎并发阻塞性肺气肿,发病率占 80%~90%,其次是支气管哮喘、支气管扩张、尘肺、慢性纤维空洞型肺结核和肺间质纤维化。这些疾病引起的阻塞性通气功能障碍,破坏肺气血屏障,减少气体交换面积,导致氧气的弥散障碍而发生低氧血症。缺氧可引起前列腺素、血管紧张素Ⅱ、内皮素等缩血管活性物质增多,使收缩血管物质与舒张血管物质的比例失调,造成肺动脉收缩,肺循环阻力增加,形成肺动脉高压。缺氧可使肺血管平

滑肌细胞膜对 Ca^{2+} 通透性增强,进而使血管平滑肌的收缩性增强。各种肺部病变还可造成肺毛细血管床减少、闭塞,进一步使肺循环阻力增加,最终导致右心室肥大、扩张。肺血管收缩、管壁张力增高和生长因子的作用,可使肺细小动脉壁平滑肌细胞肥大,中膜增厚,并使无肌型细动脉的血管周围细胞向平滑肌细胞转化,形成无肌型细动脉肌化,管腔狭窄。胸廓运动障碍性疾病引起者,如严重脊柱弯曲、脊柱结核、类风湿脊椎炎、胸膜广泛粘连和胸廓畸形等,均可引起胸廓运动受限、肺组织受压,从而引起限制性通气障碍,导致较大的肺血管受压、扭曲,使肺循环阻力加大,肺动脉压力增高,引起肺心病。极少数可由肺血管疾病(如原发性肺动脉高压症、肺小动脉栓塞)引起肺心病。

2. 基本病理变化

(1)肺部病变:除原有肺疾病(如慢性支气管炎、肺气肿、尘肺及肺间质纤维化等)病变外,主要病变是肺小动脉的变化,表现为肌型小动脉中膜平滑肌细胞增生、细胞外基质增多,内皮细胞增生肥大,内膜下出现纵行肌束,使血管壁增厚,管腔狭窄。无肌型细动脉出现中膜肌层和内、外弹力层,即发生无肌细动脉肌化。还可发生肺小动脉炎、小动脉血栓形成和机化,肺泡壁毛细血管数量明显减少,存留的肺血管可因肺气肿、炎症、纤维化等原因发生管腔狭窄或闭塞。

(2)心脏病变:肉眼观,以右心室病变为主,表现为右心室肥厚,心腔扩张。扩张的右心室将左心室心尖推向右后方,使心尖钝圆(即心尖主要由右心室构成)(图6-7)。心脏重量增加,可达850 g。右心室前壁肺动脉圆锥显著膨隆,肥厚的右心室内乳头肌、肉柱增粗,室上嵴增厚。诊断右心室肥大的标准是肺动脉瓣下 2 cm 处右心室壁肌壁厚≥5 mm(正常为 3~4 mm)。光镜下,代偿区右心室壁心肌细胞肥大、增宽,核增大,深染;缺氧区心肌纤维萎缩、肌质溶解、横纹消失,间质胶原纤维增生。

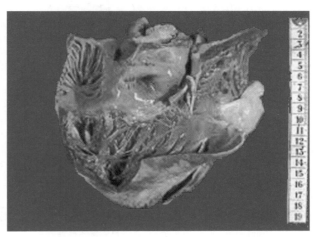

图6-7　肺源性心脏病

右心室壁肥厚,心腔扩张。扩张的右心室将左心室心尖推向右后方,使心尖钝圆

3. 临床病理联系　肺心病发展过程缓慢。代偿期主要为原有肺、胸廓疾病的症状和体征(如呼吸困难、气急、发绀),并逐渐出现右心室衰竭的症状和体征(如全身淤血、肝脾肿大、腹水、下肢浮肿、心悸及心率增快等),若并发急性呼吸道感染常可诱发呼吸衰竭。病情严重者,由于缺氧和二氧化碳潴留、呼吸酸中毒等,可导致脑水肿而并发肺性脑病,出现头痛、烦躁不安、抽搐、嗜睡甚至昏迷等精神障碍和神经系统症状。肺性脑病是肺心病的首要死因。此外,还可并发酸碱失衡、电解质紊乱、心律失常、休克、消化道出血、DIC 等。预防肺心病的发生主要是对引发该病的肺部疾病进行早

期治疗和有效控制。右心衰竭多数由急性呼吸道感染致肺动脉高压所诱发,故积极治疗肺部感染是控制右心衰竭的关键。

<h1 style="text-align:center">第二节 肺 炎</h1>

肺炎(pneumonia)通常是指肺的急性渗出性炎性疾病,是呼吸系统的常见病和多发病。肺炎可以是原发性独立性疾病,也可以是其他疾病的常见并发症。由于病因和机体的免疫状态不同,肺炎病变的性质和累及范围也常各不相同,从而形成各种不同类型的肺炎。根据病因可将肺炎分为:由各种生物因子引起的肺炎,如细菌性肺炎、病毒性肺炎、支原体肺炎、真菌性肺炎和寄生虫性肺炎等;由理化因子引起的肺炎,如放射性肺炎、类脂性肺炎、吸入性肺炎和过敏性肺炎等;根据炎症发生部位可将肺炎分为:肺泡性肺炎、间质性肺炎;根据病变累及的范围可将肺炎分为大叶性肺炎、小叶性肺炎和节段性肺炎(图6-8);根据病变性质可将肺炎分为浆液性、纤维素性、化脓性、出血性、干酪性和肉芽肿性肺炎等。临床上以细菌感染引起的肺炎最常见,约占肺炎的80%。

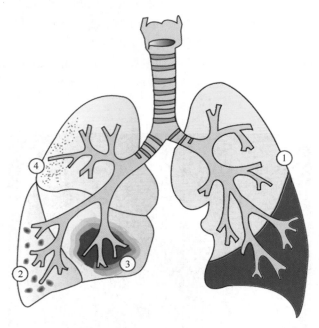

图6-8 各型肺炎模式图

1.大叶性肺炎;2.小叶性肺炎;3.融合性小叶性肺炎;
4.支气管周围炎;5.间质性肺炎

一、细菌性肺炎

(一)大叶性肺炎

大叶性肺炎(lobar pneumonia)主要由肺炎链球菌引起的以肺泡内弥漫性纤维素渗出为主的急性炎症。病变起始于局部肺泡,并迅速扩展至一个肺段或整个肺大叶,故此得名。临床表现为起病急、寒战、高热、胸痛、咳嗽、咳铁锈色痰和呼吸困难,并常伴有肺实变体征和外周血白细胞计数增高等。一般病程为1周左右,体温下降,症状和体征消失。该病多发生于青壮年男性,冬春季节多见。

1. **病因和发病机制** 多种细菌均可引起大叶性肺炎,但90%以上由肺炎链球菌引起,少数由肺炎杆菌、金黄色葡萄球菌、流感嗜血杆菌及溶血性链球菌等引起。肺炎链球菌寄生在正常人体的鼻咽部,当机体感冒、受寒、醉酒、过度疲劳、麻醉、免疫功能低下等使呼吸道防御功能减弱,机体抵抗力降低,易致细菌侵入肺泡而发病。进入肺泡的病原菌迅速繁殖并引发肺泡-毛细血管膜发生超敏反应与微循环障碍,出现肺泡间隔毛细血管扩张,通透性升高,浆液和纤维蛋白大量渗出。细菌和炎性渗出物沿肺泡间孔或呼吸性细支气管向邻近肺组织蔓延,波及一个肺段或整个大叶。大叶间的蔓延系带菌的渗出液经叶支气管播散所致。

2. **基本病理变化和临床病理联系** 大叶性肺炎的主要病理变化是肺泡腔内的纤维蛋白性渗出性炎症。常见于单侧肺,以下叶多见,也可同时或先后发生于两个或多个肺叶。典型的大叶性肺炎自然发展过程大致分为4期:

(1)充血水肿期:一般为发病后的第1~2日。肉眼观,病变肺叶充血、肿胀,呈暗红色,重量增加,切面湿润,挤压切面可见淡红色浆液溢出。光镜下,肺泡壁毛细血管扩张充血,肺泡腔内有较多浆液渗出及少量红细胞、中性粒细胞和巨噬细胞。渗出物中可检出肺炎链球菌。

临床有因毒血症而出现寒战、高热、外周血液中白细胞计数增高等。由于肺泡腔内有浆液性渗出液,听诊可闻及湿性啰音,X线检查显示肺纹理增多和淡薄而均匀的片块状阴影。

(2)红色肝样变期:一般为发病后第3~4日。肉眼观,病变肺叶进一步肿大,重量增加,色暗红,切面灰红,质地变实如肝,故称为"红色肝样变"。相应部位的胸膜面有纤维蛋白渗出物覆盖(纤维素性胸膜炎)(图6-9)。光镜下,肺泡壁毛细血管仍扩张充血,肺泡腔内充满大量连接呈网状的纤维蛋白和红细胞,并有一定数量中性粒细胞和少量巨噬细胞。纤维素穿过肺泡间孔相互连接成网(图6-10)。纤维蛋白网的大量形成既防止了细菌的扩散和减少毒素的吸收,又为巨噬细胞提供了更多表面,促进了吞噬作用。

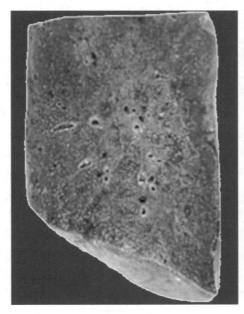

图6-9 大叶性肺炎红色肝样变期

肺叶实变、呈暗红色

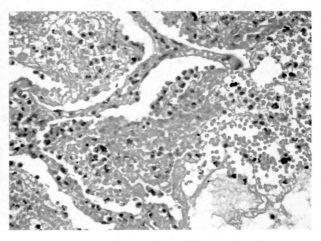

图6-10 大叶性肺炎红色肝样变期

肺泡壁毛细血管扩张充血,肺泡腔内充满大量连接呈网状的纤维蛋白和红细胞,并有一定数量中性粒细胞和少量巨噬细胞临床因大量渗出物充塞肺泡腔,使肺泡换气和通气功能障碍,形成静脉血掺杂,动脉血氧分压降低,并出现发绀等缺氧症状及呼吸困难;肺泡腔内的红细胞被巨噬细胞吞噬,崩解后形成含铁血黄素,使咳出的痰呈铁锈色;由于病变波及胸膜,引起纤维素性胸膜炎,患者常有胸痛,并随呼吸和咳嗽而加重;由于病变肺组织发生实变,病变区叩诊呈浊音,听诊可闻及支气管呼吸音。X线检查可见大片的均匀密度增高阴影,常波及一个肺段或大叶。

(3) 灰色肝样变期:发病后第 5～6 日。肉眼观,病变肺叶仍肿大,质实如肝,切面干燥粗糙,呈颗粒状,由于此期肺泡壁毛细血管受压而充血消退,肺泡腔内的红细胞大部分溶解消失,而纤维蛋白渗出显著增多,病变区由暗红转为灰白色,故称"灰色肝样变"(图 6-11)。光镜下,肺泡腔内渗出物以纤维蛋白为主,红细胞大部分溶解消失,纤维蛋白网中见大量中性粒细胞,肺泡壁毛细血管受压,纤维蛋白通过肺泡间孔相连接的现象更明显(图 6-12)。胸膜血管扩张充血,表面仍有纤维蛋白渗出。此期渗出物中肺炎链球菌大多数已被消灭,故不易检出细菌。

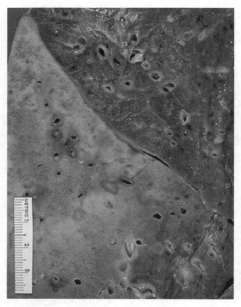
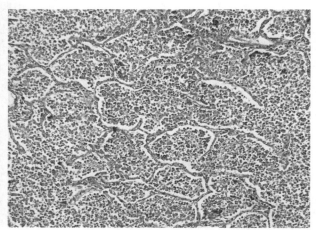

图 6-11 大叶性肺炎灰色肝样变期 肺叶实变、呈灰白色

图 6-12 大叶性肺炎灰色肝样变期 肺泡腔内充满大量纤维蛋白和中性粒细胞、肺泡壁毛细血管受压

临床上病变区叩诊呈浊音,听诊可闻及支气管呼吸音。X线检查可见大片致密阴影,患者咳出的痰液由铁锈色逐渐转变成黏液脓性痰。此期病变区肺泡虽无通气,但肺泡壁毛细血管受压,血流大为减少,静脉血掺杂现象也因此而减少,缺氧状况得以改善。

(4) 溶解消散期:发病后 1 周左右,病变进入此期。随着机体防御功能逐渐增强,病原菌被巨噬细胞吞噬、溶解,中性粒细胞变性、坏死,释放大量蛋白水解酶,使渗出的纤维蛋白逐渐被溶解。肉眼观,病变肺组织质地变软,切面颗粒状外观逐渐消失,加压时有脓样混浊液体流出。光镜下,肺泡腔内中性粒细胞大多变性、坏死,渗出物中的纤维蛋白被溶解,由淋巴管吸收或经气道咳出,或被巨噬细胞吞噬,肺泡逐渐净化而重新充气。肺内实变病灶消失,肺组织逐渐恢复正常的结构和功能,胸膜渗出物亦被吸收或机化。患者体温下降,临床症状和体征逐渐减轻、消失,X线检查显示病变区阴影密度逐渐降低,透光度增加,恢复正常。

大叶性肺炎上述各期病变的发展演变是连续的过程,彼此之间并无绝对界限,同一肺叶的不同部位可出现不同阶段病变,尤其是病变早期使用抗生素后,常干预疾病的自然经过,故临床已很少见到典型4期病变过程,常表现为节段性肺炎,病程也明显缩短。

3. 结局及并发症　大叶性肺炎并发症较少见,绝大多数患者经及时治疗均可痊愈;如延误诊断或治疗不及时、病原菌毒力强或机体反应性过高则可发生以下并发症。

(1) 中毒性休克:见于重症病例,是最危重的并发症,病死率较高。可引起严重全身中毒症状和微循环衰竭,故称中毒性或休克性肺炎。

(2) 肺肉质变:由于某些患者肺泡腔内渗出中性粒细胞过少或功能缺陷,释放的蛋白溶解酶不足,致肺泡内纤维蛋白性渗出物不能完全溶解吸收,由肉芽组织机化,使病变肺组织呈褐色肉样外观,故称肺肉质变。

(3) 肺脓肿及脓胸:很少见,当病原菌毒力强或机体抵抗力低下时,由金黄葡萄球菌和肺炎链球菌混合感染者,易并发肺脓肿,并常伴有脓胸。

(4) 胸膜增厚和粘连:多数大叶性肺炎伴有纤维素性胸膜炎,但一般均随肺炎病变的消散而消散。若胸膜及胸腔内纤维蛋白不能被完全溶解吸收,则可发生机化,并导致胸膜增厚或粘连。

(5) 败血症或脓毒败血症:少见。严重感染时,细菌侵入血液大量繁殖并产生毒素所致。如发生全身迁徙性感染,则称脓毒败血症。

(二) 小叶性肺炎

小叶性肺炎(lobular pneumonia)是以肺小叶为病变单位的灶状急性化脓性炎症。由于病变是以细支气管为中心向周围肺组织扩展,故又称支气管肺炎(bronchopneumonia)。临床上主要表现为发热、咳嗽、咳痰等症状,肺部听诊可闻散在湿性啰音。多见于小儿、年老体弱或久病卧床的患者。

1. 病因和发病机制　小叶性肺炎常由多种细菌混合感染引起。常见的致病菌为致病力较弱的Ⅳ、Ⅵ、Ⅹ型肺炎链球菌和葡萄球菌、流感嗜血杆菌、肺炎克雷伯杆菌、链球菌、铜绿假单胞菌和大肠埃希菌等,这些病原菌多系正常人口腔及上呼吸道内的常驻菌。某些诱因如患传染病、营养不良、受寒等使机体抵抗力下降,呼吸系统防御功能受损,黏液分泌增多,这些细菌即可侵入细支气管与末梢肺组织生长繁殖,引起小叶性肺炎。某些因大手术、心力衰竭等长期卧床的患者,由于肺部特别是肺下叶下部或背侧血液循环缓慢,产生肺淤血、水肿,加之血液本身的重力作用,使侵入的致病菌易于繁殖而引起坠积性肺炎。全身麻醉、昏迷患者及某些溺水者或胎儿由于某些原因发生宫内呼吸等,常误将分泌物、呕吐物等吸入肺内,从而引起吸入性肺炎。这两种肺炎也属于小叶性肺炎,因此,小叶性肺炎常是某些疾病的并发症。

2. 基本病理变化　小叶性肺炎的病变特征是在肺组织内散在一些以细支气管为中心的化脓性炎症病灶。

肉眼观,双肺表面和切面可见散在分布的灰黄色或暗红色实性病灶,以下叶和背侧多见,病灶大小不等,直径多在0.5～1 cm(相当于1个小叶范围),形态不规则,病灶中央常可见细支气管断面,挤压时有脓性液体溢出(图6-13)。严重病例,病灶可互相融合,甚或累及整个大叶,形成融合性小叶性肺炎,一般不累及胸膜。光镜下,病灶中常有一病变的细支气管,管壁充血、水肿并有大量中性粒细胞浸润,黏膜上皮细胞坏死脱落,管腔内充满大量中性粒细胞、浆液、脓细胞和脱落崩解的黏膜上皮细胞,病变细支气管周围受累的肺泡壁毛细血管扩张充血,肺泡腔内也充满中性粒细胞、少量红细胞和脱落肺泡上皮细胞。病灶周围肺组织充血,有浆液渗出,部分肺泡过度扩张(代偿性肺气肿)(图6-14)。由于病变发展阶段不同,各病灶的病变程度不一,早期主要表现为炎性充血水肿、浆液性渗出；有些病灶仅表现为细支气管及其周围炎；严重的病例，可表现为化脓性炎，支气管和肺泡壁遭破坏。

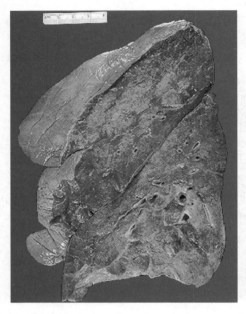

图 6-13　小叶性肺炎

肺表面和切面可见散在分布之
灰黄色小的实变病灶

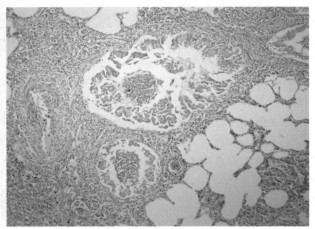

图 6-14　小叶性肺炎

细支气管及周围肺泡充满脓性渗出物，
周边肺泡代偿性肺气肿

3. **临床病理联系**　小叶性肺炎的临床表现取决于不同病因、肺组织损伤程度和范围及机体原发病变。由于小叶性肺炎常继发于其他疾病，其临床症状常被原发疾病所掩盖，但发热、咳嗽、咳痰仍是最常见的症状。支气管黏膜由于炎性渗出物刺激及黏液分泌增多可引起咳嗽、咳痰，痰液往往为黏液脓性或脓性。由于病变细支气管及肺泡腔内有炎性渗出物，听诊可闻及湿性啰音。由于病灶呈散在小灶分布，一般无实变体征，但融合性病变范围达到 3～5 cm 以上时，也可出现实变。X 线检查可见散在不规则小灶状或斑点状阴影。

4. **结局和并发症**　本病大多数经及时有效治疗，病灶可吸收、消散而痊愈。但幼儿、老人，特别是并发其他严重疾病者，预后较差。小叶性肺炎的并发症较严重，甚至可危及生命，常见的有呼吸衰竭、心力衰竭、支气管扩张、脓毒败血症、肺脓肿和脓胸等。

二、病毒性肺炎

病毒性肺炎（viral pneumonia）多因上呼吸道病毒感染向下蔓延所致的肺部炎症。常见的病毒是流感病毒，其次为呼吸道合胞病毒、腺病毒、副流感病毒、麻疹病毒、单纯疱疹病毒及巨细胞病毒等。常通过飞沫经呼吸道传播，传播速度快。多发于冬春季节，一般为散发，偶可爆发流行。除流感病毒、副流感病毒外，其余的病毒性肺炎多见于儿童。此类肺炎的发病可由一种病毒感染，也可由多种病毒混合感染或继发于细菌感染引起。临床症状轻重不等，因病毒类型和患者状况而异，除因病毒血症而引起的发热、全身中毒症状外，还表现为频繁难治的咳嗽、气促，甚至发绀等症状。

1. **基本病理变化**　病毒性肺炎病变主要表现为急性间质性肺炎，病变形态常多元化，炎症从支气管、细支气管开始沿间质伸展。肉眼观,病变常不明显,肺组织因充血水肿而轻度肿大,无明显实变。光镜下,常表现为肺泡间隔明显增宽,间质内血管充血、水肿以及淋巴细胞和单核-巨噬细胞浸润,肺泡腔内一般无渗出物或仅有少量浆液(图6-15)。严重病例,病变的肺泡腔内有巨噬细胞和多少不等浆液与红细胞渗出,甚至出现肺组织坏死。由流感病毒、麻疹病毒和腺病毒引起的肺炎,其肺泡腔内渗出变化明显,渗出物常可浓缩成一薄层膜样物贴附在肺泡内表面,即透明膜形成。在麻疹肺炎时,增生的支气管黏膜上皮和肺泡上皮细胞常形成多核巨细胞(巨细胞肺炎)。病毒性肺炎病理诊断的重要依据是找到病毒包涵体。病毒包涵体呈圆形或卵圆形,约红细胞大小,嗜酸性或嗜碱性,周围有薄而不均匀的透明晕,其在细胞内的位置可因病毒不同而异,腺病毒、单纯疱疹病毒和巨细胞病毒感染时,病毒包涵体出现在上皮细胞核内并呈嗜碱性;呼吸道合胞病毒感染时,出现在胞质并呈嗜酸性;麻疹病毒感染时,胞质和胞核均可见到。有些混合感染,如麻疹肺炎合并腺病毒感染,病变更为严重,病灶可呈小叶性、节段性和大叶性分布,且支气管和肺组织可出现坏死、出血(坏死性支气管炎和坏死性支气管肺炎)。继发细菌感染时,常伴化脓性病变,从而掩盖病毒性肺炎的特征。

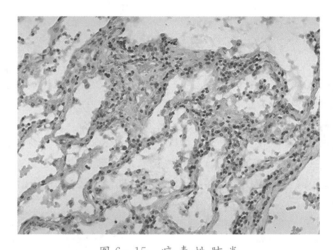

图 6-15　病 毒 性 肺 炎

肺泡间隔增宽,血管充血,间质水肿,淋巴细胞和单核细胞浸润

2. 临床病理联系　病毒性肺炎时的病毒血症可致患者出现发热、头痛、全身酸痛、倦怠等症状,由于炎症刺激支气管壁可使患者出现剧烈咳嗽,但痰量较少或无痰。由于是肺间质内的炎性渗出为主,患者常出现明显缺氧、呼吸困难和发绀等症状。X线检查肺部可见斑点状、片状或均匀的阴影。

3. 结局及并发症　无并发症的病毒性肺炎预后较好,严重患者预后较差,可并发心力衰竭和中毒性脑病。

三、支原体肺炎

支原体肺炎(mycoplasmal　pneumonia)是由肺炎支原体引起的一种间质性肺炎。支原体是介于病毒和细菌之间的微生物,大小为200 nm,其种类很多,但仅有肺炎支原体对人体呼吸道致病。病原体常存在于带菌者的鼻咽部,主要经呼吸道感染,秋冬季节发病较多,多见于青少年。主要经飞沫传播,通常为散发,偶见流行。临床上起病较急,多有发热、头痛、咽喉痛与咳嗽、气促与胸痛,咳痰常不显著。肺部可闻干、湿性啰音，X 线检查显示节段性纹理增强及网状或斑块状阴影。白细胞计数轻度增高，淋巴细胞和单核细胞增多。本病在临床上不易与病毒性肺炎相鉴别，可通过对患者痰、鼻分泌物和喉拭培养检出肺炎支原体确诊。本病一般预后良好。

1. **基本病理变化**　病变可以波及整个呼吸道，引起气管炎、支气管炎和肺炎。常累及一叶肺组织，以下叶多见，偶尔波及双肺，可伴有急性支气管炎和细支气管炎。肉眼观，病变主要发生在肺间质，病灶呈节段性分布，呈暗红色，切面有少量红色泡沫液体溢出，支气管和细支气管腔内有黏液性渗出物，胸膜常无累及。光镜下，病变区肺泡间隔明显增宽、水肿，血管扩张、充血，并有大量淋巴细胞、单核-巨噬细胞浸润，也可有少量浆细胞浸润。肺泡腔内无渗出物或仅有少量混有单核-巨噬细胞的浆液性渗出液。小、细支气管壁及其周围组织间质充血水肿，并有淋巴细胞和单核-巨噬细胞浸润，如伴细菌感染时可有中性粒细胞浸润。严重病例，支气管黏膜上皮和肺组织可发生明显坏死、出血。

2. **结局及并发症**　大多数支原体肺炎预后良好，自然病程约为 2 周，患者可以痊愈。

第三节　结　核　病

一、概述

结核病（tuberculosis）是由结核杆菌引起的一种慢性感染性肉芽肿性炎症，可发生于全身各器官，但以肺最为常见。典型病变为结核结节形成伴有不同程度的干酪样坏死。临床上常表现有低热、盗汗、食欲不振、消瘦乏力和血沉加快等症状、体征。

（一）病因和发病机制

结核病的病原菌是结核分枝杆菌（简称结核杆菌），对人致病的主要是人型、牛型，前者感染率最高，后者次之。结核杆菌主要经呼吸道传染，少数可因进食带菌食物（包括含菌牛奶）经消化道传染，偶见经皮肤伤口传染。

呼吸道传播是肺结核（主要是空洞型肺结核）患者在谈话、咳嗽和喷嚏时，从呼吸道排出的大量带菌微滴，可被吸入并到达肺泡引起感染。到达肺泡的结核杆菌趋化和吸引巨噬细胞，并为巨噬细胞吞噬。在有效细胞免疫建立以前，巨噬细胞对结核杆菌的杀伤能力很有限，结核杆菌在细胞内繁殖，一方面可引起局部炎症，另一方面可发生全身性血源性播散，成为日后肺外结核病发生的根源。机体对结核杆菌产生特异性细胞免疫一般需 30～50 d。这种特异的细胞免疫在临床上表现为皮肤结核菌素试验阳性。

结核杆菌的致病性与其逃脱被巨噬细胞杀伤的能力和诱发机体产生迟发性超敏反应有关，这主要由菌体和细胞壁内某些成分所决定。主要成分有脂质、脂阿拉伯甘露聚糖、补体、热休克蛋白、结核菌素蛋白及荚膜等，可通过抑制白细胞游走及引起慢性肉芽肿，抑制巨噬细胞吞噬杀伤活性，促进巨噬细胞通过补体受体 CR3 摄入结核菌，激发机体自身免疫反应，引起机体发生超敏反应，并有助于巨噬细胞识别和吞入等。由结核杆菌引起的细胞免疫和 Ⅳ 型超敏反应是导致组织破坏和机体抵抗细菌并进行修复的基础。

结核病的免疫反应和超敏反应常同时发生、相伴出现，贯穿在结核病的整个过程中。超敏反应的出现提示机体已获得免疫力，对病原菌有杀伤作用和抵抗力。然而超敏反应除含免疫力外，常同时伴随出现干酪样坏死，引起局部组织结构的破坏。已经致敏的个体动员机体产生防御反应较未过敏的个体快，但组织的坏死也更明显。因此，机体对结核杆菌感染引起的病理变化取决于不同的机体免疫状态,如机体状态是以免疫反应为主,则病灶局限,结核菌可被杀灭;如机体状态是以超敏反应为主,则病变以急性渗出和干酪样坏死为主(表6-1)。

表6-1　结核病基本病变与机体的免疫状态

病　变	机体状态		结核杆菌		病理特征
	免疫力	超敏反应	菌量	毒力	
渗出为主	低	较强	多	强	浆液性或浆液纤维素性炎
增生为主	较强	较弱	少	较低	结核结节
坏死为主	低	强	多	强	干酪样坏死

(二)基本病理变化

结核病是一种特殊性炎症,其基本病变也有变质、渗出和增生。由于机体的免疫反应、超敏反应和细菌的数量、毒力以及病变组织的特性不同,可表现为3种不同病变类型。

1. **渗出为主的病变**　见于结核病的早期或机体免疫力低下、细菌数量多、毒力强或超敏反应较强时。病变主要表现为浆液性或浆液纤维素性炎,好发于肺、浆膜、滑膜和脑膜等处。早期有中性粒细胞浸润,但很快被巨噬细胞所取代。在渗出液和巨噬细胞内可查见结核杆菌。当机体抵抗力增强时,可完全吸收不留痕迹,或转变为增生为主的病变。如机体抵抗力低、超敏反应剧烈或细菌数量多、毒力强时,可迅速发生坏死,转变为以变质为主的病变。

2. **增生为主的病变**　见于机体免疫力较强、细菌数量较少、毒力较低时。由于机体对结核杆菌已有一定免疫力,病变常以增生为主,形成具有一定形态特征和诊断价值的结核结节。结核结节(tubercle)是在细胞免疫反应的基础上形成的,由类上皮细胞、朗汉斯巨细胞(Langhans giant cell)以及外周局部集聚的淋巴细胞和少量反应性增生的成纤维细胞构成的境界清楚的结节状病灶,又称结核肉芽肿。当有较强超敏反应时,典型的结核结节中央可出现干酪样坏死(图6-16)。巨噬细胞吞噬结核杆菌后细胞体积增大,逐渐转变为类上皮细胞,呈梭形或多角形,胞质丰富,淡伊红染,境界不清,细胞间常有胞质突起互相连缀,核呈圆形或卵圆形,染色质较少,可呈空泡状,核内有1~2个核仁。类上皮细胞的活性增加,有利于吞噬和杀灭结核杆菌。朗汉斯巨细胞是由多个类上皮细胞互相融合或一个细胞核分裂而胞质不分裂形成的,是一种多核巨细胞,细胞体积大,直径可达300 μm,胞质丰富,染淡伊红色,胞质突起常和类上皮细胞的胞质突起相连接,核与类上皮细胞核相似,由10多个到数十个不等。核排列在胞质周围呈花环状、马蹄形或密集在胞体一端。单个结核结节非常小,直径约0.1 mm,肉眼和X线检查不易查见,3~4个结节融合成较大结节时才能见到,约粟粒大小,灰白半透明状,境界分明。有干酪样坏死时略显黄色,可微隆起于器官表面。

3. **变质为主的病变**　常见于结核杆菌数量大、毒力强,机体抵抗力低或超敏反应强烈时,上述渗出性和增生性病变均可继发干酪

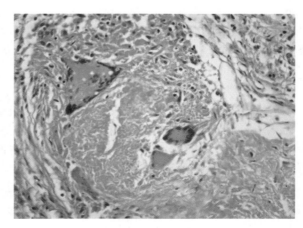

图6-16　结核结节镜下结构特征图

中央干酪样坏死,可见朗汉斯巨细胞和类上皮细胞,周边见淋巴细胞及少量纤维组织

115

样坏死,也有极少数病变一开始即发生干酪样坏死。结核坏死灶由于含脂质较多呈淡黄色,均匀细腻,质地较实,状似奶酪,故称干酪样坏死。光镜下,为红染无结构的颗粒状物。干酪样坏死对结核病诊断具有一定的意义,坏死物中大多含有一定量的结核杆菌,可成为结核病恶化进展的原因。

渗出、坏死和增生三种变化往往同时存在而以某一种改变为主,且可以互相转化,因此在同一器官或不同器官中的结核病变是复杂多变的。

(三)发展和结局

结核病的发展、结局主要取决于机体抵抗力和结核杆菌致病力之间的矛盾关系。当机体抵抗力增强时,病变可向好的方向转化,即吸收、消散或纤维化、钙化;反之,则向坏的方向转化,即浸润进展或溶解播散。

1. 转向愈合

(1)吸收、消散:为渗出性病变的主要愈合方式。当机体抵抗力增强或经治疗有效时,渗出物可逐渐通过淋巴道吸收而使病灶缩小或完全消散。X线检查时可见边缘模糊、密度不匀的云絮状阴影逐渐缩小或完全消失,临床上称为吸收好转期。较小的干酪样坏死灶或增生性病灶如经积极治疗也可被吸收消散或缩小。

(2)纤维化、纤维包裹、钙化:增生性病变、未被完全吸收的渗出性病变和较小的干酪样坏死灶(1~2 cm),可逐渐纤维化,最后形成瘢痕而愈合。较大的干酪样坏死灶难以完全纤维化,病灶周围的纤维组织可增生,将干酪样坏死包裹,中央逐渐干燥浓缩而发生钙化,钙化灶内常残留少量细菌,在一定条件下可以引起复发,病变处于相对静止状态,即临床痊愈。病灶纤维化后,一般已无结核杆菌存活。X线检查可见纤维化病灶边缘清晰,有密度较高的条索状阴影;钙化病灶密度更高,边缘清晰的阴影,临床上称硬结钙化期。

2. 转向恶化

(1)浸润进展:当机体抵抗力低下,又未能得到及时治疗时,疾病恶化,在原有病灶周围可出现渗出性病变,范围不断扩大,继而发生干酪样坏死,坏死区随渗出性病变的扩延而增大。X线检查显示,原病灶周围出现云絮状阴影,边缘模糊,临床上称为浸润进展期。

(2)溶解播散:是机体抵抗力进一步下降,病变不断恶化的结果。干酪样坏死物溶解液化后,形成的半流体物质可经体内的自然管道(如支气管、输尿管等)排出,致局部形成空洞。空洞内液化的干酪样坏死物中含有大量结核杆菌,播散至其他部位后,可形成新的渗出、变质病灶。X线检查可见病灶阴影密度深浅不一,出现透亮区及大小不等的新播散病灶阴影,临床上称为溶解播散期。此外,结核杆菌还可经淋巴道播散到淋巴结,经血道播散到全身各处。

二、肺结核病

结核杆菌的感染途径主要是呼吸道,因此结核病中最常见的是肺结核病(pulmonary tuberculosis),约占全身结核病的90%以上。肺结核病由于初次感染和再次感染结核杆菌时机体的反应性不同,肺部病变的发生和发展亦各有其特点,可分为原发性和继发性肺结核病两大类型。

(一)原发性肺结核病

原发性肺结核病(primary pulmonary tuberculosis)是指机体第一次感染结核杆菌所引起的肺结核病,多发生于儿童,又称儿童型肺结核病。偶见于未感染过结核杆菌的青少年或成年人。由于初次感染,机体尚未形成对结核杆菌的免疫力,病变有向全身各部位播散的趋向。

1. 病变特点 结核杆菌经支气管到达肺组织,最先引起的病变称原发病灶或称 Ghon 病灶。原发病灶以右肺多见,通常只有 1 个,多见于通气较好的上叶下部或下叶上部靠近胸膜处,直径多在 1～1.5 cm,呈灰白或灰黄色。病变开始为渗出性变化,继而中央发生干酪样坏死,周围则有结核性肉芽组织形成。由于是初次感染,机体缺乏对结核杆菌的免疫力,病变局部巨噬细胞虽能吞噬结核杆菌,但不能杀灭,结核杆菌在巨噬细胞内仍继续生存,并侵入淋巴管循淋巴液到达肺门淋巴结,引起结核性淋巴管炎和肺门淋巴结结核。肺部原发病灶、结核性淋巴管炎和肺门淋巴结结核,三者合称原发综合征(primary complex),是原发性肺结核的特征性病变(图 6-17)。X 线检查可见肺内原发病灶和肺门淋巴结阴影,两者间有结核性淋巴管炎的条索状阴影相连,形成哑铃状阴影。

2. 发展和结局

(1)愈合:绝大多数(约 95%)原发性肺结核,由于机体免疫力逐渐增强而自然愈合。小的病灶可完全吸收或纤维化,较大的病灶可纤维包裹和钙化。这些病变常无任何自觉症状而不治自愈,但结核菌素试验阳性。少数病变较重者,可出现倦怠、食欲减退、潮热和盗汗等中毒症状,但很少有咳嗽、咯血等呼吸道症状。有时肺内原发病灶已愈合,而肺门淋巴结结核病变仍存在,甚

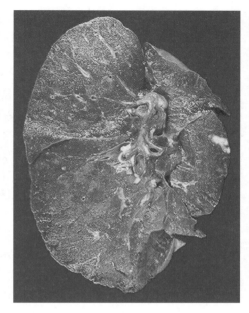

图 6-17　原发性肺结核
可见原发综合征的肺门淋巴结结核和
肺部原发病灶(已发生干酪性坏死)

至继续发展蔓延引起支气管淋巴结结核。X 线检查可见病侧肺门出现明显的淋巴结肿大阴影。经过适当治疗,此病灶可被包裹、钙化或纤维化。

(2)播散:少数病例因营养不良或患其他传染病(如麻疹、流感、百日咳、白喉等),使机体抵抗力下降,肺部原发病灶和肺门淋巴结结核病灶继续扩大,病灶中干酪样坏死可液化并进入血管、淋巴管和支气管引起播散。

1)支气管播散:肺原发病灶内,干酪样坏死物液化,侵及相连的支气管,通过支气管排出而形成空洞,含菌的液化坏死物可沿支气管向同侧或对侧肺叶播散,引起小叶性干酪样肺炎。此外,肺门淋巴结干酪样坏死也可因淋巴结破溃而进入支气管,引起播散。

2)淋巴道播散:肺门淋巴结病变恶化进展时,结核杆菌可沿引流淋巴管到达支气管分叉处、气管旁、纵隔及锁骨上下淋巴结引起病变。如淋巴管被阻塞,可逆流到达腹膜后、腋下、腹股沟及肠系膜淋巴结,引起多处淋巴结结核,并可互相粘连形成肿块。

3)血道播散:当机体免疫力低下时,肺内或淋巴结内的干酪样坏死灶可侵蚀血管壁,结核菌直接进入血液或经淋巴管由胸导管入血,引起血行播散性结核病。若进入血流的菌量较少,而机体的免疫力较强,则往往不发生明显病变。

(二)继发性肺结核病

继发性肺结核病(secondary pulmonary tuberculosis)是指机体再次感染结核杆菌所引起的肺结核病,多见于成年人,又称成人型肺结核病。结核杆菌来源如下。①外源性再感染:结核杆菌由外界再次侵入机体。②内源性再感染:结核杆菌来自呈静止状态的原发综合征病灶,当机体抵抗力降低时,潜伏的病灶可重新活动而发展成为继发性肺结核病。目前比较公认的是内源性再感染。

1. 病变特点　由于继发性肺结核病患者对结核杆菌已有一定免疫力和过敏性,故其病变与原发性肺结核相比较,有以下不同特点。

117

（1）早期病变多始发于肺尖部，且以右肺多见。这可能是由于直立体位时该处动脉压较低，且右肺动脉又较细长，局部血液循环较差，巨噬细胞较少，且通气不畅，以致局部组织抵抗力较低，结核菌易在该处繁殖有关。

（2）由于超敏反应，病变易发生干酪样坏死。同时由于机体已有一定免疫力，局部炎症反应又常以增生为主，形成结核结节，病变容易局限化。

（3）病程较长，病变复杂，随着机体免疫反应和超敏反应的相互消长，肺内病变呈现新旧交杂、轻重不一，病情时好时坏，常呈波浪式起伏，临床类型多样。

（4）由于机体已有一定免疫力，不易发生淋巴道、血道播散。病变在肺内蔓延主要通过受累的支气管播散。

2. 类型及病变　继发性肺结核的基本病理变化和临床表现比较复杂。根据其病变特点和临床经过，可分为以下几种主要类型。

（1）局灶型肺结核（focal pulmonary tuberculosis）：是继发性肺结核的早期病变，属非活动性肺结核病。病变多位于肺尖下 2～4 cm，大小为 0.5～1 cm 大小，境界清楚，常为单个或数个结节状病灶，右肺多见。病变以增生为主，也可有渗出性病变和干酪样坏死。临床上患者常无明显症状和体征，X线检查可见，肺尖部有单个或多个境界清楚的结节状阴影。如患者免疫力较强，病灶常发生纤维化或钙化而痊愈；如免疫力降低，可发展为浸润型肺结核。

（2）浸润型肺结核（infiltrative pulmonary tuberculosis）：是继发性肺结核病最常见的临床类型，属活动性肺结核病，多数由局灶型肺结核发展而来。病灶多位于右肺锁骨下区，故临床上又称锁骨下浸润。病变常以渗出为主，中央有干酪样坏死，伴病灶周围炎。临床上患者常有结核中毒症状，如午后低热、乏力、盗汗、咳嗽、食欲不振和咯血等症状。痰中可检出病菌，X线检查在锁骨下区可见边缘模糊的云雾状阴影。如及早发现，合理治疗，渗出病变可完全或部分吸收（吸收好转）；或纤维化、纤维包裹和钙化而愈合（硬结钙化）。如病变继续恶化，坏死物液化后经支气管排出，形成急性薄壁空洞，空洞一般易愈合，适当治疗后洞壁肉芽组织增生，空洞腔可逐渐缩小、闭合，最后形成瘢痕而愈合。如空洞经久不愈，则可发展为慢性纤维空洞型肺结核。

（3）慢性纤维空洞型肺结核（chronic fibro-cavitative pulmonary tuberculosis）：为成人慢性肺结核病常见类型，也是继发性肺结核病发展的晚期类型，多在浸润型肺结核形成急性空洞的基础上发展而来。该型病变有以下特点：①肺内有一个或多个厚壁空洞，多位于肺上叶，大小不一，形态不规则，壁厚可达 1 cm 以上。光镜下，空洞壁由 3 层结构组成：内层为干酪样坏死物，中层为结核性肉芽组织，外层为纤维结缔组织。②在同侧或对侧肺组织，特别是肺下叶可见经支气管播散引起的很多新旧不一、大小不等、病变类型不同的病灶。病变发展常自上而下，一般肺上部病变旧而重、下部病变新而较轻。③由于病程长，病变反复发作，最后导致肺组织的严重破坏和广泛纤维化，胸膜增厚并与胸壁粘连，肺体积缩小、变形、变硬，称为硬化性肺结核，严重影响肺功能，甚至功能丧失（图 6-18）。

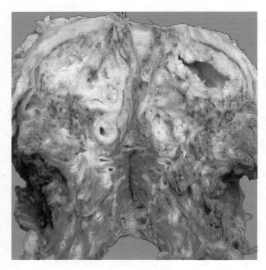

图 6-18　慢性纤维空洞型肺结核

右肺上叶有大空洞，空洞壁有纤维组织，
下叶有散在的干酪样结核病灶

由于空洞和支气管相通,空洞内大量结核杆菌可随痰咳出而成为结核病的传染源,故此型又有开放性肺结核之称。若大血管被侵蚀可引起咯血,若空洞穿破肺膜可造成气胸和脓气胸,若咽下含菌痰液可引起肠结核。后期病变处毛细血管床减少,肺循环阻力增加,肺动脉压增高,导致右心负担加重,进而引起肺源性心脏病。X线检查可见一侧或两侧上、下肺野有一个或多个厚壁空洞互相重叠呈蜂窝状。

(4) 干酪样肺炎(caseous pneumonia):常可由浸润型肺结核恶化进展而来,或由急、慢性空洞内病菌经支气管播散引起。光镜下,主要为大片的干酪样坏死灶,肺泡腔内有浆液、纤维素性渗出物。根据病灶范围大小分小叶性和大叶性干酪样肺炎。临床起病急剧,病情危重,全身中毒症状明显,病死率高,如不及时抢救,可迅速死亡(称为"奔马痨")。

(5) 结核球(tuberculoma):又称结核瘤,指有纤维结缔组织包裹的孤立的境界分明的球形干酪样坏死灶,直径 2~5 cm(图 6-19)。多为单个,常位于肺上叶。可以由浸润型肺结核的干酪样坏死灶纤维包裹形成;也可因结核空洞引流支气管被阻塞,空洞腔由干酪样坏死物填满而形成;有时亦可由多个结核病灶融合并纤维包裹而成。结核球是一种相对静止的病灶,临床上多无症状,可保持多年而无进展。但当机体抵抗力降低时,可恶化进展,在肺内重新播散。由于结核球有较厚的纤维膜,抗结核病药物不易发挥作用。X线检查有时需与肺癌鉴别,故临床常采用手术切除。

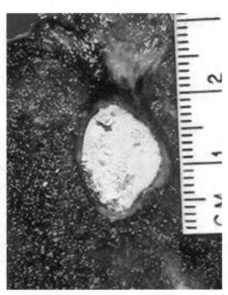

图 6-19　结核球
肺叶见单个、孤立的结节状病灶

(6) 结核性胸膜炎(tuberculosis pleuritis):在原发性和继发性肺结核病的各个时期均可发生。按其病变性质,可分为湿性和干性两种,其中以湿性多见。

1) 湿性结核性胸膜炎:又称渗出性结核性胸膜炎,常见于青年人。病变为浆液纤维素性炎。一般经适当治疗1~2 个月后可吸收,如渗出物中纤维素较多,不易吸收,则可因机化而使胸膜增厚粘连。

2) 干性结核性胸膜炎:又称增生性结核性胸膜炎,是由肺膜下结核病灶直接蔓延至胸膜所致。常发生于肺尖部,多为局限性,以增生性病变为主。一般可通过纤维化而痊愈。

综上所述,原发性肺结核与继发性肺结核在多方面有不同的特征,其区别见表 6-2。

表 6-2　原发性和继发性肺结核病比较

特　征	原发性肺结核病	继发性肺结核病
结核杆菌感染	初染	再染或静止病灶复发
发病人群	儿童	成人
对结核杆菌的免疫力或过敏性	初始无,病程中发生	有
病理特征	原发综合征	病变多样,新旧病灶并存,较局限
起始病灶	上叶下部、下叶上部近胸膜处	肺尖部
主要播散途径	淋巴道或血道	支气管
病程	短,大多自愈	长,波动性,需治疗

三、血源播散性结核病

原发性和继发性肺结核病恶化进展时,结核菌可通过血道播散引起血源性结核病。此外,肺外结核病也可引起血源性结核病。由于肺内原发病灶、再感染病灶或肺门干酪样坏死灶,以及肺外结核病灶内的结核杆菌侵入血流或经淋巴管由胸导管入血,病变程度与机体抵抗力的强弱和侵入血流的菌量有关。如大量细菌侵入血流,机体免疫力较弱时,可引起粟粒性结核病和肺外结核病。

1. 急性全身粟粒性结核病(acute systemic miliary tuberculosis)　多见于原发性肺结核病恶化进展,也可见于其他类型结核病的播散。结核杆菌在短时间内一次或多次大量侵入肺静脉分支,经左心至体循环,可播散至全身各器官,引起急性全身性粟粒性结核病(图6-20)。肉眼观,各器官内均可见均匀密布大小一致、灰白带黄色、境界清楚、圆形的粟粒大小的结核病灶。光镜下,病灶常为增生性病变,有结核结节形成,偶尔出现渗出、变质为主的病变。临床上病情凶险,有高热、寒战、盗汗、衰竭、烦躁不安,甚至神志不清等中毒症状。X线检查双肺可见密度均匀、大小一致的细点状阴影。若能及时治疗,仍可愈复,少数病例可死于结核性脑膜炎。

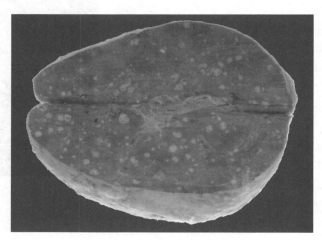

图 6-20　脾粟粒性结核
可见散在分布、粟粒大小的点状病灶

2. 慢性全身粟粒性结核病(chronic systemic miliary tuberculosis)　如急性期不能及时控制而病程迁延3周以上,或结核菌在较长时间内以少量反复多次进入血液,则形成慢性粟粒性结核病。此时,病变的性质和大小均不一致,同时可见不同程度的增生、坏死及渗出性病变,病程长,成人多见。

3. 急性粟粒性肺结核(acute pulmonary miliary tuberculosis)　又称血行播散型肺结核病,常是全身粟粒性结核病的一部分,有时仅局限于肺。由于肺门、纵隔、支气管旁的淋巴结干酪样坏死破入邻近大静脉,或因含有结核菌的淋巴液由胸导管回流,经静脉入右心,沿肺动脉播散于两肺,引起两肺急性粟粒性结核病。临床上多起病急骤,有较严重结核中毒症状。X线检查可见两肺有散在分布、密度均匀、粟粒大小的细点状阴影。

4. 慢性肺粟粒性结核病(chronic pulmonary miliary tuberculosis)　多见于成人。患者原发灶已痊愈,由肺外某器官的结核病灶内的细菌在较长时间内间歇性地入血而致本病。病程较长,病变新旧、大小不一，小的如粟粒大，大的直径可达数厘米以上，病变以增生性改变为主。

四、肺外器官结核病

肺外器官均可发生结核病，但病变多数只限于一个器官内，常见有肠道、腹膜、肾、生殖系、脑膜、骨关节、淋巴结等器官，多呈慢性经过。

1. **肠结核病**（intestinal tuberculosis）　可分为原发性和继发性肠结核。原发性肠结核病很少见，常发生于小儿，一般因饮用未经消毒、带结核杆菌的牛奶或乳制品而感染。病菌侵入肠壁，在肠黏膜形成原发性结核病灶，结核杆菌沿淋巴管到达肠系膜淋巴结，形成与原发性肺结核相似的肠原发综合征（肠原发性结核性溃疡、结核性淋巴管炎和肠系膜淋巴结结核）。绝大多数肠结核继发于活动性空洞型肺结核病，因反复吞咽下含结核菌的痰液所致。继发性肠结核病85%发生在回盲部，其次为升结肠。根据其病变特点不同，肠结核病可分为以下两型。

（1）溃疡型：多见，结核菌首先侵入肠壁淋巴组织，形成结核结节，结节逐渐融合并发生干酪样坏死，破溃后形成溃疡。病变沿肠壁淋巴管向周围扩展，使溃疡逐渐扩大，由于肠壁淋巴管沿肠壁呈环形分布，故溃疡多呈半环状，其长径与肠长轴垂直（图6-21）。溃疡一般较浅，边缘参差不齐，底部不平坦，附有干酪样坏死物，偶见溃疡深达肌层及浆膜层，与溃疡相对应的肠浆膜面常见纤维素渗出和结核结节形成，结核结节呈灰白色连接成串，是结核性淋巴管炎所致。临床上有腹痛、腹泻与便秘交替、营养不良和结核中毒症状。溃疡愈合后，由于瘢痕形成和纤维组织收缩，可引起肠腔狭窄而致肠梗阻症状。由于溃疡底部血管多发生闭塞，一般很少发生肠出血和穿孔。

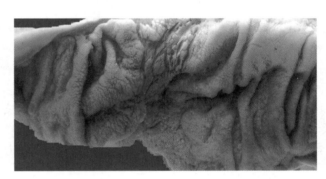

图 6-21　溃疡性肠结核

回肠呈环状结核性溃疡，溃疡长轴与肠道长轴呈垂直状

（2）增生型：少见，病变以增生为主，在肠壁内有大量结核性肉芽组织和纤维组织增生，肠壁显著增厚、变硬，肠腔狭窄。黏膜可有浅表性溃疡或息肉形成，故也称息肉型肠结核。临床上表现为慢性不完全低位肠梗阻，右下腹可触及包块，故需与肠癌鉴别。

2. **结核性腹膜炎**（tuberculous peritonitis）　多见于青少年，常继发于溃疡型肠结核、肠系膜淋巴结结核或输卵管结核，少数可因血行播散引起。根据病理特征可分为湿型、干型，但常以混合型多见。湿型以大量结核性渗出为特征，临床上常有腹胀、腹痛、腹泻及结核中毒症状。干型因大量纤维素性渗出物机化而引起腹腔脏器的粘连，甚至引起慢性肠梗阻。

3. **结核性脑膜炎**（tuberculous meningitis）　多见于儿童，主要由结核菌经血道播散所致。在儿童常是肺原发综合征血道播散的结果，常为全身粟粒性结核病的一部分。在成人除肺结核病外，骨关节结核和泌尿生殖系统结核常是血源播散的根源。病变以脑底部最为明显，肉眼观，在脑

121

桥、视交叉、脚间池等处,有多量灰黄色混浊胶冻样的渗出物积聚,脑室脉络丛及室管膜偶见灰白色粟粒大小的结核结节。光镜下,蛛网膜下腔内有炎性渗出物,主要为浆液、纤维蛋白、巨噬细胞、淋巴细胞,也可有少量中性粒细胞。部分区域可发生干酪样坏死,偶见典型的结核结节形成。病变严重者可累及脑皮质,引起脑膜脑炎。病程较长者常并发闭塞性血管内膜炎,从而导致循环障碍而引起多发性脑软化灶。若病程迁延,可因渗出物机化粘连而致脑积水。

4. 泌尿生殖系统结核病

(1) 肾结核病(tuberculosis of the kidney):多由原发性肺结核血行播散所致,最常见于青壮年男性,多为单侧性。病变常起始于肾皮、髓质交界处或乳头体内。病变初为局灶性,继而发生干酪样坏死,破坏肾乳头并溃入肾盂,形成结核性空洞。随着病变在肾内继续扩大蔓延,可形成多个结核性空洞,肾组织大部分或全部被干酪样坏死物取代,仅留一空壳。液化的干酪样坏死物随尿液下行,输尿管、膀胱可相继感染受累。临床上可有血尿、脓尿及膀胱刺激症状。膀胱受累后可因纤维化而容积缩小(膀胱挛缩);如病变导致输尿管口狭窄,可引起肾盂积水,或逆行感染对侧肾脏。如两侧肾脏严重受损,可导致肾功能不全。

(2) 生殖系统结核病(tuberculosis of the genital system):男性生殖系统结核病常因结核杆菌经尿道波及前列腺、精囊和附睾等,以附睾结核多见。血源性感染较少见。病变器官有结核结节形成和干酪样坏死。临床上附睾结核表现为附睾肿大、轻微疼痛或无痛,可与阴囊壁粘连,破溃后可形成经久不愈的窦道。女性生殖系统结核以输卵管和子宫内膜结核病多见,主要经血道或淋巴道播散,亦可由邻近器官结核病直接蔓延引起。输卵管结核病变可使管腔阻塞,是造成女性不孕的重要原因之一。

5. 骨与关节结核病 多见于儿童和青少年,因骨发育旺盛时期骨内血管丰富,感染机会较多,主要由原发综合征血源播散引起。

(1) 骨结核(tuberculosis of the bone):多见脊椎骨、指骨及长骨骨骺(股骨下端和胫骨上端)。病变常始于骨松质内的小结核病灶,以后发展分为两型。①干酪样坏死型:多见,病变以干酪样坏死和骨质破坏为主,多形成死骨,可累及周围软组织发生干酪样坏死和结核性脓肿,由于局部无红、肿、热、痛,故有"冷脓肿"之称。病变穿破皮肤,可形成经久不愈的窦道。②增生型:较少见,无明显干酪样坏死和死骨形成。在病变骨组织中形成大量结核性肉芽组织,病灶内的骨小梁渐被侵蚀、吸收和消失。

脊椎结核(tuberculosis of the spine)是骨结核中最常见者,多侵犯第 10 胸椎至第 2 腰椎。病变始于椎体,常发生干酪样坏死,可破坏椎间盘及邻近椎体。由于病变椎体不能负重,可发生塌陷而被压缩成楔形,造成脊柱后凸畸形,重者压迫脊髓,引起截瘫。液化的干酪样坏死物可穿破骨皮质,侵犯周围软组织,在局部形成"冷脓肿",还可沿筋膜间隙向下流注,在远隔部位形成"冷脓肿"。

(2) 关节结核(tuberculosis of the joint):多继发于骨结核,常发生于髋、膝、踝、肘等关节。如膝关节结核,常由于胫骨上端或股骨下端的骨骺或干骺端先有病变,当干酪样坏死侵及关节软骨和滑膜时,则形成膝关节结核。关节结核时关节滑膜上有结核性肉芽组织形成,关节腔内有浆液、纤维素渗出。游离纤维素凝块长期互相撞击,可形成白色圆形或卵圆形小体,称为关节鼠。由于软组织水肿和慢性炎症,关节常明显肿胀。当干酪样坏死累及周围软组织和皮肤时,可穿破皮肤形成窦道。关节结核痊愈时,由于大量纤维组织增生,充填关节腔,致使关节强直。

6. 淋巴结结核病(tuberculosis of the lymph node) 以颈部淋巴结(俗称瘰疬)最常见,其次为支气管和肠系膜等处淋巴结结核。常由肺门淋巴结结核沿淋巴道播散,也可来自口腔、咽喉部结核感染灶。多见于儿童和青年,病变淋巴结常成群受累,逐渐肿大,有结核结节形成和干酪样坏死。当病变累及淋巴结周围组织时,淋巴结可互相粘连形成较大的包块。颈淋巴结结核干酪样坏死物液化后可穿破皮肤,在颈部形成多处经久不愈的窦道。

(胡建鹏)

第七章

消化系统疾病

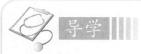

掌握：慢性萎缩性胃炎、消化性溃疡的基本病理变化；病毒性肝炎的基本病变及各型肝炎的病变特点；肝硬化的概念、基本病理变化及临床病理联系。

熟悉：慢性浅表性胃炎的基本病理变化，消化性溃疡的并发症；各型病毒性肝炎的临床病理联系。

了解：慢性胃炎、消化性溃疡和病毒性肝炎的发病机制；肝硬化的分型、发病机制。

消化系统包括消化管和消化腺。消化管是由口腔、食管、胃、肠和肛门组成的管道系统，消化腺包括涎腺、肝、胰及消化道的黏膜腺体等。消化系统是机体患病率较高的部位，临床最常见的有胃炎、消化性溃疡、病毒性肝炎、肝硬化等疾病，其次食管癌、胃癌、肝癌及大肠癌等消化系统肿瘤，在我国也属常见肿瘤。本章主要讲述消化系统最常见疾病。

第一节 胃 炎

胃炎（gastritis）是各种原因引起的胃黏膜的炎症性病变，分为急性和慢性胃炎两类。急性胃炎以中性粒细胞浸润为特征，慢性胃炎则以淋巴细胞、浆细胞浸润为主，伴有腺体的肠上皮化生和胃黏膜腺体的萎缩。

一、急性胃炎

急性胃炎（acute gastritis）病因多较明确。如过量服用非甾体类抗炎药物（阿司匹林）；食用过热或刺激性食物，过度饮酒；吸烟、抗癌药治疗、全身感染等。大多数能修复愈合，如反复发作则可迁延成为慢性胃炎。依其病因、病理变化不同可分为：

1. **急性刺激性胃炎**（acute irritated gastritis） 又称单纯性胃炎，多因暴饮暴食，食用过热或刺激性食物，过度饮酒所致。胃黏膜充血、水肿，可伴糜烂。

2. **急性出血性胃炎**（acute hemorrhagic gastritis） 胃黏膜除充血、水肿外合并糜烂出血，多与服用过量非甾体类抗炎药物（阿司匹林）、过量饮酒有关。

3. **急性腐蚀性胃炎**（acute corrosive gastritis） 多由误服强酸强碱或其他腐蚀性化学试剂引起，病变多较严重。胃黏膜常出现坏死、脱落，可累及深层组织，甚至穿孔。

4. **急性感染性胃炎**（acute infective gastritis） 少见，是细菌感染引起的化脓性炎，可由金黄色葡萄球菌、链球菌或大肠埃希菌经血行传播等引起。

二、慢性胃炎

慢性胃炎(chronic gastritis)病因较多,主要有:①幽门螺杆菌(helicobacter pylori,Hp)感染,我国儿童及成人 Hp 感染率在 60％左右,其能分泌尿素酶和细胞毒素相关蛋白等,引起胃黏膜上皮细胞和血管内皮细胞损伤导致慢性胃炎。②长期慢性刺激如急性胃炎反复发作、刺激性食物、长期过度饮酒、吸烟或滥用水杨酸类药物等引起胃黏膜损伤。③自身免疫损伤,患者血液中出现抗壁细胞、抗内因子等自身抗体。④十二指肠液、胆汁反流对胃黏膜屏障的损伤。根据病理组织学改变分以下类型。

1. 慢性浅表性胃炎(chronic superficial gastritis)　为胃黏膜最常见的病变,多发生于胃窦部,呈局灶性或弥漫性分布。胃局部黏膜充血、水肿,有时可有点状出血或散在糜烂,表面可有灰白色或灰黄色分泌物覆盖。光镜下,以黏膜浅层有淋巴细胞和浆细胞浸润为特征,可伴浅层黏膜充血、水肿和表浅上皮坏死脱落。大多数经治疗或合理饮食而痊愈,少数转变为慢性萎缩性胃炎。

2. 慢性萎缩性胃炎(chronic atrophic gastritis)　主要有 A、B 两型,A 型少见,与自身免疫有关,患者血清抗壁细胞抗体和抗内因子抗体阳性,血清胃泌素水平升高,多伴恶性贫血,病变主要在胃体和胃底部。B 型在我国常见,与 Hp 感染、刺激性食物有关,多由浅表性胃炎迁延而来,多见于中年以上,病变主要在胃窦部,无恶性贫血,伴肠上皮化生者有癌变可能。临床上两型患者常表现胃酸减少或缺乏、消化不良、上腹不适等症状。

两型病变基本相同。胃镜下,局部黏膜变薄,皱襞平坦或消失;黏膜下小血管清晰可见,黏膜色泽由正常橘红色变为灰白或灰黄色。光镜下,①病变处黏膜固有层有不同程度的淋巴细胞和浆细胞浸润,常伴有淋巴滤泡形成。②黏膜腺体萎缩,腺体数目明显减少、体积变小。③常出现肠上皮化生(intestinal metaplasia)(图 7-1)。肠上皮化生是指病变处胃黏膜被肠型上皮取代的现象,常发生在胃窦部,病变区胃黏膜上皮出现带纹状缘的吸收上皮细胞、分泌酸性黏液的杯状细胞和潘氏(Paneth)细胞等,可出现细胞异型性。在肠上皮化生中,同时出现分泌唾液酸黏液杯状细胞和吸收上皮细胞者称为完全型化生(即Ⅰ型化生),因其与小肠黏膜相似,又称小肠型化生;只有杯状细胞者为不完全型化生(Ⅱ型化生),不完全性化生又分为胃型化生(Ⅱa型,Ⅱa型不完全化生的柱状细胞分泌中性黏液,杯状细胞分泌唾液酸黏液)和结肠型化生(Ⅱb型,Ⅱb型不完全化生的柱状细胞分泌硫酸黏液,杯状细胞分泌唾液酸黏液)。目前认为不完全型大肠型化生与胃癌发生的关系较密切。此外,在胃底和胃体部腺体的壁细胞、主细胞消失,并被类似于幽门腺的黏液分泌细胞取代,称为假幽门腺化生。

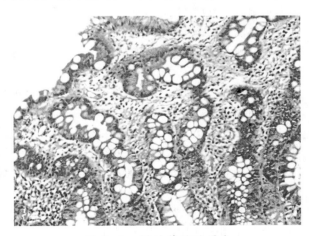

图 7-1　慢性萎缩性胃炎
淋巴细胞浸润伴肠上皮化生

本型胃炎由于胃腺萎缩、壁细胞和主细胞减少或消失,胃液分泌减少,患者可出现食欲不振、消化不良、上腹不适等症状,A 型由于壁细胞破坏明显,内因子缺乏,维生素 B_{12} 吸收障碍,故易出现贫血。萎缩性胃炎伴有肠上皮化生者,可出现一定异型性而发生癌变。

3. **肥厚性胃炎**(hypertrophic gastritis)　亦称 Menetrier 病。病变主要累及胃底和胃体,黏膜层明显增厚,皱襞肥大、加深似脑回状。黏膜表面黏液分泌细胞数量增加,腺体增生、肥大,炎症反应不明显。

4. **疣状胃炎**(gastritis verrucosa)　可见胃窦部黏膜表面有许多结节状、中心有凹陷的痘疹状突起,圆形或卵圆形。光镜下,活动期可有隆起处上皮变性、坏死、糜烂及渗出物。

第二节　消化性溃疡

消化性溃疡(peptic ulcer)又称慢性消化性溃疡或消化性溃疡病,是以胃、十二指肠黏膜形成慢性溃疡为病变特征的常见病。临床上有周期性上腹部疼痛、反酸、嗳气等症状,常反复发作,呈慢性经过。多见于青壮年,十二指肠溃疡较胃溃疡多见,前者占70%,后者占25%,胃与十二指肠同时发生者称复合性溃疡,约占5%。

一、病因和发病机制

消化性溃疡的原因、发病机制较复杂。目前认为主要与胃液的自身消化作用、幽门螺杆菌感染和神经内分泌功能失调等因素有关,其机制可能是胃黏膜的屏障功能破坏后受胃酸和胃蛋白酶自身消化作用引起黏膜损伤,导致溃疡形成。

1. **Hp 感染**　为重要因素,胃溃疡中 Hp 检出率达70%,十二指肠溃疡中几乎达100%。Hp不仅直接导致黏膜上皮损伤,还可以促进胃黏膜中 G 细胞分泌胃泌素,使胃酸分泌增多,增强自身消化作用。此外,Hp 损伤血管内皮,影响黏膜血流,也可降低胃黏膜屏障功能。

2. **黏膜抗消化能力降低**　正常胃和十二指肠黏膜通过胃黏膜分泌的黏液(黏液屏障)、黏膜上皮细胞的脂蛋白(黏膜屏障)保护黏膜不被胃液消化。胃黏膜分泌的黏液覆盖在胃黏膜表面可以避免胃酸和胃蛋白酶与胃黏膜的直接接触,碱性黏液还具有中和胃酸的作用,黏膜上皮细胞的脂蛋白可阻止胃酸中 H^+ 逆向弥散入胃黏膜内。当胃黏液分泌不足或黏膜上皮受损,如长期服用刺激性解热镇痛、抗炎药如阿司匹林、吲哚美辛、布洛芬等,胃液中 H^+ 可直接损伤胃黏膜,还可抑制黏膜前列腺素的合成,影响黏膜血液循环。此外,某些药物、吸烟、饮酒、胆汁反流和慢性胃炎等也可引起黏膜损伤。

3. **胃液的消化作用**　研究表明,消化性溃疡的发病是胃和十二指肠局部黏膜组织被胃酸、胃蛋白酶消化的结果。十二指肠溃疡患者基础胃酸分泌量和最大胃酸分泌量均明显高于正常人。消化性溃疡一般发生于与胃酸有接触的胃和十二指肠,空肠和回肠为碱性环境一般极少发生溃疡,但胃空肠吻合术后,吻合处的空肠则可因胃液的消化作用而形成溃疡。消化性溃疡从不见于胃酸缺乏的患者,如恶性贫血者。上述说明胃液对胃壁的自我消化过程是消化性溃疡形成的原因。

4. **神经、内分泌功能失调**　长期精神紧张、焦虑或情绪波动者大脑皮质功能紊乱,皮质下自主神经功能障碍,可表现为:如迷走神经兴奋性增加,促使胃酸分泌增多,常引起十二指肠溃疡;如迷走神经兴奋性降低,使胃蠕动减弱、食物潴留,引起胃泌素分泌增多、胃酸增多,促进胃溃疡的形成。

5. **遗传因素**　消化性溃疡在某些家族中有高发趋势,可能与遗传有关,如十二指肠溃疡患者中 O 型血者较多。

二、基本病理变化

肉眼观,胃溃疡多位于胃小弯近幽门部,通常为圆形或椭圆形,多为 1 个,直径多在 2 cm 以内(图 7-2)。溃疡边缘整齐,底部平坦,深浅不一。浅者仅累及黏膜下层,深者可达肌层或浆膜层。溃疡近贲门侧较深,呈潜掘状。近幽门侧较浅,呈阶梯状,切面呈斜漏斗状。溃疡表面常覆以灰白或灰黄色分泌物,周围黏膜皱襞呈放射状向溃疡处集中。十二指肠溃疡多发生于十二指肠球部前壁或后壁,直径较小,多在 1 cm 以内,较浅,其形态特点与胃溃疡相似。

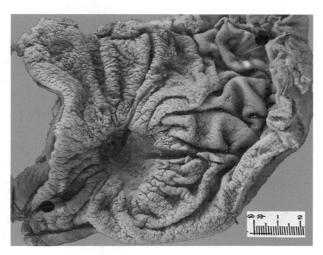

图 7-2　慢性胃溃疡

溃疡为椭圆形,周围黏膜呈放射状

光镜下,活动期溃疡底部由内向外分为 4 层。①渗出层:溃疡底部表层有中性粒细胞和纤维蛋白等少量炎性渗出物覆盖。②坏死层:由坏死组织、细胞碎片构成。③肉芽组织层:坏死深层为新鲜的肉芽组织(图 7-3、图 7-4)。④瘢痕层:为大量增生的纤维组织。在瘢痕组织中可见中、小动

127

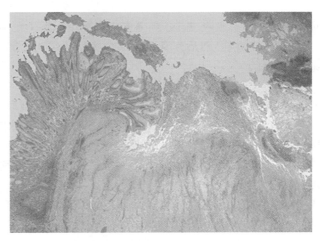

图 7-3　慢性胃溃疡(镜下)

左侧为正常黏膜组织,病变处可见渗出坏死

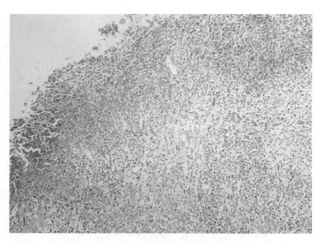

图 7-4　慢性胃溃疡(镜下)

溃疡由内向外可见渗出、坏死和肉芽组织

脉因炎症刺激呈增殖性动脉内膜炎,管壁增厚、管腔狭窄或有血栓形成,这种血管改变虽然可防止血管破裂、出血,但可致血循环障碍而影响局部组织再生和溃疡的修复,故慢性溃疡一般较难愈合,病程长。在溃疡底部神经纤维常发生变性、断裂、增生,呈扭曲状或小球状,形成创伤性神经瘤,是导致疼痛的病理基础。

三、临床病理联系

消化性溃疡的主要临床表现是周期性上腹部疼痛,可呈钝痛、烧灼痛、餐后或饥饿痛,是由于胃酸直接刺激了溃疡局部的神经末梢或引起胃壁平滑肌痉挛所致。胃溃疡发生在餐后 30 min～2 h,下次餐前消失,即餐后痛;十二指肠溃疡常餐后 3～4 h,即胃排空时疼痛,为空腹痛。此外,尚有反酸、嗳气等症状,与胃幽门括约肌痉挛、胃逆蠕动、胃内容物排空受阻和滞留在胃内的食物发酵等因素有关。

四、结局和并发症

(一) 愈合

溃疡处渗出物和坏死组织逐渐被吸收、排除,局部先由肉芽组织增生充填缺损,周围的黏膜上皮再生、覆盖肉芽组织表面而逐步愈合,然后肉芽组织演化为瘢痕组织。部分患者因病因不能去除,溃疡经久不愈,可出现并发症。

(二) 并发症

1. 出血　为最常见的并发症,约 1/3 患者发生,溃疡底部毛细血管破裂引起的少量出血仅表现为大便隐血试验阳性。若大血管破裂可致呕血和黑便,严重者可因失血性休克而死亡。

2. 穿孔　发生率约 5%。由溃疡穿透浆膜所致,尤以十二指肠溃疡多见。穿孔后由于胃及十二指肠内容物漏入腹腔,引起急性弥漫性腹膜炎。如溃疡穿孔较慢,且穿孔前已与邻近器官粘连、包裹,则称慢性穿孔,形成局限性腹膜炎。

3. 幽门狭窄　发生率 3% 左右,因病变处瘢痕收缩引起,使胃内容物难于通过,继发胃扩张,出现胃内容物潴留、反复呕吐、水与电解质失衡等。

4. 癌变(malignant transformation)　发生于长期胃溃疡者约占胃溃疡的 1%,十二指肠溃疡几乎不发生癌变。

第三节　病毒性肝炎

病毒性肝炎(viral hepatitis)是一组由肝炎病毒引起的以肝细胞变性、坏死为主要病变的传染病。根据病毒的类型不同将本病分为甲型(HAV)、乙型(HBV)、丙型(HCV)、丁型(HDV)、戊型(HEV)及庚型(HGV)6种,我国常见的是甲型和乙型。病毒性肝炎在世界范围内均有发病和流行,且发病率有逐渐升高趋势。我国是病毒性肝炎高发区,乙型肝炎表面抗原携带者约1.2亿人,患者中约有1/4的患者最终发展为肝纤维化、肝硬化、肝癌等,对人口健康威胁极大,是我国重点防治的传染病。

一、病因和发病机制

(一)病因和传播途径

各型肝炎病毒和各型肝炎的特点见表7-1。

表7-1　各型肝炎病毒和各型肝炎的特点

病毒	肝炎类型	病毒性质	主要传播途径	潜伏期(周)	主要发病机制	转成慢性肝炎	发生肝癌
HAV	甲型肝炎	RNA	肠道(易爆发流行)	2～6	细胞直接损伤	无	无
HBV	乙型肝炎	DNA	非肠道(分泌物、血液)	4～26	免疫损伤	5%～10%	有
HCV	丙型肝炎	RNA	非肠道(分泌物、血液)	2～26	免疫损伤	>70%	有
HDV	丁型肝炎	缺陷RNA	非肠道(分泌物、血液)	4～7	免疫损伤	<5%	有
HEV	戊型肝炎	RNA	肠道(易爆发流行)	2～8	直接和免疫损伤	很少	无

(二)发病机制

各型肝炎病毒引起肝细胞损伤的机制还不十分清楚,不同类型病毒致病机制、过程也不尽相同。

1. 甲型肝炎病毒(HAV)　引起甲型肝炎,其特点是消化道传播,潜伏期2～6周。HAV通过消化道经门静脉系统到达肝脏,在肝细胞内复制,分泌入胆汁,故粪便中可查到病毒。HAV并不直接引起肝细胞损伤,而是通过细胞免疫机制损伤肝细胞。HAV一般不引起慢性肝炎或病毒携带状态,起病急,大多可痊愈,偶可引起暴发型肝炎。

2. 乙型肝炎病毒(HBV)　引起乙型肝炎,乙型肝炎是我国慢性肝炎的主要类型。HBV主要经血液、血液污染的物品、吸毒或密切接触传播,也可经母婴传播。该病毒感染后在肝细胞内复制,形成的病毒颗粒以发芽的形式释放入血,并在肝细胞表面留下特异性病毒抗原,即乙型肝炎表面抗原(HBsAg)。当病毒入血后,刺激机体免疫系统产生细胞免疫和体液免疫,尤其是$CD8^+$T淋巴细胞导致受感染的肝细胞变性、坏死。在机体免疫功能缺乏或免疫耐受时,病毒在肝细胞内持续存在,成为无症状的病毒携带者。

3. 丙型肝炎病毒(HCV)　引起丙型肝炎,HCV感染是慢性肝炎的重要原因,尤其在西方国家。主要通过血道传播,约3/4患者呈慢性表现,20%患者可发展为肝硬化,部分可发生肝细胞性肝癌。

4. 丁型肝炎病毒(HDV)　为一复制缺陷型RNA病毒,必须依赖HBV复合感染才能复制。

5. 戊型肝炎病毒(HEV)　引起戊型肝炎。主要经消化道传播,可经污染的水源造成流行,主要见于亚洲和非洲等发展中国家。一般预后良好,不导致病毒携带状态和慢性肝炎,但孕妇病死率较高。

6. 庚型肝炎病毒(HGV)   HGV 感染主要发生在透析患者,通过污染的血液或血制品传播,也可经性传播。

二、基本病理变化

各型肝炎病变基本相同,都是以肝细胞的变性、坏死为主,同时伴有不同程度的炎症细胞浸润、肝细胞再生和纤维组织增生。

(一)肝细胞变性及坏死

1. 肝细胞变性

(1)细胞水肿:为病毒性肝炎时最常见的变性,表现为胞质疏松化和气球样变性。早期,肝细胞肿胀、体积大,胞质疏松呈网状(图7-5)。进一步发展,肝细胞肿大呈球形,胞质几乎完全透明。肝窦因受压而变窄。电镜下,肝细胞的内质网扩张呈囊泡状,核蛋白体颗粒脱落,线粒体肿胀、嵴变短或消失。

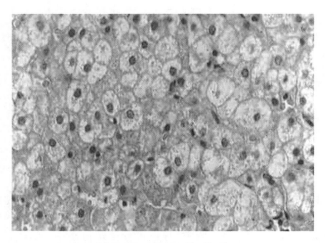

图 7 - 5 肝 细 胞 水 肿
肝细胞胞质疏松透亮呈气球样

(2)嗜酸性变:嗜酸性变多累及单个或数个肝细胞,散在于小叶内。肝细胞胞质水分脱失浓缩,呈强嗜酸性。如进一步发展,除胞质更加浓缩外,胞核也浓缩以致溶解、消失,最后形成深红色均一浓染的圆形小体,称为嗜酸性小体(acidophilic body)。目前认为肝细胞嗜酸性变为肝细胞凋亡的早期改变。

2. 肝细胞坏死   有溶解性坏死和嗜酸性坏死两种类型。肝细胞溶解性坏死(lytic necrosis)最多见,常在严重细胞水肿的基础上发展而来,细胞溶解消失,坏死处常有炎症细胞浸润。嗜酸性坏死是由嗜酸性变发展而来,为单个细胞的死亡。按肝细胞坏死的范围、程度不同,坏死可分为4种。① 点状坏死(spotty necrosis):为肝小叶内单个细胞或数个细胞的坏死,常见于急性普通型肝炎。② 碎片状坏死(piecemeal necrosis):为肝小叶周边部界板区肝细胞的灶状坏死和崩解(图7-6),常见于慢性肝炎。③ 桥接坏死(bridging necrosis):为坏死区在小叶中央静脉与门管区之间或两个小叶中央静脉之间或两个门管区之间形成互相连接的坏死带,常见于中、重度慢性肝炎。④ 亚大块坏死(submassive necrosis)和大块坏死(massive necrosis):指累及大部分或整个肝小叶的融合性坏死,常见于重型肝炎。

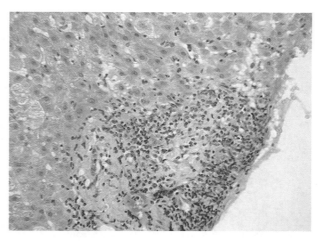

图 7-6 碎片状坏死

肝小叶界板处肝细胞坏死伴炎症细胞浸润

（二）炎症细胞浸润

在门管区或小叶内肝细胞坏死区常有程度不等的炎症细胞浸润，主要是淋巴细胞、巨噬细胞。

（三）肝细胞再生与间质反应性增生

病毒性肝炎可有肝细胞的再生和间质反应性增生。一般急性期不明显，慢性期比较明显，尤其纤维组织的增生使病变逐渐向肝纤维化、肝硬化发展。

1. 肝细胞再生　坏死肝细胞由邻近的肝细胞通过分裂而再生修复，在肝炎恢复期或慢性阶段则更为明显。再生的肝细胞体积较大，核大而深染，可有双核。如坏死较轻，肝细胞可沿网状纤维支架增生，完全恢复原来的结构和功能。如坏死范围大，肝小叶内网状纤维支架塌陷，再生的肝细胞呈结节状排列，称为结节状再生。

2. 间质反应性增生

（1）库普弗（Kupffer）细胞增生肥大：细胞呈梭形或多角形，胞质丰富，突出于窦壁或自壁上脱入窦内成为游走的吞噬细胞，可吞噬细胞碎片和脂褐素。

（2）间叶细胞和成纤维细胞增生：间叶细胞增生、分化与增生的成纤维细胞形成大量的纤维组织，可致肝纤维化和肝硬化形成。

（3）胆小管的增生：见于慢性肝炎，在门管区或增生的纤维组织内。

三、临床病理类型

各型肝炎的临床表现和病理变化基本相同，可分为急性（普通型）和重型两大类。

（一）急性（普通型）肝炎

最常见，分为黄疸型和无黄疸型两种。我国以无黄疸型居多，且多为乙型肝炎，部分见于丙型肝炎。黄疸型肝炎病变稍重，病程较短，多见于甲型、丁型、戊型肝炎。

1. 基本病理变化　肉眼观，肝脏肿胀、质较软、表面光滑。光镜下，肝细胞广泛变性而坏死轻微。变性以肝细胞水肿为主，多为胞质疏松化和气球样变，肝细胞体积增大，排列紊乱和拥挤，肝窦受压。坏死较轻多为点状（图 7-7），有时可见肝细胞嗜酸性变或嗜酸性小体形成。汇管区及肝小叶内有轻度的炎症细胞浸润。黄疸型者坏死灶稍多、稍重，毛细胆管管腔中有胆栓形成。

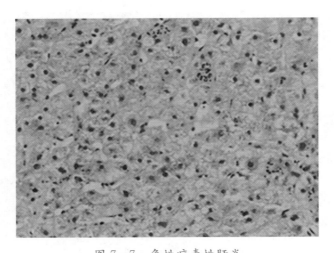

图 7-7　急性病毒性肝炎

肝细胞弥漫性胞质疏松化,少数肝细胞嗜酸性变,点状坏死区炎症细胞浸润明显

2. 临床病理联系　弥漫性肝细胞水肿使肝体积增大,被膜紧张,引起肝区疼痛或压痛;肝细胞坏死细胞内酶释放入血,血清谷丙转氨酶(SGPT)升高;同时引起不同程度肝功能异常;病变严重时肝细胞摄取、结合和分泌胆红素障碍,加之毛细胆管受压或有胆栓形成可引起黄疸。

3. 结局　急性肝炎大多在半年内恢复,点状坏死肝细胞可完全再生修复。部分乙型、丙型肝炎恢复较慢,其中乙型肝炎中5%～10%、丙型肝炎中大部分可转为慢性肝炎。

(二) 慢性(普通型)肝炎

病毒性肝炎病程持续在半年以上者为慢性肝炎。根据炎症、坏死和纤维化程度不同分为轻、中、重度3型。

1. 轻度慢性肝炎　肝细胞点状坏死,偶见轻度碎片状坏死,汇管区慢性炎症细胞浸润、少量纤维组织增生,肝小叶结构完整。

2. 中度慢性肝炎　肝细胞变性、坏死较明显,中度碎片状坏死及特征性的桥接坏死。小叶内有纤维条索连接成间隔,但小叶结构大部分保存。

3. 重度慢性肝炎　重度碎片状坏死及大范围桥接坏死。坏死区出现肝细胞不规则再生,纤维间隔伸入并分割肝小叶结构。晚期纤维条索进一步相互连接,逐步发展为肝硬化。

若慢性肝炎在原有病变基础上重新出现大片肝细胞坏死可发展为重型肝炎。

毛玻璃样细胞:多见于HBsAg携带者及慢性肝炎患者的肝组织。光镜下,可见肝细胞质内充满嗜酸性细颗粒状物质,不透明,似毛玻璃样,故称毛玻璃样肝细胞(图7-8)。

(三) 重型病毒性肝炎

1. 急性重型肝炎　少见,起病急骤,病程短,病死率高,大多在10余日内死亡。临床上又称为暴发型或电击型肝炎。

(1) 基本病理变化:光镜下,肝细胞广泛而严重的坏死,坏死多自小叶中央向四周扩展,仅小叶周边部残留少数变性的肝细胞,残留的肝细胞无明显再生现象。肝窦破裂出血或明显扩张充血;Kupffer细胞增生肥大、吞噬细胞碎屑及色素;小叶内及门管区有淋巴细胞和巨噬细胞为主的炎症细胞浸润(图7-9)。肉眼观,肝脏体积显著缩小,尤以左叶为甚,重量减至600～800 g,质地柔软,被膜皱缩;切面呈黄色或红褐色,又称急性黄色肝萎缩或急性红色肝萎缩。

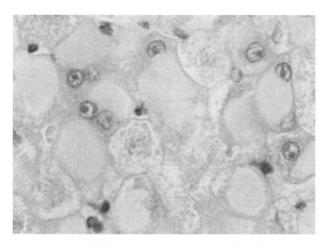

图 7-8 毛玻璃样肝细胞

肝细胞胞质均质红染,细胞核被挤到细胞的一侧

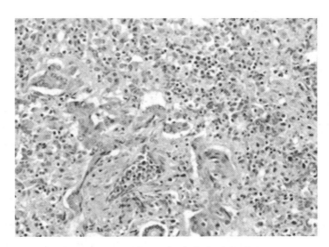

图 7-9 急性重型病毒性肝炎

肝细胞大块坏死

(2) 临床病理联系:大量肝细胞溶解坏死,可导致:①胆红素大量入血而引起严重肝细胞性黄疸;②凝血因子合成障碍导致出血倾向;③肝解毒功能障碍导致肝性脑病。此外,由于胆红素代谢障碍和血循环障碍等,还可导致肾功能衰竭(肝肾综合征 hepatorenal syndrome)。

(3) 结局:多数在短期内死亡,死因主要为肝功能衰竭(肝性脑病),其次为消化道大出血或急性肾功能衰竭、DIC 等。少数可渡过急性期而迁延为亚急性重型肝炎。

2. 亚急性重型肝炎 起病较急性重型肝炎稍缓,病程可达 1 至数个月。多数由急性重型肝炎迁延而来,少数由急性(普通型)肝炎恶化而来。

光镜下,既有大片肝细胞坏死,又有肝细胞结节状再生。由于坏死区网状纤维支架塌陷、胶原化,致使残存及再生的肝细胞呈不规则结节状排列,丧失了原有小叶的结构和功能。结节间可见明显的炎症细胞浸润。小叶周边部胆小管增生并可有胆汁淤积形成胆栓。肉眼观,肝体积缩小,被膜皱缩,呈黄绿色(亚急性黄色肝萎缩)。

此型肝炎如及时治疗有停止进展和治愈可能。病程迁延较长(如1年)者,则逐渐过渡为坏死后性肝硬化。病情进展者可发生肝功能衰竭。

第四节　肝　硬　化

肝硬化(liver cirrhosis)是一种常见的慢性、进行性、弥漫性肝脏疾病,是由多种原因引起的肝细胞弥漫性变性坏死,继而纤维组织增生和肝细胞结节状再生,这3种病变反复交错进行,导致肝小叶结构破坏和肝内血液循环逐渐被改建,使肝脏体积缩小、变形、变硬,称为肝硬化。一般早期可无明显症状,后期则有不同程度的肝门静脉高压和肝功能障碍。

肝硬化病因、发病机制复杂,病变多样。国际上按形态将肝硬化分为小结节型(结节直径<3 mm)、大结节型(结节直径>3 mm)、大小结节混合型和不全分隔型肝硬化(为肝内小叶结构尚未完全改建的早期硬化),我国常结合病因、病变特点和临床表现将肝硬化分为门脉性、坏死后性、胆汁性、淤血性、寄生虫性肝硬化等,以上除坏死后性肝硬化相当于大结节和大小结节混合型外,其余均相当于小结节型。其中,门脉性肝硬化最常见,其次为坏死后性肝硬化,其他类型较少见。

一、门脉性肝硬化

门脉性肝硬化(portal cirrhosis)相当于小结节型肝硬化,为各型肝硬化中最常见的类型。

(一)病因和发病机制

1. 病毒性肝炎　是我国门脉性肝硬化的主要原因,尤其是乙型和丙型慢性病毒性肝炎。

2. 慢性酒精中毒　长期酗酒是引起肝硬化的另一重要原因,尤其在欧美国家。乙醇及其在体内代谢过程中产生的乙醛对肝细胞有直接毒性作用,使肝细胞脂肪变性而进展为肝硬化。

3. 营养缺乏　食物中长期缺乏胆碱或蛋氨酸类营养物质,使肝脏将脂肪酸合成磷脂的功能障碍,肝内脂肪堆积致肝细胞脂肪变性,逐渐发展为肝硬化。

4. 毒物中毒　某些化学毒物如砷、四氯化碳、黄磷等慢性中毒可引起肝硬化。

进行性纤维组织增生是肝硬化发病的关键环节,而肝实质的破坏是肝纤维化的前提。上述各种因素不断引起肝细胞变性、坏死,肝小叶结构破坏和局部炎症反应,若长期作用、反复发作,可导致肝内广泛的胶原纤维增生。胶原纤维主要来自增生的成纤维细胞、肝星形细胞和肝细胞坏死时局部网状纤维塌陷融合而成。初期增生的纤维组织形成小的条索,但肝小叶结构完整,称为纤维化,为可复性病变。若病变继续发展,小叶中央区和门管区纤维条索连成纤维间隔并包绕和分割原有或再生的肝细胞团形成假小叶,最终使肝小叶结构破坏和肝内血管系统被改建而形成肝硬化。

(二)基本病理变化

肉眼观,早、中期肝体积正常或稍增大,质地正常或稍硬。后期肝体积缩小,重量减轻,由正常的1 500 g减至1 000 g以下,硬度增加。表面与切面呈弥漫性颗粒状或小结节状,大小较一致,结节直径一般不超过1 cm(图7-10),弥漫于全肝。切面见小结节周围为增生的纤维组织条索或间隔包绕(图7-11)。

光镜下,①正常肝小叶结构被破坏,由广泛增生的纤维组织将肝小叶分割包绕成大小不等、圆形或椭圆形的肝细胞团,称为假小叶(pseudolobule)(图7-12)。假小叶内肝细胞排列紊乱,可有变性、坏死及再生现象。再生的肝细胞体积较大,核大、染色较深,常出现双核细胞。小叶内中央静脉缺如、偏位或有两个以上,或有门管区被包绕在小叶内。②假小叶周围增生的纤维组织中有数量不等的淋巴细胞和单核细胞浸润,胆小管受压而出现胆汁淤积现象,同时也可见到新生的胆小管。

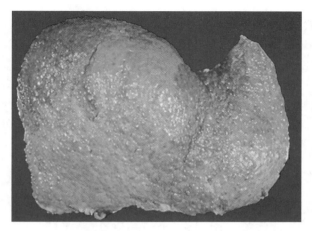

图 7 - 10　门脉性肝硬化

肝脏体积缩小,重量减轻,表面呈结节状,结节直径在 0.5 cm 以内

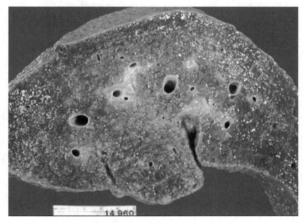

图 7 - 11　门脉性肝硬化

肝小叶被增生的纤维组织分割包绕形成大小不等的肝细胞团,即假小叶

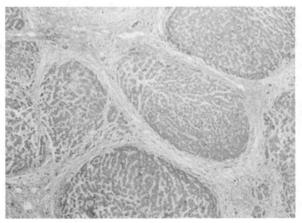

图 7 - 12　门脉性肝硬化

肝小叶被增生的纤维组织分割包绕形成大小不等的肝细胞团,即假小叶

（三）临床病理联系

1. **门脉高压症**（portal hypertension）　主要是由于肝脏正常结构被破坏，肝内血液循环被改建所致。其主要机制为（图 7-13）：①肝内广泛纤维组织增生，使肝窦闭塞或窦周或中央静脉周围纤维化，使肝门静脉循环受阻（窦性阻塞）。②假小叶压迫小叶下静脉，使肝窦内血液流出受阻（窦后性阻塞）。③肝内肝动脉小分支与肝门静脉小分支在汇入肝窦前形成异常吻合，使高压力的动脉血液流入肝门静脉内（窦前吻合）。④肝内血管系统受破坏而血管床减少，使肝门静脉压升高。肝门静脉压升高后，患者常出现以下临床症状和体征。

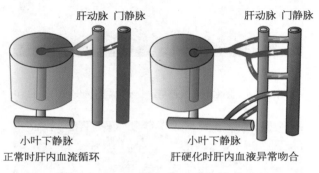

图 7-13　门静脉高压形成模式图

（1）脾肿大（splenomegaly）：门脉高压使脾静脉回流受阻，而致脾慢性淤血肿大。有 70%～85% 的肝硬化患者有脾肿大，多在 500 g 以下，少数可达 800～1 000 g，质地变硬，被膜增厚，切面呈暗红色。患者可因脾功能亢进而出现贫血、白细胞和血小板减少。

（2）胃肠淤血、水肿：门静脉压力增高，使胃肠静脉回流受阻而致胃肠壁淤血、水肿，影响消化、吸收功能，患者出现腹胀、食欲不振、消化不良等症状。

（3）腹水（ascites）：在晚期出现，为淡黄色透明的漏出液，量较大，以致腹部明显膨隆。腹水形成原因主要有：①门静脉压力增高使门静脉系统毛细血管内压升高，液体漏入腹腔。②肝细胞合成白蛋白功能降低和消化不良使营养物质吸收障碍均可形成低蛋白血症，致血浆胶体渗透压降低，促进腹水形成。③肝功能障碍使肝脏对激素的灭活功能降低，体内醛固酮、抗利尿激素在血中水平升高，而致水钠潴留。④肝内广泛纤维化，使肝窦阻塞、窦内压升高，肝淋巴液生成增多，自肝包膜漏入腹腔。

（4）侧支循环形成：门静脉压力增高使门静脉系统血液回流受阻，促使体内门-体静脉之间吻合支代偿性扩张，致部分门静脉血绕过肝脏经吻合支直接通过上、下腔静脉回到右心。主要的侧支循环（图 7-14）和并发症如下。①食管下段静脉丛曲张：门静脉血经胃冠状静脉、食管下段静脉丛、奇静

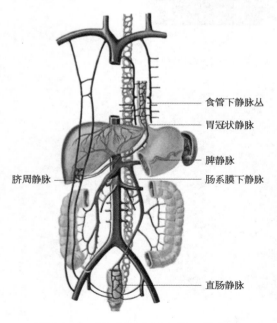

食管下静脉丛

胃冠状静脉

脾静脉

脐周静脉

肠系膜下静脉

直肠静脉

图 7-14　肝硬化时侧支循环模式图

脉入上腔静脉,常致食管下段静脉丛曲张。当腹压增高或食入粗糙食物时易破裂而引起上消化道大出血,是肝硬化患者常见的死亡原因之一。②直肠静脉丛曲张:门静脉血经肠系膜下静脉、直肠静脉丛、髂内静脉进入下腔静脉,引起直肠静脉丛曲张,形成痔疮,破裂可出现便血。③脐周、腹壁浅静脉曲张:门静脉血经附脐静脉、脐周静脉丛,向上经胸腹壁静脉丛进入上腔静脉,向下经腹壁下静脉进入下腔静脉,引起胸腹壁浅静脉曲张,出现"海蛇头"现象。

2. 肝功能不全　主要是肝细胞长期反复受损伤所致。

(1) 对雌激素的灭活功能减弱:体内雌激素水平增高,出现男性睾丸萎缩、乳腺发育,女性月经不调、不孕等。颈、面、上胸部、前臂皮肤小动脉末梢扩张形成蜘蛛痣;手掌大、小鱼际和指尖部血管扩张呈鲜红色,称肝掌。

(2) 出血倾向:常有鼻衄、牙龈出血及皮下淤斑等。主要由于肝脏合成凝血因子减少及脾肿大、脾功能亢进、血小板破坏过多所致。

(3) 胆色素代谢障碍:因肝细胞坏死及肝内胆管胆汁淤积而出现肝细胞性黄疸,多见于肝硬化晚期。

(4) 蛋白质合成障碍:肝细胞损伤合成白蛋白的功能降低,使血浆白蛋白减少。同时,由于从胃肠道吸收的一些抗原性物质不经肝细胞处理,直接经过侧支循环进入体循环,刺激免疫系统合成球蛋白增多,出现血浆白/球蛋白比值降低甚至倒置现象。

(5) 肝性脑病(肝昏迷):是肝功能极度衰竭的结果,主要由于肠内含氮物质不能在肝内解毒而引起的氨中毒,是导致肝硬化患者死亡的又一重要原因。

(四) 结局

门脉性肝硬化时肝组织结构已被增生的纤维组织改建,不易完全恢复原来的结构和功能,但肝组织有强大的代偿能力,只要及时治疗,可使病变处于相对稳定状态。如病变持续进展,晚期可出现严重的门静脉高压、肝功能衰竭,患者可因肝昏迷、食管下段静脉丛曲张破裂引起的消化道大出血或合并肝癌及感染而死亡。

二、坏死后性肝硬化

坏死后性肝硬化(postnecrotic cirrhosis)相当于大结节型和大小结节混合型肝硬化,是在肝实质细胞发生大片坏死的基础上形成的,预后较差。多由亚急性重型肝炎迁延而来,慢性肝炎反复出现严重坏死者、戊型重型暴发型肝炎存活者也可转变为坏死后性肝硬化。此外,药物及化学物质中毒也可引起坏死后性肝硬化。

肉眼观,肝体积缩小,重量减轻,质地变硬。肝脏表面结节较大且大小不等,最大结节直径可达 6 cm;切面见结节周围纤维间隔较宽,且厚薄不均,结节呈黄绿或黄褐色(图7-15)。光镜下,正常肝小叶结构大多破坏、消失,代之以大小不等的假小叶;假小叶内肝细胞常有不同程度的变性、坏死和胆色素沉着;假小叶间的纤维间隔较宽且厚薄不均,其

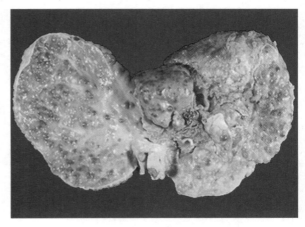

图 7-15　坏死后性肝硬化
结节大小不等

137

中炎症细胞浸润、胆小管增生均较显著。

坏死后性肝硬化因肝细胞坏死较严重,病程较短,多因肝昏迷而死亡,但门脉高压较轻而且出现较晚。此外,本型肝硬化癌变率较高。

三、胆汁性肝硬化

胆汁性肝硬化(biliary cirrhosis)是因胆道阻塞,胆汁淤积而引起的肝硬化,较少见,分为原发性和继发性两类。

原发性胆汁性肝硬化是一种慢性胆管破坏导致的进行性瘀胆疾病,又称慢性非化脓性破坏性胆管炎,病因不明,可能与自身免疫反应有关,我国很少见。继发性胆汁性肝硬化常见原因为胆道系统阻塞,如胆石、肿瘤(胰头癌、Vater 壶腹癌)等对肝外胆道的直接阻塞或外在压迫。儿童患者多因肝外胆道先天闭锁、总胆管囊肿等所致。

早期肝体积常轻度增大,后期缩小,表面平滑或呈细颗粒状,硬度中等,呈深绿或绿褐色,相当于国际分类的不全分割型肝硬化。光镜下,原发性胆汁性肝硬化,小叶间及间隔中胆管破坏、消失,纤维组织增生并分隔肝小叶。继发性胆汁性肝硬化,肝细胞因明显瘀胆而变性坏死,坏死肝细胞体积增大,胞质疏松呈网状、核消失,称为网状或羽毛状坏死。毛细胆管淤胆、胆栓形成。门管区胆管扩张及胆小管增生,纤维组织增生和小叶的改建远较门脉性及坏死后性肝硬化为轻。

(李瑞琴)

第八章

泌尿系统疾病

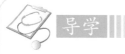

掌握：肾小球肾炎的概念、基本病理变化,各型肾小球肾炎的病理变化和临床病理联系;肾盂肾炎的概念。

熟悉：肾小球肾炎的病因和发病机制;肾盂肾炎的基本病理变化和临床病理联系。

了解：各型肾小球肾炎的结局;肾盂肾炎的病因、发病机制及结局。

泌尿系统由肾脏、输尿管、膀胱和尿道组成。肾脏通过尿液的生成和排出,在排泄代谢产物和毒物的同时,调节水、电解质和酸碱平衡;肾脏还具有内分泌功能,可分泌肾素、促红细胞生成素、前列腺素和 $1,25$ -二羟维生素 D_3 等多种生物活性物质,参与血压的调节、红细胞生成和钙的吸收等。肾脏的基本结构和功能单位是肾单位,由肾小球和与之相连的肾小管构成。在正常情况下,肾脏具有强大的储备代偿能力,只有在发生严重损伤时,才会出现肾功能障碍及一系列病理过程,临床表现为尿的异常,代谢产物蓄积,水、电解质、酸碱平衡紊乱和相关内分泌功能障碍等综合征。

本章主要介绍肾小球肾炎、肾盂肾炎和肾功能衰竭。

第一节　肾小球肾炎

肾小球肾炎(glomerulonephritis, GN)是指以肾小球损害为主的超敏反应性炎症性疾病,临床主要表现有尿量异常、血尿、蛋白尿、管型尿、水肿和高血压等,是导致肾功能衰竭的最常见原因。肾小球肾炎可分为原发性和继发性两大类,原发性肾小球肾炎是指原发于肾脏并以肾小球病变为主的独立性疾病,而继发性肾小球肾炎则是指某些全身性疾病(如系统性红斑狼疮、高血压病、糖尿病等)所并发的肾小球损害。本节仅介绍原发性肾小球肾炎。

肾小球由血管球和肾球囊构成(图 8-1)。襻状盘曲的毛细血管网组成血管球,有血管进出的部位称为血管极,与近曲小管连接的部位称为尿极(图 8-2)。入球动脉从血管极进入血管球后分成 4～5 个初级分支,每个分支再分出吻合成网状的毛细血管襻,构成小叶或节段,每个小叶的毛细血管汇聚成微动脉,后者再汇合成出球动脉,从血管极出肾小球。肾小球滤过膜由毛细血管内皮细胞、肾小球基膜(glomerular basement membrane, GBM)、球囊脏层上皮细胞(足细胞)3 层结构组成(图 8-2),均带有丰富的负电荷,其滤过作用受滤过膜形态结构及所带电荷的双重调节。因此,在正常情况下,肾小球滤过膜对带负电的血浆蛋白分子具有排斥作用。

139

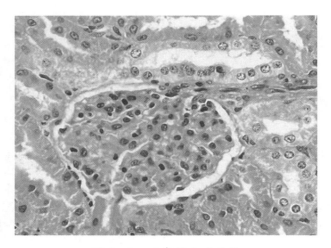

图 8-1　正常肾小球结构

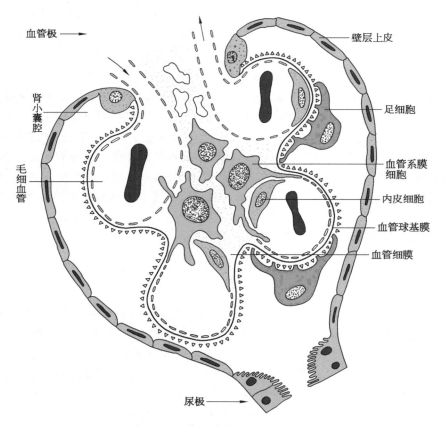

图 8-2　肾小球超微结构模式图

　　毛细血管间的血管系膜构成小叶的中轴,由系膜细胞和系膜基质组成,具有支持作用。系膜细胞具有收缩、吞噬功能,并能合成基质和胶原,在某些肾小球病变时系膜细胞可出现增生。

　　肾球囊又称为鲍曼囊,内层为脏层上皮细胞,外层为壁层上皮细胞。

一、病因和发病机制

肾小球肾炎的病因和发病机制尚未完全阐明,但大量肾活检及实验性肾小球肾炎的研究表明,大多数肾小球肾炎由免疫因素引起,主要发病机制是由抗原抗体反应引起的超敏反应性疾病。

(一)病因

引起肾小球肾炎的抗原种类很多,根据来源分为两大类。

1. 内源性抗原

(1)肾性抗原:指肾小球的某些结构成分,如肾小球 GBM 抗原、足细胞的足突抗原和系膜细胞的膜抗原等。

(2)非肾性抗原:如 DNA、核抗原、免疫球蛋白和肿瘤抗原等。

2. 外源性抗原　主要为生物性病原体(细菌、病毒、寄生虫和真菌等)感染的产物、异种血清蛋白和药物等。

(二)发病机制

肾小球肾炎的发病与免疫复合物在局部沉积和形成有关,抗原抗体复合物随后通过补体-白细胞介导的机制产生炎症介质,引起肾小球的损伤。

1. 免疫复合物的形成方式(图 8-3)

(1)循环免疫复合物沉积:由非肾小球性的内源性抗原或外源性抗原刺激机体产生相应抗体,抗体和抗原在血液循环中形成免疫复合物,随血液流经肾小球时,沉积于肾小球,随即激活补体而造成免疫性损伤,属Ⅲ型超敏反应。免疫复合物随其分子量大小、所带电荷性质和滤过膜的通透性改变等的不同,可沉积在系膜区、内皮下(内皮细胞与 GBM 间)和上皮下(足细胞和 GBM 间)等不同部位。免疫荧光检查相应部位有颗粒状免疫复合物或补体沉积,免疫复合物在电镜下表现为高电子致密物质。

(2)原位免疫复合物形成:肾小球内固有的或植入的抗原成分刺激机体产生抗体,抗体流经肾小球时,在局部与抗原结合,形成抗原抗体复合物,并激活补体而造成肾小球损伤,此类抗原目前分为 3 类。①GBM 抗原:其形成可能是由于感染或其他因素,使 GBM 结构发生改变,或病原微生物与 GBM 成分有共同抗原性而引起交叉反应。免疫荧光检查可见抗体沿 GBM 呈连续的线性荧光。②植入性抗原:外源性或内源性非肾性抗原与肾小球内固有成分结合形成植入性抗原,刺激机体形成相应抗体。免疫荧光检查通常显示为不连续的颗粒状荧光。③其他抗原:典型代表是用近曲小管刷状缘成分免疫大鼠,使之产生抗刷状缘抗体引起的实验大鼠 Heymann 肾炎,其病变与人类膜性肾小球肾炎相似,故常用于复制人类膜性肾病的自身免疫病模型。因刷状缘与足突膜具有共同抗原性,抗体在 GBM 外侧与足突膜抗原结合,免疫荧光检查显示不连续的细颗粒状荧光,电镜检查显示上皮细胞与 GBM 间有许多小块状电子致密物沉积。

2. 引起肾小球损伤的介质　免疫复合物的存在对肾组织并无直接损伤作用,在此基础上激活炎症细胞和释放炎症介质才会导致肾小球损伤;而炎症细胞和炎症介质之间相互作用形成复杂的效应网络,共同参与肾小球的损伤。

除免疫复合物介导的肾小球损害外,许多研究证实,Ⅱ型超敏反应(抗体依赖性细胞毒反应)、细胞免疫反应也可能参与肾小球肾炎的发病,如抗系膜细胞抗原的抗体可致系膜溶解及系膜细胞增生,致敏 T 淋巴细胞释放细胞因子也可引起肾小球的损伤。

二、基本病理变化

通过肾穿刺对肾组织进行病理学检查在肾小球疾病的诊断方面意义重大。因肾小球肾炎为

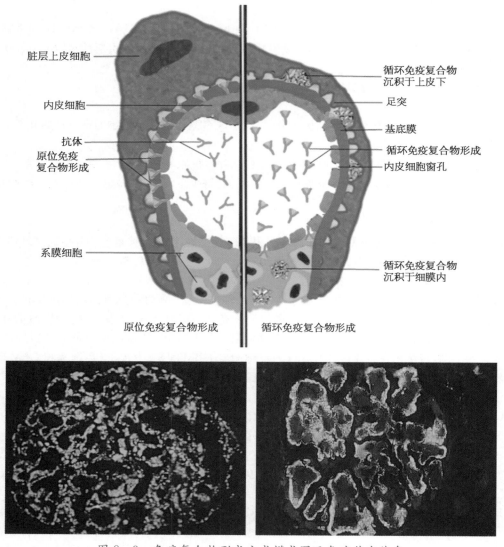

图 8-3　免疫复合物形成方式模式图及免疫荧光染色

左下图示不连续之颗粒状荧光；
右下图示连续之线性荧光

超敏反应引起的炎症,故除常规病理切片伊红-苏木素染色(HE 染色)外,还需要特殊染色如过碘酸- Schiff(PAS)染色、过碘酸六胺银(PASM)和 Masson 三色染色和免疫荧光、免疫酶标等检测技术,透射电镜被用来观察超微结构改变和免疫复合物沉积状况和部位。

　　肾小球肾炎的基本病理变化以增生为主,增生性病变表现为:

　　1. 肾小球固有细胞数目增多　　以肾小球 GBM 为界限,将固有细胞数目增多分为两种情况。①毛细血管内增生:指内皮细胞和系膜细胞增生,可导致毛细血管腔狭窄或闭塞。②毛细血管外增生:主要为球囊壁层上皮细胞增生,可形成新月体(图 8-4)。

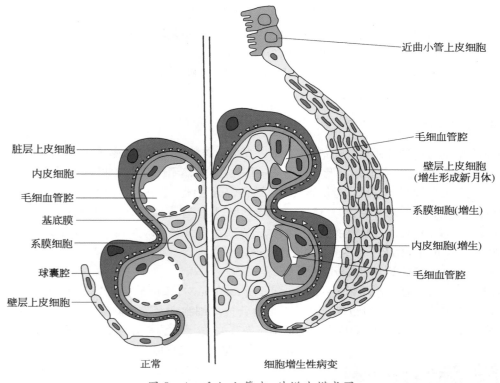

近曲小管上皮细胞

毛细血管腔

壁层上皮细胞
(增生形成新月体)

系膜细胞(增生)

内皮细胞(增生)

毛细血管腔

脏层上皮细胞

内皮细胞

毛细血管腔

基底膜

系膜细胞

球囊腔

壁层上皮细胞

正常   细胞增生性病变

图 8-4 毛细血管内、外增生模式图

2. GBM 增厚和断裂 表现为毛细血管壁变厚。电镜观察病变可以是 GBM 本身变厚,或由内皮下、上皮下或 GBM 内免疫复合物沉积所致。

3. 玻璃样变和硬化 玻璃样变通常由内皮细胞损伤和毛细血管损伤引起,HE 染色肾小球显示为均质嗜酸性物质沉积,其内固有细胞减少甚至消失。硬化主要特点为系膜区和(或)毛细血管襻细胞外胶原数量增多。肾小球玻璃样变和硬化为各种肾小球肾炎发展的最终结果。

作为炎症性疾病,在病变部位也可以见到渗出和变质的病变表现。渗出性病变主要表现为血浆蛋白、纤维蛋白和中性粒细胞、单核细胞等炎症细胞的渗出,渗出物可浸润于肾小球和肾间质内,也可渗入球囊腔随尿排出。变质性病变表现为肾小管上皮细胞可发生各种变性,也可见毛细血管壁发生纤维素样坏死,有时伴有微血栓形成。

三、临床表现

各型肾小球肾炎引起临床上出现不同的症状和体征,并形成具有结构和功能联系的综合征。肾小球肾炎的临床表现与病理类型有密切的关系,但也并非完全对应,主要的临床表现有以下几个类型。

1. 急性肾炎综合征 多见于毛细血管内增生性肾小球肾炎。起病急,常表现为明显的血尿,轻到中度的蛋白尿和水肿,并出现高血压,严重者出现肾功能不全。

2. 急进性肾炎综合征 主要见于新月体性肾小球肾炎。起病急,进展快,在出现血尿、蛋白尿等尿的改变后,迅速出现少尿或无尿,伴氮质血症,并发展为急性肾功能衰竭。

143

3. 肾病综合征　多见于膜性肾病和肾小球微小病变,主要表现为大量蛋白尿(尿中蛋白质量达到或超过 3.5 g/d)、低蛋白血症、严重水肿和高脂血症。

4. 无症状性血尿或蛋白尿　主要见于 IgA 肾病和部分系膜增生性肾小球肾炎,临床表现为持续或反复发生的肉眼血尿或镜下血尿,可伴有轻度蛋白尿。

5. 慢性肾炎综合征　为各型肾炎终末阶段的表现,缓慢出现肾功能衰竭的症状,主要表现为多尿、夜尿、低比重尿、高血压、贫血、氮质血症和尿毒症等。

四、常见病理类型

根据病变的肾小球的数量和比例,肾小球肾炎分为弥漫性(超过 50％肾小球受累)和局灶性(少于 50％受累)两大类;根据病变肾小球受累毛细血管襻的范围,又分为球性(累及肾小球的全部或大部分毛细血管襻)和节段性(指仅累及肾小球内部分毛细血管襻)。原发性肾小球肾炎类型有毛细血管内增生性肾小球肾炎、新月体性肾小球肾炎、膜性肾小球肾炎、微小病变性肾小球肾炎、局灶性节段性肾小球硬化、膜增生性肾小球肾炎、系膜增生性肾小球肾炎、IgA 肾病和慢性硬化性肾小球肾炎等,下面介绍几种常见的原发性肾小球肾炎。

(一) 毛细血管内增生性肾小球肾炎

毛细血管内增生性肾小球肾炎(endocapillary proliferative glomerulonephritis)又称急性弥漫性增生性肾小球肾炎,增生的细胞以肾小球毛细血管内皮细胞和系膜细胞为主。本型肾炎多见于 5～14 岁儿童,成人也有发生,病因多与链球菌感染有关,故又称为链球菌感染后肾小球肾炎,其发病机制与细菌感染后形成抗原抗体复合物在肾小球内沉积有关,是临床最常见的类型,主要表现为急性肾炎综合征,患者大多预后良好。

1. 基本病理变化

(1)肉眼观:双侧肾脏轻到中度肿大,被膜紧张,表面光滑充血,呈红色,故称大红肾;有的病例肾脏表面及切面出现散在的小出血点,又称为蚤咬肾(图 8-5)。

(2)光镜下:病变累及双侧肾脏绝大多数肾小球(超过 50％),肾小球体积增大,内皮细胞和系膜细胞增生(图 8-6),内皮细胞肿胀,同时伴有中性粒细胞、单核细胞浸润。以上病变使毛细血管腔狭窄或闭塞,肾小球缺血。严重时毛细血管壁可发生节段性纤维素样坏死,引起血管破裂出血。肾近曲小管上皮细胞因缺血发生变性,肾小管管腔内可见蛋白质、白细胞、红细胞而形成的管型,肾间质充血、水肿并见有少量炎症细胞浸润。

(3)免疫荧光及电镜检查:免疫荧光检查肾小球内常见 IgG、IgM 和补体 C3 沉积,呈现不连续的颗粒状荧光。电镜下,多在脏层上皮细胞与 GBM 之间显示电子密度较高的沉积物,通常呈驼峰状,沉积物也可位于内皮下、GBM 内或系膜区。

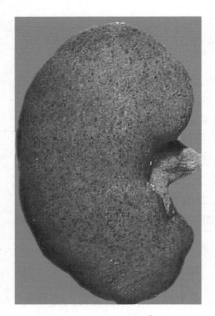

图 8-5　毛细血管内增生性肾小球肾炎
(大红肾或蚤咬肾)

2. 临床病理联系　临床常表现为急性肾炎综合征。

(1)尿的变化:表现为少尿或无尿、蛋白尿、血尿和管型尿。①少尿或无尿:由于肾小球毛细血管内皮细胞和系膜细胞增生、肿胀,使毛细血管管腔受压、狭窄或阻塞,导致肾小球缺血,肾小球滤

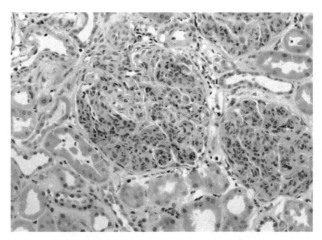

图 8-6 毛细血管内增生性肾小球肾炎

肾小球体积增大,细胞数量增多

过率降低,而肾小管重吸收功能尚正常。②血尿、蛋白尿:肾小球 GBM 受损导致滤过膜通透性增加,红细胞、血浆蛋白漏出至球囊腔内随尿排出。血尿出现较早,蛋白尿一般不严重。③管型尿:漏出到球囊腔内的蛋白质、红细胞、白细胞等成分,随原尿在肾小管内浓缩、凝集而形成管型,随尿排出称为管型尿。

（2）水肿:由肾小球缺血使肾小球滤过率降低,钠水潴留而引起,也可能与超敏反应引起毛细血管壁通透性增加有关。水肿出现较早,轻者晨起眼睑水肿,重者可发生全身水肿。

（3）高血压:其形成原因主要与钠水潴留,引起血容量增加有关。血浆肾素水平一般不增高。

3. 结局 儿童患者预后良好,绝大多数患者病变可逐渐消退,临床症状可以消失,不到 1% 的患儿可转化为新月体性肾小球肾炎,少数患儿病情缓慢进展为慢性肾小球肾炎。持续大量蛋白尿表明预后不佳。成人患者预后较差,较易转变为慢性肾小球肾炎。

（二）新月体性肾小球肾炎

新月体性肾小球肾炎(crescentic glomerulonephritis)病理改变以肾球囊壁层上皮细胞增生(毛细血管外增生)形成新月体为特征。本病为一组由不同病因引起,病情发展急速的肾小球肾炎,有肾外改变或已知原发病者为继发性,约有 50% 为原发性,大部分病例由免疫损伤引起,多见于中青年。临床上由蛋白尿、血尿等改变迅速发展为少尿和无尿,肾功能进行性障碍,如不及时治疗,常在数周至数月内因急性肾功能衰竭而死亡,故又称为快速进行性肾小球肾炎,预后差。

1. 基本病理变化

（1）肉眼观:双肾肿大,颜色苍白,皮质表面可见散在点状出血,切面见肾皮质增厚。

（2）光镜下:双侧肾脏 50% 以上肾小球内有新月体形成(图 8-7)。新月体主要由增生的球囊壁层上皮细胞和渗出的单核细胞构成,细胞成分之间可见渗出的纤维蛋白,以上成分在球囊壁层呈新月状或环状分布,早期新月体为细胞性新月体,随着新月体内纤维成分增多而逐渐转变为纤维性新月体。新月体形成使肾小球球囊腔狭窄或闭塞,并压迫毛细血管球,使其萎缩、纤维化和玻璃样变性,最终导致肾小球功能丧失。

肾小管上皮细胞可发生萎缩、变性,肾间质可见水肿和炎症细胞浸润。

（3）免疫荧光及电镜检查:免疫荧光检查可见部分病例 IgG 和补体 C3 沿肾小球毛细血管呈连续的线形荧光或颗粒状荧光,另有一些病例免疫荧光检查为阴性。电镜下,可见 GBM 呈局灶性断

145

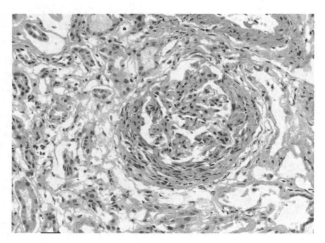

图 8-7　新月体性肾小球肾炎

细胞性新月体

裂或缺损。目前认为,GBM 损伤使血浆纤维蛋白原渗入到球囊腔内形成纤维素继而刺激壁层上皮细胞增生形成新月体。

2. 临床病理联系　表现为快速进行性肾炎综合征,临床发病时表现常与急性肾炎综合征相似,但病情进展迅速。

(1) 尿的变化:表现为明显血尿、中度蛋白尿,并迅速出现少尿、无尿。由于肾小球 GBM 缺损,使大量红细胞和血浆蛋白漏出导致血尿、蛋白尿;因弥漫性新月体形成,肾球囊腔闭塞进而肾小球纤维化,使肾小球滤过面积迅速减少导致少尿、无尿。

(2) 氮质血症:因肾小球滤过面积严重减少,血中尿素、肌酐等排出障碍,造成血液中尿素、尿酸、肌酐等非蛋白氮的含量超过正常值。

此外,患者常有不同程度的高血压和水肿。

3. 结局　出现新月体的肾小球比例超过80％者预后差,多数患者常因少尿、无尿、氮质血症而在数周或数月内发展为肾功能衰竭及尿毒症。

(三) 膜性肾小球肾炎

膜性肾小球肾炎(membranous glomerulonephritis)是临床上引起成人肾病综合征最常见的类型,早期光镜下肾小球炎症表现不明显,后期出现特征性病变,肾小球毛细血管 GBM 弥漫性增厚,又称为膜性肾病(membranous nephropathy)。好发于 30～50 岁,呈慢性病程。本病多为原发性(约占 85％),其原因不明。部分为继发性,其发生与慢性乙型肝炎、系统性红斑狼疮、某些恶性肿瘤(肺癌、肠癌等)、金属或汞中毒等有关。大多数原发性膜性肾小球肾炎发病与原位免疫复合物形成有关,其病变与 Heymann 肾炎极为相似,被认为是由针对肾小球上皮细胞膜抗原的抗体引起的自身免疫性疾病。此外,本病的发生可能还与补体的直接作用以及遗传因素有关。

1. 基本病理变化

(1) 肉眼观:双肾肿大,颜色苍白,故称为"大白肾";晚期肾脏体积缩小,表面呈细颗粒状。

(2) 光镜下:双肾多数肾小球 GBM 呈弥漫性增厚(图 8-8);晚期可造成毛细血管管腔狭窄甚至闭塞,最终导致肾小球纤维化、玻璃样变性及功能丧失。肾小球内通常未见细胞增生及炎症细胞浸润等炎症病变。六胺银染色将 GBM 染成黑色,可显示增厚的 GBM 及与之垂直的钉突,形成梳齿状(图8-9);随后钉突逐渐增粗延伸并相互融合,致使 GBM 高度增厚。由于肾小球滤过膜结构损害及负电荷的丢失,致使其通透性显著增高。近曲小管上皮细胞内常含有被吸收的蛋白小滴,间质有炎症细胞浸润。

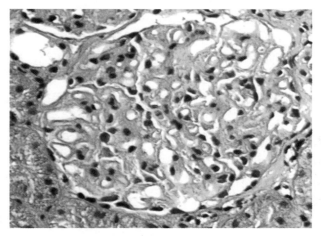

图8-8 膜性肾小球肾炎

HE 染色示毛细血管壁均匀一致增厚

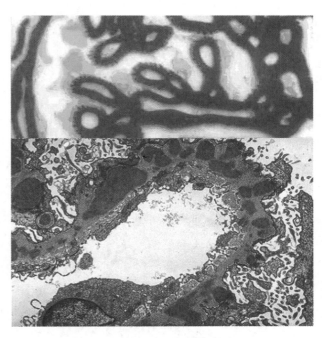

图8-9 膜性肾小球肾炎

上图 PASM 染色示增厚的 GBM 及与之垂直的钉突
下图电镜示上皮下大量电子致密物沉积

147

(3) 免疫荧光及电镜检察:免疫荧光检查显示免疫复合物和补体 C3 沿肾小球毛细血管壁沉积,表现为典型的颗粒状荧光。电镜下,可见 GBM 外侧脏层上皮细胞肿胀,足突消失,上皮下有大量电子致密物沉积,沉积物之间基膜样物质增多,形成钉状突起(图8-9);随后电子致密物被增生的基膜样物包围,并逐渐被吸收、溶解而呈电子透明区,以致增厚的GBM呈现虫蚀状改变。

2. 临床病理联系　临床表现多为肾病综合征。

(1)大量蛋白尿:由于GBM严重损伤,通透性显著增加,除小分子蛋白质外,大分子蛋白质也可滤过,出现非选择性大量蛋白尿(尿蛋白>3.5 g/24 h)。

(2)低蛋白血症:大量血浆蛋白随尿排出,丢失过多所致。

(3)明显水肿:主要由于低蛋白血症使血浆胶体渗透压降低,组织液生成过多导致水肿;也与血容量减少后继发醛固酮、抗利尿激素增多,造成钠水潴留有关。

(4)高脂血症:表现为血中胆固醇和三酰甘油增多。目前认为可能与低蛋白血症刺激肝脏合成脂蛋白增多有关。

约15%患者表现为非肾病综合征性蛋白尿,部分病例伴有血尿或轻度高血压。

3. 结局　膜性肾小球肾炎起病隐匿,病程较长,部分患者症状可缓解或得到控制。多数患者持续出现蛋白尿,近40%患者最终发展为慢性肾功能不全。肾活检时见肾小球硬化者提示预后不良。

(四)微小病变性肾小球肾炎

光学显微镜下肾小球病变不明显,而肾小管上皮细胞内有大量脂质沉积,故称为微小病变性肾小球肾炎(minimal change glomerulonephritis)或脂性肾病(lipoid nephrosis),是引起儿童肾病综合征最常见类型。患者多为2~8岁儿童,起病缓慢。病因和发病机制尚不清楚,至今虽未见肾小球内免疫复合物沉积,但对肾上腺皮质激素治疗敏感,提示其发病仍与免疫介导的机制有关。现认为由于机体免疫功能异常致使细胞因子释放,造成脏层上皮细胞损伤。肾小球滤过膜阴离子大量丧失与蛋白尿的形成有关。

1. 基本病理变化

(1)肉眼观:双肾肿大,颜色苍白,切面见肾皮质增厚,并出现黄色放射状条纹(肾小管上皮细胞内脂质沉积所致)。

(2)光镜下:肾小球未见明显病变,肾近曲小管上皮细胞内可见大量脂质和玻璃样小滴。

(3)免疫荧光及电镜检察:免疫荧光检查未见免疫复合物和补体沉积。电镜下主要改变为肾球囊脏层上皮细胞足突融合、消失(图8-10),胞体扁平,胞质内可见空泡,这些病变经治疗可恢复正常;GBM未见病变,亦无电子致密物沉积。

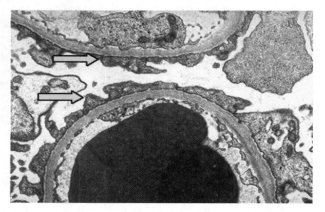

图8-10　微小病变性肾小球肾炎(电镜)

肾球囊脏层上皮细胞足突消失

2. 临床病理联系　临床主要表现为肾病综合征,水肿为最早出现的症状。尿蛋白成分以小分子白蛋白为主,属于选择性蛋白尿。通常不出现血尿和高血压。

3. 结局　儿童患者预后佳,90%以上的患儿经肾上腺皮质激素治疗后症状缓解,疗效显著。部分患者病情反复,甚至出现肾上腺皮质激素依赖或抵抗现象;成人患者肾上腺皮质激素疗效缓慢或效果不佳。

(五) IgA 肾病

IgA 肾病(IgA nephropathy),于 1968 年由 Berger 最先描述,故又称为 Berger 病,是一类以 IgA 在肾小球系膜区沉积为特征的肾小球肾炎,是临床引起反复发作性肉眼血尿和镜下血尿最常见的原因,本病可能是全球范围内最常见的肾炎类型,尤其在亚洲和太平洋地区发病率较高。IgA 肾病多为原发性、独立性疾病。由明确的肾外疾病引起者为继发性 IgA 肾病,如过敏性紫癜性、肝脏疾病、HIV(人类免疫缺陷病毒)感染等。无论原发性还是继发性 IgA 肾病,其标志性的病理改变是 IgA 在肾小球系膜区的沉积,大多数患者同时合并补体 C3、IgG 或 IgM 的沉积。

目前认为,IgA 肾病的发生与先天或获得性免疫调节异常有关。由于病毒、细菌或某些食物对呼吸道、消化道、泌尿道的刺激作用,黏膜 IgA 合成增多,患者血清中出现聚合 IgA 增高,有的患者血液中含 IgA 的免疫复合物。IgA 或含 IgA 的免疫复合物沉积于系膜区,并激活补体替代途径,引起肾小球损伤。

1. 基本病理变化　IgA 肾病的组织学改变差异较大,部分病例仅见肾小球系膜区轻微病变,最常见者为系膜增生性病变,也可表现为局灶性节段性增生和硬化,使系膜区不同程度增宽(图 8-11);少数病情严重者可有新月体形成。

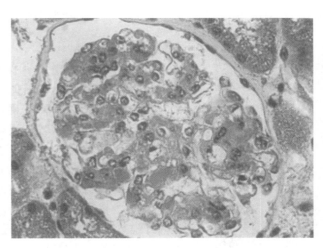

图 8-11　IgA 肾病(PAS 染色)

系膜区增宽

免疫荧光检查见系膜区多量 IgA、补体 C3 沉积,有时可伴有 IgG 或 IgM 的沉积,呈现团块状或颗粒状荧光(图 8-12)。电镜下显示系膜区电子致密物沉积。

2. 临床病理联系　IgA 肾病在儿童和青年多见,患者主要症状为反复发作性血尿,多为肉眼血尿,少数为镜下血尿,但血尿水平与病情严重程度无关;部分患者伴有蛋白尿和肾功能的改变,少数患者可表现为肾病综合征。

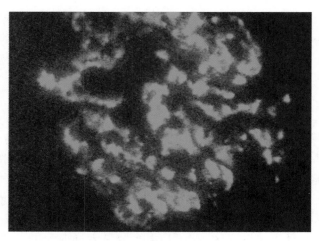

图 8－12　IgA 肾病（免疫荧光）

系膜区含 IgA 免疫复合物沉积

3. 结局　IgA 肾病预后差别较大,部分患者可完全缓解,肾功能长期维持正常,但 15％～40％ 的患者病情缓慢进展,最终可发展为慢性肾功能衰竭。发病年龄大、有大量蛋白尿、高血压或肾活检时发现血管硬化或新月体形成者,预后较差。

（六）慢性硬化性肾小球肾炎

慢性硬化性肾小球肾炎(chronic sclerosing glomerulonephritis)为各种类型肾小球肾炎发展到晚期的共同表现(肾小球纤维化、硬化和玻璃样变),又称为终末肾,是引起慢性肾功能衰竭最常见的病理类型。多见于成年人,病程长短不一,呈慢性进行性经过,预后差。临床主要表现为慢性肾炎综合征。

1. 基本病理变化

(1) 肉眼观:双侧肾脏对称性缩小,质硬,表面呈弥漫性细颗粒状(图 8－13),切面肾皮质变薄,皮髓质分界不清,肾小动脉因管壁增厚、变硬,血管断面呈哆开状;肾盂周围脂肪组织增多。慢性硬化性肾小球肾炎的肉眼改变被称为继发性颗粒性固缩肾。

(2) 光镜下:双肾大多数肾单位受病变累及。肾小球内因系膜基质、基膜样物质、胶原纤维增多而逐渐发生纤维化、玻璃样变,其所属的肾小管萎缩,甚至消失;间质内纤维组织增生,淋巴细胞浸润,因间质纤维组织收缩,可使病变的肾小球相互靠拢、密集,呈现"肾小球集中"现象。残存相对正常的肾小球呈代偿性改变,表现为肾小球体积增大,肾球囊腔增宽,所属的肾小管扩张,管腔内可见各种管型(图 8－14)。

纤维化、硬化的肾单位和代偿扩张的肾单位相互交错,使肾脏呈现颗粒状外观。

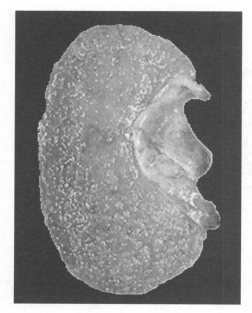

图 8－13　慢性硬化性肾小球肾炎

体积缩小,表面呈细颗粒状

2. 临床病理联系　多数患者起病隐匿,有的患者以食欲差、疲乏、贫血、呕吐等就诊,有蛋白尿、水肿、高

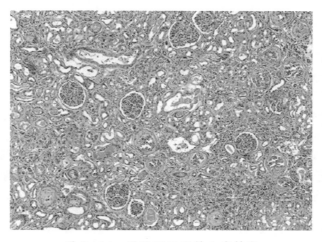

图 8-14　慢性硬化性肾小球肾炎

肾小球纤维化和玻璃样变性,另见代偿肥大的肾小球

血压、氮质血症等临床表现。晚期主要表现为慢性肾炎综合征。

（1）尿的变化:表现为多尿、夜尿、低比重尿。因大量肾单位结构破坏、功能丧失,血液流经少数残存肾小球时滤过速度加快,原尿流经肾小管的速度也加快,而肾小管重吸收功能有限,使尿液浓缩功能降低导致。

（2）高血压:因大多数肾小球硬化,肾组织严重缺血,故肾素分泌增多,肾素-血管紧张素系统激活导致血压升高,进而全身细、小动脉硬化而使肾缺血加剧,血压持续升高,最终可引起左心室肥大及左心衰竭。

（3）氮质血症:因大量肾单位结构破坏,肾小球滤过总面积严重减少,代谢产物排出障碍而在体内潴留。血中尿素、尿酸、肌酐等非蛋白氮浓度增高,造成氮质血症。

（4）贫血:与大量肾单位破坏,促红细胞生成素分泌减少有关。此外,排泄障碍使毒性代谢产物在体内积聚,可导致骨髓造血功能抑制和促进溶血。

（5）尿毒症:随着肾功能的逐渐减退,大量代谢产物和内源性毒性物质在体内蓄积,引起一系列自体中毒症状,最终导致尿毒症。

3. 结局　病情缓慢发展至慢性肾功能不全、慢性肾功能衰竭,预后较差,晚期患者常因尿毒症、心力衰竭、脑出血或继发感染而死亡。

第二节　肾盂肾炎

肾盂肾炎(pyelonephritis)由细菌感染引起的肾盂、肾间质和肾小管的化脓性炎症,是肾脏最常见的感染性疾病,分急性和慢性两种。本病多见于女性,临床主要表现为发热、腰部酸痛、血尿和脓尿等,并可出现尿频、尿急、尿痛等膀胱刺激症状。

一、病因和发病机制

肾盂肾炎常见的感染途径有两种。

1. 上行性感染　是肾盂肾炎最常见的感染途径,指下位尿路感染时,病原菌由尿道侵入膀胱,继而沿输尿管或输尿管周围的淋巴管上行到肾盂、肾盏及肾间质而引起炎症。致病菌主要以大肠埃希菌为主,病变可累及单侧或双侧肾脏。

2. **血源性感染** 较为少见,指病原菌从体内的感染灶侵入血流,并随血流到达肾组织引起炎症,继而可蔓延到肾盏和肾盂,又称为下行性感染,有时可为全身脓毒血症时的肾脏病变。金黄色葡萄球菌为最常见的病原菌,病变常累及双侧肾脏。

在正常生理情况下,间歇性排尿的冲洗作用、膀胱壁分泌的抗菌物质和输尿管斜行穿过膀胱壁形成的天然活瓣结构等,可防止细菌在局部繁殖蔓延,而尿路梗阻(如泌尿道结石或狭窄、肿瘤压迫、前列腺肥大、妊娠子宫压迫输尿管等)和膀胱功能障碍,使残存的尿液增加,有利于细菌繁殖,并通过上行性尿路感染,促使肾盂肾炎的发生。女性发病率高可能与其局部解剖、生理特征有关(尿道口距离肛门和阴道较为接近,尿道短而宽,易受到病菌污染)。此外,尿道黏膜损伤、尿液返流、留置导尿管、机体抵抗力下降等因素也与肾盂肾炎的发生有关。

二、肾盂肾炎的类型

(一)急性肾盂肾炎

1. **基本病理变化**

(1)肉眼观:上行性感染引起的病变可为单侧性,也可为双侧性;血源性感染病变多位双侧性。病变肾脏体积增大,表面充血,可见散在稍隆起的黄白色病灶,周围有暗红色充血出血带。切面肾髓质内见黄色条纹,并向皮质伸延。病灶融合处可有大的脓肿形成;肾盂黏膜充血、水肿,表面可见脓性渗出物及散在小出血点,重者肾盂内可有积脓。

(2)光镜下:特征性改变为肾间质的化脓性炎或脓肿形成、肾小管腔内中性粒细胞聚集和肾小管坏死。上行性感染引起的病变首先累及肾盂,局部黏膜充血、水肿伴大量中性粒细胞浸润;早期中性粒细胞局限于肾间质,随后累及肾小管,导致肾小管结构破坏,脓肿形成,一般肾小球较少累及。血源性感染引起的肾盂肾炎常累及肾皮质,病变发生于肾小球及其周围的肾间质。炎症病灶逐渐蔓延,可累及临近组织和肾盂。

急性期过后,病灶局部出现纤维性修复,瘢痕形成。上行性感染引起者多伴有肾盂和肾盏变形。

2. **临床病理联系** 起病急,除了出现发热、寒战、白细胞增多等急性炎症共有的全身症状外,常见的局部症状如下。①腰痛和肾区叩击痛:因肾脏体积增大,被膜紧张,神经纤维被牵拉所致。②脓尿、菌尿:由于肾盂黏膜表面化脓,肾间质脓肿破坏肾小管等,脓细胞和细菌随尿液排出引起。③血尿:为肾组织和肾盂黏膜化脓性炎病灶内的血管破坏出血所致。④膀胱刺激症状:表现为尿频、尿急、尿痛,为炎症累及膀胱、尿道所致。

3. **结局** 急性肾盂肾炎如没有并发症,一般预后好,大多数患者经及时治疗可在短期内痊愈;若治疗不彻底或尿路梗阻等诱因未及时消除,可转变为慢性。

(二)慢性肾盂肾炎

慢性肾盂肾炎的病变特征为肾间质炎症和肾组织纤维瘢痕形成并存,伴有肾盂、肾盏明显的纤维化和变形,常为急性肾盂肾炎反复发作的结果。严重的慢性肾盂肾炎可发展为肾盂肾炎后固缩肾,引起慢性肾功能衰竭。

1. **基本病理变化**

(1)肉眼观:病变可限于一侧肾脏,也可双侧累及,但两侧病变不对称。病变严重的肾脏体积缩小,质地变硬;表面呈现粗大不规则的凹陷性瘢痕;切面皮、髓质分界不清,肾乳头萎缩,肾盏、肾盂因瘢痕收缩而变形,肾盂黏膜增厚、粗糙(图8-15)。

(2)光镜下:病变处肾间质、肾盂黏膜大量纤维组织增生和慢性炎症细胞浸润,病灶不规则或

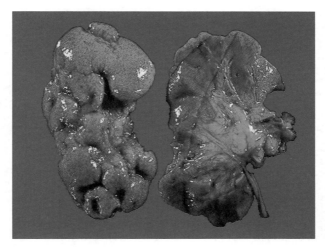

图 8-15 慢性肾盂肾炎

肾脏体积缩小，表面出现不规则凹陷性瘢痕

片状分布于相对正常的肾组织之间；肾小管多萎缩、消失，有的肾小管呈代偿性扩张，其管腔内出现均质红染的胶样管型，形似甲状腺滤泡（图 8-16）。早期肾小球一般不受累，后期因球囊周围纤维组织增生而使球囊壁增厚，导致肾小球纤维化、玻璃样变性。

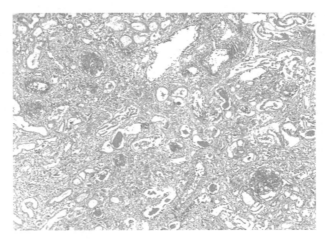

图 8-16 慢性肾盂肾炎

间质慢性炎症，纤维组织增生，晚期肾小球纤维化

2. 临床病理联系 慢性肾盂肾炎常反复发作，发作期间则可出现与急性肾盂肾炎相似的临床表现。因肾小管受累严重，肾小管浓缩功能障碍，出现多尿、夜尿，由于体内电解质丢失过多，可致低钠、低钾血症和代谢性酸中毒。晚期肾组织纤维化和肾小球硬化，可引起肾小球功能受损的表现，如高血压、氮质血症甚至尿毒症等。

3. 结局 慢性肾盂肾炎病程较长，常反复发作。若及时治疗、消除诱因，可控制病情发展，纤维瘢痕部位的功能由正常肾组织代偿，不引起严重的后果；若双肾病变广泛而严重，最终可引起高血压、尿毒症等严重后果。

（何彦丽）

153

第九章

常见传染病与寄生虫病

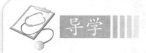

掌握：伤寒、细菌性痢疾、流行性脑脊髓膜炎、流行性乙型脑炎、流行性出血热、梅毒、艾滋病、血吸虫病的病原、传播途径和基本病理变化。

熟悉：上述各传染病及寄生虫病的临床病理联系。

了解：各传染病的病因和发病机制。

传染病是由病原微生物通过一定的传播途径进入易感人群的个体所引起的一组疾病，并能在人群中引起流行，传染病在人群中发生或流行必须同时具备传染源、传播途径和易感人群3个基本环节。传染病的病原体入侵人体，常有一定的传染途径和方式，并往往定位于一定的组织或器官，即具备特异的组织亲和性。病原体侵入机体后能否发病，既取决于病原体的毒力、侵袭力和数量，也取决于机体的免疫力。多数传染病通过人体抵抗力增强和适当治疗可痊愈，痊愈后患者可获得一定时期或终身免疫，但有些传染病也可引起严重后遗症甚至死亡。寄生虫病是由寄生虫引起的一类常见病、多发病，部分具有传染性。广义的传染病包括具有传染性的寄生虫病。本章主要介绍常见传染病及寄生虫病，其他传染病在相关章节中述及。

第一节 伤　　寒

伤寒（typhoid fever）是由伤寒杆菌感染、经消化道传播引起的一种急性增生性炎。病变主要特点是全身单核-吞噬细胞系统反应性增生，尤以回肠末段淋巴组织的改变最为明显。全年均可发病，但多发于夏秋季，一般以儿童和青壮年患者多见。临床上主要表现为持续性高热、神智淡漠、相对缓脉、脾肿大、皮肤玫瑰疹和外周血白细胞减少等。

一、病因和发病机制

伤寒杆菌属沙门菌属，革兰染色阴性，呈短粗杆状，体周满布鞭毛，运动活泼，在含有胆汁的培养基中生长较好。伤寒杆菌的菌体（"O"）抗原、鞭毛（"H"）抗原和表面（"Vi"）抗原能使人体产生相应的抗体，故可用于血清凝集试验，以测定血清中的"O"及"H"抗体的效价来辅助临床诊断。菌体裂解时所释放强烈的内毒素，是伤寒杆菌致病的主要因素。

伤寒患者和带菌者是本病的传染源。细菌随粪便和尿排出体外，通过污染饮水和食物，经口感染。伤寒杆菌进入消化道后，穿过小肠黏膜上皮细胞侵入肠壁淋巴组织，特别是回肠下段的集

154

合淋巴小结和孤立淋巴小结，并沿淋巴管至肠系膜淋巴结。一方面被巨噬细胞吞噬，并在其中生长繁殖；另一方面经胸导管入血，引起菌血症。临床上无明显症状，称为潜伏期，一般 10 d 左右。此后，在全身单核-吞噬细胞系统内繁殖的病菌及其释放的内毒素再次大量入血，引起败血症，呈现全身中毒性症状。细菌随之散布至全身，主要发生于回肠末段，肠壁淋巴组织出现明显的增生肿胀，相当于发病第 1 周，血培养常为阳性。在发病后的第 2～3 周，伤寒杆菌在胆囊内繁殖到一定数量，随胆汁再度进入小肠，又可穿过肠黏膜再次侵入肠道淋巴组织，使原已致敏的肠壁淋巴组织发生强烈的过敏反应，导致坏死、脱落和溃疡形成，严重者可深达肌层及浆膜层，甚至穿孔。在发病的第 4 周，随着机体免疫力增强，病变转向愈合，病后可获得比较稳固的免疫力，很少再感染。

二、基本病理变化和临床病理联系

伤寒是累及全身单核-吞噬细胞系统的急性增生性炎，病变突出表现在肠道淋巴组织、肠系膜淋巴结、肝、脾和骨髓等处，主要是巨噬细胞的增生。胞质中常吞噬有伤寒杆菌、受损的淋巴细胞、红细胞及坏死细胞碎屑，这种细胞称为伤寒细胞（图 9-1）。伤寒细胞常聚集成团，称为伤寒肉芽肿或伤寒小结。

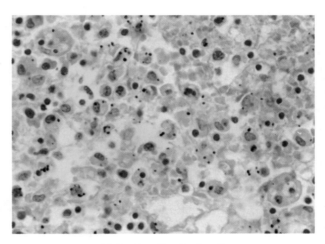

图 9-1　伤寒细胞
伤寒小结内大量增生的伤寒细胞，胞质内含有红细胞及坏死细胞碎屑等

此外，由于败血症的存在，在细菌及其释放的内毒素作用下，全身许多器官也可受累。

（一）肠道病变

以回肠末段的集合和孤立淋巴小结的病变最为常见和明显。按病变自然发展过程可分为以下 4 期，每期约 1 周。

1. 髓样肿胀期　在起病的第 1 周，回肠下段淋巴组织明显肿胀，突出于黏膜表面，色灰红，质软。其中以集合淋巴小结肿胀最为突出，表面形似脑回样隆起（图 9-2）。肠黏膜有充血、水肿、黏液分泌增多等变化。

2. 坏死期　发病的第 2 周开始进入坏死期，肿胀的淋巴组织在中心部发生多数灶性坏死，并逐步融合扩大，累及黏膜表层。坏死组织失去正常光泽，色灰白或被胆汁染成黄绿色。

3. 溃疡期　一般发生于发病后第 3 周，由于坏死组织逐渐崩解脱落，形成溃疡。在集合淋巴小结发生的溃疡，呈椭圆形，其长轴与肠的长轴平行，孤立淋巴小结处的溃疡小而圆。溃疡边缘稍

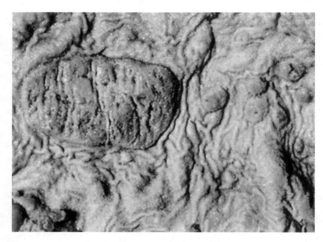

图9-2　伤寒髓样肿胀期
回肠下段肠壁表面形似脑回样隆起

隆起,底部高低不平。溃疡一般深及黏膜下层,坏死严重者可深达肌层及浆膜层,甚至穿孔,如侵及小动脉,可引起严重出血。

4. 愈合期　相当于发病后的第4周。溃疡处长出肉芽组织将溃疡填平,溃疡边缘的上皮再生覆盖而愈合。

由于上述肠道病变,临床上患者常有食欲减退、腹部不适、腹胀、便秘或腹泻及右下腹轻压痛。病程第1周因败血症及肠道病变而出现持续高热,可高达40℃,粪便细菌培养在病程第2周起阳性率逐渐增高,在第3~5周阳性率最高可达85%。第4周因病变逐渐愈合而体温下降。现由于临床早期应用有效抗生素,以上4期的病变极不典型。

(二) 其他单核-吞噬细胞系统的病变

肠系膜淋巴结、肝、脾、骨髓由于巨噬细胞活跃增生而导致相应组织器官肿大,光镜下可见伤寒肉芽肿和灶性坏死。

(三) 其他脏器病变

1. 胆囊　虽然伤寒杆菌易在胆汁中大量繁殖,但大多数患者胆囊无明显病变或仅有轻度炎症。值得注意的是,患者临床痊愈后,细菌仍可在胆汁中生存,并通过胆汁由肠道排出,在一定时期内仍是带菌者,有的患者甚至可成为慢性带菌者或终身带菌者。

2. 心肌　心肌细胞可发生水肿或坏死,重症患者可出现中毒性心肌炎,引起相对缓脉。

3. 肾　肾近曲小管上皮细胞可发生水肿,肾小球毛细血管壁可有免疫球蛋白和补体沉着,出现蛋白尿。

4. 皮肤　部分患者在病程第7~13日,因菌血症时细菌栓塞导致局部出现淡红色小斑丘疹,称玫瑰疹,以胸、腹及背部多见。

5. 肌肉　膈肌、腹直肌和股内收肌常发生凝固性坏死(亦称蜡样变性),临床上出现肌痛和皮肤知觉过敏。

三、结局和并发症

在无并发症的情况下,一般经过4~5周治疗就可痊愈,病后可获得比较牢固的免疫力。败血症、肠出血和肠穿孔是本病重要的死亡原因。常见并发症有：

1. 肠出血和肠穿孔　均多发于溃疡期。肠出血严重者可引起出血性休克。肠穿孔是伤寒最严重的并发症，穿孔后常引起弥漫性腹膜炎。

2. 支气管肺炎　以小儿患者居多，常因抵抗力下降，继发肺炎球菌或其他呼吸道细菌感染所致，极少数病例也可由伤寒杆菌直接引起。

3. 其他　伤寒杆菌可经血道感染其他器官，如骨髓、脑膜、肾（肾实质及肾盂）、关节，但皆少见。

第二节　细菌性痢疾

细菌性痢疾（bacillary dysentery）简称菌痢，是由痢疾杆菌引起、经消化道传播、以结肠黏膜的假膜性炎为主要病变特点的常见传染病。全年均可发生，夏秋季多见，儿童发病率较高。临床主要表现为腹痛、腹泻、里急后重、黏液脓血便等。

一、病因和发病机制

痢疾杆菌是革兰染色阴性杆菌，按抗原结构和生化反应可分为福氏菌、宋内菌、鲍氏菌和志贺菌4群。所有痢疾杆菌均能产生内毒素，志贺菌除内毒素外，还可产生外毒素。

菌痢患者和带菌者是本病的传染源。痢疾杆菌由粪便排出后，可直接或间接（苍蝇等媒介）污染食物、饮水、食具、日常生活用具和手等，再经消化道传染给健康人。痢疾杆菌进入消化道后，大部分被胃酸杀灭，即使有少量未被杀灭的细菌进入肠道，亦可通过正常肠道菌群的拮抗作用将其排斥。当侵入细菌数量多、毒力强或人体全身及局部抵抗力降低时，可引起发病。痢疾杆菌在结肠内繁殖，侵入肠黏膜上皮细胞，之后侵入黏膜固有层内增殖，在其产生的毒素作用下，迅速引起炎性反应，使肠上皮细胞坏死，形成浅表溃疡。菌体内毒素吸收入血，引起全身毒血症。

二、基本病理变化和临床病理联系

病变主要发生于大肠，尤以乙状结肠和直肠为重。病变严重者，整个结肠甚至回肠下段也可受累。根据肠道炎症特征、全身变化和临床经过的不同，菌痢可分为以下3种。

（一）急性细菌性痢疾

病变初期呈急性卡他性炎，表现为黏液分泌亢进，黏膜充血、水肿、点状出血和中性粒细胞、巨噬细胞浸润。病变进一步发展成为本病特征性的假膜性炎，光镜下表现为黏膜表层坏死，大量纤维素渗出，渗出的纤维素与坏死组织、中性粒细胞、红细胞和细菌一起形成假膜（图9-3）。肉眼观，呈糠皮状，灰白色，随病变扩展可融合成片，如出血严重或被胆色素浸染时，则可分别呈暗红色或灰绿色（图9-4）。发病后1周左右，纤维素和坏死组织溶解液化，假膜成片脱落，形成大小不等、形状不一的"地图状"浅表溃疡。当病变趋向愈合时，肠黏膜的渗出物和坏死物逐渐被吸收、排出，组织缺损经再生而修复。

临床上，毒血症可导致发热、头痛、乏力、食欲减退等全身症状和白细胞增多；由于病变肠管蠕动亢进并有痉挛，引起阵发性腹痛、腹泻、里急后重和排便次数频繁等症状。随着病变进展，由最初黏液稀便转为黏液脓血便，偶尔排出片状假膜。急性菌痢的自然病程为1～2周，在适当治疗下大多痊愈，并发症如肠出血和肠穿孔少见，少数可转为慢性菌痢。

157

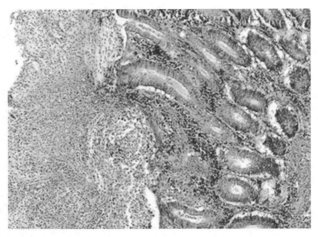

图 9-3　急性细菌性痢疾

图片左侧为假膜,由纤维蛋白、坏死组织和炎症细胞等构成

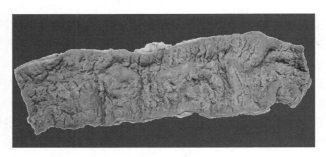

图 9-4　急性细菌性痢疾

肠黏膜表面见假膜呈灰白或灰绿色糠皮状

（二）中毒性细菌性痢疾

本型的特征为起病急骤,肠道病变和症状不明显,但有严重的全身中毒症状。发病后数小时即可出现中毒性休克或呼吸衰竭。多见于 2～7 岁儿童,常由毒力较低的福氏或宋氏痢疾杆菌引起。

（三）慢性细菌性痢疾

病程超过 2 个月以上者称为慢性菌痢。多由急性菌痢转变而来,其中从福氏菌感染转为慢性者为多。慢性菌痢的病程可长达数月或数年,在此期间肠道病变此起彼伏,新旧混杂。慢性溃疡边缘不规则,黏膜常过度增生而形成息肉。溃疡可深达肌层,底部高低不平,有肉芽组织和瘢痕形成。由于肠壁反复受损,纤维组织大量增生,使肠壁增厚,严重者可造成肠腔狭窄。

临床上可出现不同程度的腹痛、腹胀、腹泻或便秘与腹泻交替出现。在急性发作时,可出现急性菌痢的症状。少数患者可无明显症状和体征,但大便培养持续阳性,成为慢性带菌者及传染源。

第三节　流行性脑脊髓膜炎

流行性脑脊髓膜炎（epidemic cerebrospinal meningitis）是以脑膜炎双球菌感染、经呼吸道传播、以脑脊髓膜的化脓性炎症为主要病变特点的急性传染病,简称流脑。在冬春季可引起流行,好发于3岁以下的婴幼儿,临床表现为发热、头痛、呕吐、皮肤黏膜瘀点瘀斑、脑膜刺激症状等,严重者可出现中毒性休克。

一、病因和发病机制

脑膜炎双球菌存在于患者和带菌者的鼻咽部,借飞沫经呼吸道传染,细菌进入上呼吸道后,大多数只引起局部炎症,成为健康带菌者;仅小部分机体抵抗力低下的患者,细菌可从上呼吸道黏膜侵入血流,并在血液中繁殖,到达脑脊髓膜后在蛛网膜下腔的脑脊液中迅速繁殖、播散,引起脑脊髓膜的弥漫性化脓性炎。

二、基本病理变化

肉眼观,脑脊膜血管高度扩张充血,病变严重的区域,蛛网膜下腔充满灰黄色脓性渗出物,覆盖着脑沟脑回,以致结构模糊不清。边缘病变较轻的区域,可见脓性渗出物沿血管分布。在渗出物较少的区域,软脑膜往往略带混浊(图9-5)。由于炎性渗出物的阻塞,使脑脊液循环发生障碍,可引起不同程度的脑室扩张。

光镜下,蛛网膜血管高度扩张充血,蛛网膜下腔增宽,其中有大量中性粒细胞及纤维蛋白渗出和少量单核细胞、淋巴细胞浸润(图9-6)。病变严重者,动、静脉管壁可受累进而发生脉管炎和血栓形成,从而导致脑梗死。

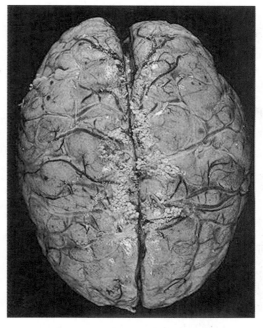

图9-5　流行性脑脊髓膜炎

蛛网膜下腔血管扩张充血,充满脓性渗出物

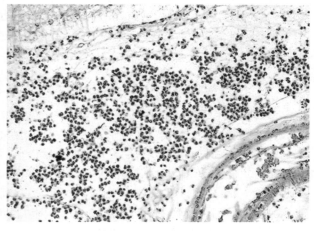

图9-6　流行性脑脊髓膜炎

蛛网膜下腔大量中性粒细胞浸润,血管扩张充血

三、临床病理联系

急性化脓性脑膜炎在临床上除了发热等感染性全身性症状外,常有一系列神经系统症状和体

征,表现为剧烈头痛、喷射性呕吐、小儿前囟饱满等颅内压升高症状;颈项强直、婴幼儿角弓反张、Kerning 征(屈髋伸膝征)阳性等脑膜刺激症状;颅神经麻痹;脑脊液出现压力上升、混浊不清、蛋白质增多、含大量脓细胞等变化,且经涂片和培养检查可找到脑膜炎双球菌。

四、结局和并发症

由于及时治疗和抗生素的应用,大多数患者可痊愈,少数患者如治疗不当,可发生脑积水、颅神经受损麻痹、脑缺血和梗死等后遗症。

少数儿童病例表现为暴发型流行性脑脊膜炎,主要有两种类型。①败血症型:起病急,主要表现为周围循环衰竭、休克和皮肤大片紫斑。与此同时,两侧肾上腺严重出血,肾上腺皮质功能衰竭,称为沃-弗(Waterhouse-Friederichsen)综合征。②脑膜脑炎型:炎症导致脑组织微循环障碍,引起严重脑水肿,颅内压急剧升高,易导致脑疝,危及生命。

第四节 流行性乙型脑炎

流行性乙型脑炎(epidemic encephalitis B)是以乙型脑炎病毒感染所致、蚊虫叮咬为媒介、脑实质变质性炎为主要病变特点的急性传染病。多在夏秋季流行,儿童发病率明显高于成人,尤以 10 岁以下多见,起病急,病情重,病死率高。临床表现为高热、嗜睡、抽搐、昏迷等。

一、病因和发病机制

乙型脑炎病毒为 RNA 病毒,其传播媒介为蚊(在我国主要为三节吻库蚊)和长期中间宿主家禽、家畜。在牛、马、猪等家畜中隐性感染率甚高,一般仅出现病毒血症,成为人类疾病的传染源和中间宿主。带病毒的蚊叮人吸血时,病毒可侵入人体,先在局部血管内皮细胞及全身单核-吞噬细胞系统中繁殖,然后入血引起短暂性病毒血症。凡免疫能力强,血脑屏障功能正常者,病毒不能进入脑组织致病,常成为隐性感染,多见于成人。免疫功能低下、血脑屏障功能不健全者,病可侵入中枢神经系统而致病,由于受染细胞表面有膜抗原存在,从而激发体液免疫和细胞免疫,导致神经细胞损伤。

二、基本病理变化

本病病变广泛累及整个中枢神经系统灰质,尤以大脑皮质、基底核和视丘最为严重,小脑皮质、延髓及脑桥次之,脊髓病变最轻。

肉眼观,脑膜充血,脑水肿明显,脑回宽,脑沟窄;切面在皮质深层、基底核、视丘等部位可见粟粒大小的软化灶,境界清楚,弥漫分布或聚集成群(图 9-7)。

光镜下,可出现以下病变。①血管变化和炎症反应:血管高度扩张充血,脑组织充血、水肿,炎症细胞浸润围绕血管周围间隙形成血管周围淋巴细胞套(图 9-8)。浸润的炎症细胞以淋巴细胞、单核细胞和浆细胞为主。②神经细胞变性、坏死:表现为细胞肿胀,Nissl 小体消失,胞质内空泡形成,核偏位等。病变严重的神经细胞发生坏死,为增生的少突胶质细胞所环绕,称为卫星现象(图 9-9),小胶质细胞侵入变性坏死的神经细胞,称为噬神经细胞现象(图 9-10)。③软化灶形成:神经组织灶性坏死、液化,形成镂空筛网状软化灶,对本病的诊断具有一定的意义(图 9-11)。④胶质细胞增生:小胶质细胞增生明显,形成小胶质细胞结节,多位于小血管或坏死的神经细胞附近。

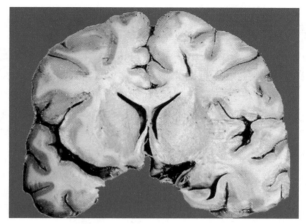

图 9-7　流行性乙型脑炎（粟粒大小软化灶）

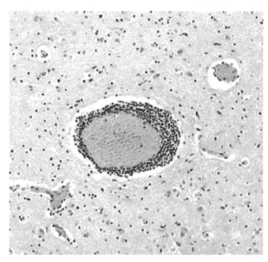

图 9-8　流行性乙型脑炎（围管性浸润）

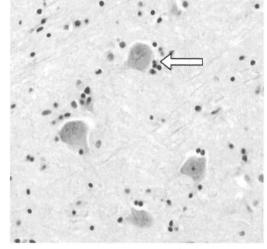

图 9-9　流行性乙型脑炎（卫星现象）

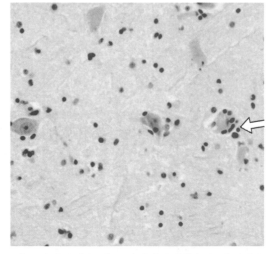

图 9-10　流行性乙型脑炎（噬神经细胞现象）

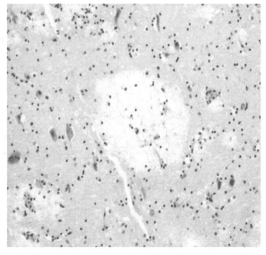

图 9-11　流行性乙型脑炎（脑软化灶形成）

161

三、临床病理联系

本病神经细胞广泛受累,患者常出现嗜睡、昏迷和颅神经核受损所致的颅神经麻痹症状。由于脑内血管扩张充血、血流淤滞、血管内皮细胞受损,致血管通透性增高而引起脑水肿和颅内压升高,患者常出现头痛、呕吐。严重的颅内压增高可引起脑疝,其中小脑扁桃体疝可致延髓呼吸中枢受压而致死。由于脑膜有不同程度的反应性炎症,临床上有脑膜刺激症状和脑脊液中细胞数增多的现象。

经过治疗,多数患者在急性期可痊愈,少数病变较重的患者恢复较慢甚至不能恢复而出现痴呆、语言障碍、肢体瘫痪等后遗症。病变特别严重者,可并发呼吸衰竭死亡。

第五节　流行性出血热

流行性出血热又称肾综合征出血热(hemorrhagic fever with renal syndrome,HFRS),是汉坦(Hantaan)病毒引起的一种由鼠类传播给人的自然疫源性急性传染病,主要病变为毛细血管损伤及出血。本病广泛流行于欧亚国家,我国是本病的高发区。临床以发热、出血、休克和急性肾功能衰竭为主要表现。

一、病因和发病机制

病原是汉坦病毒,鼠类是主要传染源。我国主要以黑线姬鼠、褐家鼠为主要宿主和传染源。病毒可经呼吸道、消化道、接触、虫媒和母婴垂直传播等途径传播,各季节均可发生,尤以冬季多发。

汉坦病毒可引起细胞结构和功能损害,同时诱发免疫应答,可引起多器官损伤。

二、基本病理变化和临床病理联系

流行性出血热的基本病变是全身小血管损坏引起的出血性炎,主要表现为全身小动脉、小静脉及毛细血管内皮细胞肿胀、脱落和管壁纤维素样坏死。尸检时可见全身皮肤和各脏器广泛出血,肾上腺髓质、脑垂体前叶出血和右心房、右心耳内膜下大片出血通常恒定出现,具有病理诊断意义。

流行性出血热的临床表现可分发热期、低血压休克期、少尿期、多尿期和恢复期。约 2/3 以上病例病情较轻,主要表现为发热和上呼吸道感染症状,肾脏损害很轻。1/3 以下的重症病例发病急骤,常伴有头痛、腰痛、眼眶痛(三痛),颜面、颈部和上胸部潮红(酒醉貌),以及全身极度乏力、食欲不振、恶心、呕吐、腹痛、腹泻和烦躁,严重者发生休克和肾功能衰竭。

第六节　梅　　毒

梅毒(syphilis)是由梅毒螺旋体引起的一种性传播疾病,通常经性交传染。该病流行于世界各地,近年来在我国有逐渐蔓延的趋势。本病的特点是病程的长期性和潜匿性,病原体可侵犯任何器官,临床表现多样,病变晚期常造成心血管系统及神经系统的严重结构破坏和功能障碍。

一、病因和发病机制

162

梅毒患者是唯一的传染源。梅毒螺旋体体外生存能力差,常在直接接触破损的皮肤或黏膜时进入人体。本病 95% 以上经性交传播,少数可因输血、接吻、医务人员不慎受染等直接接触传播,这两种传播方式所获得的梅毒称为后天性梅毒(获得性梅毒)。梅毒螺旋体也可经胎盘传给胎儿,引起先天性梅毒（胎传梅毒）。

梅毒螺旋体感染后产生细胞免疫和体液免疫。免疫力强弱决定感染后是痊愈、潜匿，抑或发展为晚期梅毒。随着体内抗体产生，病变部位的螺旋体逐渐减少，以致早期梅毒病变有自愈的倾向。然而不治疗或治疗不彻底者，梅毒螺旋体在全身播散，导致病程复发或进入晚期梅毒。少数人感染后，梅毒螺旋体可在体内终身隐伏，仅血清反应呈阳性，称为隐形梅毒。

二、基本病理变化

1. 闭塞性动脉内膜炎和血管周围炎　前者指小动脉内皮细胞和纤维细胞增生，使血管壁增厚、管腔狭窄或闭塞；后者表现为围管性单核细胞、淋巴组织和浆细胞浸润，浆细胞的恒定出现是本病的特点之一。此类病变可见于各期梅毒。

2. 树胶样肿（gumma）　病灶灰白色，韧而有弹性，大小不一，质地如树胶，故名（图 9-12）。光镜下，结构颇似结核结节，中央为干酪样坏死，弹力纤维染色尚可见到组织内原有的血管壁轮廓，类上皮细胞和 Langhans 巨细胞较少。树胶样肿后期可被吸收，纤维化，最后瘢痕收缩导致器官变形，但绝少钙化。树胶样肿可发生于任何器官，最常见于皮肤、黏膜、肝、骨和睾丸，仅见于第三期梅毒。

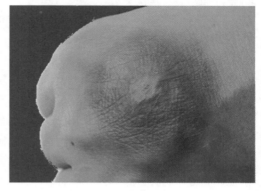

图 9-12　梅毒树胶样肿

三、临床病理分期

（一）后天梅毒

后天梅毒病程发展经过下述 3 阶段。

1. 一期梅毒　梅毒螺旋体侵入人体后，约经 3 周的潜伏期，侵入的局部发生充血、水疱、溃破，形成质硬、基底洁净、边缘耸起的溃疡，称为下疳，因其质硬，称为硬性下疳（图 9-13），这可与 Ducrey 嗜血杆菌引起的另一种性病——软性下疳相区别。下疳通常发生于阴茎头、阴唇和子宫颈，常为单个，约 10％的病例发生于生殖器以外，如唇、舌、肛周。光镜下，溃疡底部有闭塞性动脉

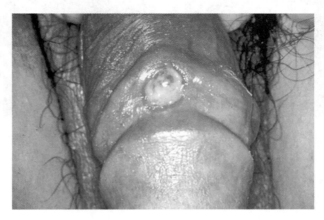

图 9-13　一期梅毒阴茎硬性下疳

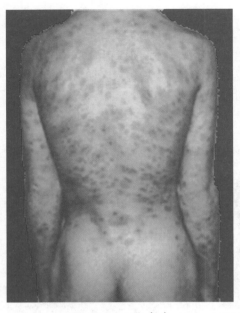

图 9-14 梅毒疹

内膜炎和血管周围炎,下疳内有大量螺旋体。下疳发生约 1 周后,局部淋巴结肿大,为非特异性增生性炎。

下疳可于 2～6 周后自行愈合,肿大的局部淋巴结消退,但潜伏于体内的螺旋体仍能继续繁殖,引起第二期梅毒。

2. 二期梅毒 下疳发生后 7～8 周,梅毒螺旋体大量繁殖,引起全身皮肤、黏膜广泛性梅毒疹(图 9-14)和全身淋巴结肿大。光镜下,呈典型的血管周围炎病变,病灶内有大量螺旋体,故此期梅毒传染性强。梅毒疹也可不治"自愈",但患者实际陷入隐性梅毒阶段,若不治疗,多年后 30% 的患者将发生三期梅毒。

3. 三期梅毒 常发生于感染后 4～5 年,病变可累及各内脏器官,特别是心血管和中枢神经系统,形成特征性的树胶样肿,树胶样肿继而发生纤维化、瘢痕收缩而引起严重的组织破坏、变形和功能障碍。如累及主动脉,导致梅毒性主动脉炎、主动脉瓣关闭不全、主动脉瘤等,梅毒性主动脉瘤破裂常成为患者猝死的主要原因;

神经系统梅毒病变主要累及中枢神经及脑脊髓膜,导致脑膜血管梅毒、脊髓痨和麻痹性痴呆;肝脏病变主要形成树胶样肿,继而纤维化、瘢痕收缩形成分叶肝;骨和关节的树胶样肿可导致骨折和关节损害。

(二) 先天性梅毒

受梅毒螺旋体感染的妇女受孕时,胎儿可通过胎盘而被感染,称为先天性梅毒,引起早产、死胎或晚期流产。婴幼儿先天性梅毒,患儿发育不良,智力低下,并可引发间质性角膜炎、马鞍鼻(图 9-15)、Hutchinson 齿(楔形门齿)(图 9-16)、神经性耳聋等体征。

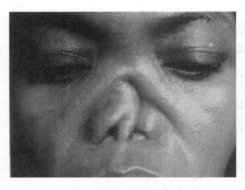

图 9-15 马鞍鼻

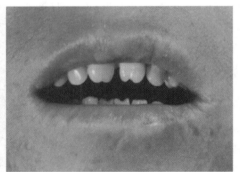

图 9-16 Hutchinson 齿

第七节 艾 滋 病

艾滋病是获得性免疫缺陷综合征(acquired immunodeficiency syndrome,AIDS)的简称,是由人类免疫缺陷病毒(human immunodeficiency,HIV)感染引起的以全身免疫缺陷为主要特征的致命性传染病。本病病死率极高,传播迅速,遍布全球,我国近年来感染率和发病率呈明显上升趋势。本病主要病变为全身淋巴细胞减少并在免疫功能缺陷基础上并发机会性感染和(或)继发性肿瘤。

一、病因和发病机制

1. 病因　本病由 HIV 感染引起,HIV 属逆转录 RNA 病毒,分为 HIV-1 和 HIV-2 两个亚型。患者和无症状病毒携带者是本病的传染源。HIV 主要存在于宿主血液、精液、子宫、阴道分泌物和乳汁中,其他体液如唾液、尿液或眼泪中偶尔可分离出病毒。AIDS 的传播途径包括:①性接触传播,同性恋或双性恋男性曾是高危人群,但目前经异性性传播已成为世界 HIV 流行的普遍规律。②应用污染的针头做静脉注射。③输血和血制品的应用。④母体病毒经胎盘感染胎儿或通过哺乳、黏膜接触等方式感染婴儿。⑤其他如器官移植、医务人员职业性传播等,但比较少见。

2. 发病机制　目前的研究显示主要包括以下两个方面。

(1) HIV 感染 CD4⁺T 细胞:HIV 经皮肤、黏膜入血后,其核心蛋白及 RNA 进入 CD4⁺T 细胞内,复制并引起宿主细胞溶解坏死,CD4⁺T 细胞的大量破坏,导致细胞免疫缺陷,降低了体内免疫防御与免疫监视功能,引起严重的机会性感染和恶性肿瘤。

(2) HIV 感染组织中单核-吞噬细胞:存在于脑、淋巴结和肺等器官组织中的单核-吞噬细胞可吞噬 HIV,这类细胞能抵抗 HIV 的致病作用而不会迅速死亡,反可成为 HIV 的储存场所,被吞噬的 HIV 可在巨噬细胞内大量复制,并随其游走扩散,如通过血脑屏障引起中枢神经系统感染。近来的研究结果表明,淋巴结生发中心的滤泡树突状细胞也可受到 HIV 的感染并成为 HIV 的"储备池"。

二、基本病理变化

艾滋病病变主要累及人体免疫系统,造成淋巴组织破坏。在免疫功能损伤至一定程度后便可并发机会性感染和(或)继发性肿瘤。基本病变包括以下 3 方面。

1. 淋巴组织的形态变化　早期,全身浅表淋巴结肿大。光镜下,最初有淋巴滤泡明显增生,生发中心活跃,髓质内出现较多浆细胞。随后滤泡外层淋巴细胞减少或消失,小血管增生,生发中心被零落分割。晚期的淋巴结内 T、B 淋巴细胞几乎消失殆尽,仅有一些巨噬细胞和浆细胞残留,并伴纤维组织增生,脾、胸腺也表现为淋巴细胞减少。

2. 继发性感染　机会性感染是本病的特征之一,即多种在正常人体不致病的病原体感染。病原包括原虫、真菌、细菌、病毒等,感染范围广泛,可累及各器官,其中以中枢神经系统和肺、消化道受累最为常见。

70%以上的患者可经历一次或多次肺孢子虫感染,引起肺泡腔扩张或融合,伴间质性肺炎,在机会性感染而致死亡的病例中,半数为该类感染;中枢神经系统常感染弓形虫、新型隐球菌而导致脑炎或脑膜炎;消化道常感染白念珠菌、沙门菌、鸟型结核杆菌等,可引起假膜性炎、化脓性炎,从口腔到肠道可见多处炎症及溃疡。

3. 继发恶性肿瘤　约有30%的患者可继发皮肤、口腔、胃黏膜及其他等部位的 Kaposi 肉瘤,皮肤的 Kaposi 肉瘤表现为局部红斑,可发生坏死,其他常见的继发肿瘤为淋巴瘤(图 9-17)。

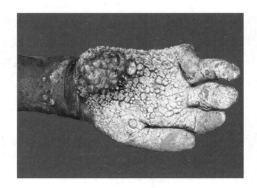

图 9-17　皮肤 Kaposi 肉瘤

165

三、临床病理联系

本病潜伏期较长,一般经数个月至 10 年或更长时间才发展为 AIDS,按病程可分为 3 个阶段。①早期或称急性期:HIV 感染后引起病毒血症,出现咽痛、发热、肌肉酸痛等非特异性表现。但由于患者尚有较好的免疫反应能力,2~3 周后症状可自行缓解。②中期或称慢性期:机体的免疫功能与病毒之间处于相互抗衡的阶段,在某些病例此期可长达数年或不再进入末期,临床上从无明显症状发展到出现明显的全身淋巴结肿大,常伴发热、乏力、皮疹等。③后期或称危险期:机体免疫功能全面崩溃,患者有持续发热、乏力、消瘦、腹泻,并出现神经系统症状、明显的机会性感染和恶性肿瘤。血液化验可见淋巴细胞明显减少,$CD4^+$ 细胞减少尤为显著,细胞免疫反应丧失殆尽,5 年以上几乎全部死亡。

本病预后差,目前抗 HIV 治疗主要采用逆转录酶抑制剂和蛋白酶抑制剂,现主张联合用药。尽管疫苗研究已经开展,并正在被试用于人类,但疫苗的前景不乐观。因此,大力开展预防,对防止 AIDS 流行至关重要。

第八节　血　吸　虫　病

血吸虫病(schistosomiasis)是由血吸虫寄生于人体引起的地方性寄生虫病,当人畜与含血吸虫尾蚴的疫水接触时,尾蚴钻入皮肤(或黏膜)感染。病变主要发生在肝与肠,也可累及脾、肺、脑等部位,临床表现与血吸虫的发育阶段有关。该病主要流行于长江流域及其以南的 13 个省市的广大水稻作物地区。

一、病因和发病机制

寄生于人体的血吸虫主要有 3 种,即流行于非洲北部的埃及血吸虫、流行于拉丁美洲及非洲中部的曼氏血吸虫和流行于亚洲的日本血吸虫。在我国因只有日本血吸虫病流行,故通常将日本血吸虫病简称为血吸虫病。

日本血吸虫的生活史可分为虫卵、毛蚴、胞蚴、尾蚴、童虫及成虫等阶段。成虫以人体或其他哺乳动物如狗、猫、猪、牛及马等为终宿主,自毛蚴至尾蚴的发育繁殖阶段以钉螺为中间宿主。

血吸虫虫卵随同患者或病畜的粪便排入水中,卵内的毛蚴成熟孵化,破壳而出,以后钻入钉螺体内,经过母胞蚴及子胞蚴阶段后,大量尾蚴发育成熟,并游动于水中。当人畜与疫水接触时,尾蚴钻入皮肤(或黏膜)变为童虫。童虫经小静脉或淋巴管进入血液循环,经右心到肺,由肺静脉进入大循环向全身散布。只有进入肠系膜静脉的童虫,才能继续发育为成虫,其余多在途中死亡。通常在感染尾蚴后 3 周左右即可发育为成虫,成虫寄生于肝门静脉、肠系膜静脉系统,雌雄成虫交配后即可产卵。虫卵随门静脉入肝,或逆流入肠壁而沉着在组织内,约经 11 d 逐渐发育为成熟虫卵,内含毛蚴。肠壁内的虫卵可破坏肠黏膜而进入肠腔,并随粪便排出体外,污染水源,再重演生活周期。

二、基本病理变化

血吸虫发育阶段中的尾蚴、童虫及成虫、虫卵等均可引起病变,但以虫卵引起的病变最严重,危害也最大。

1. **尾蚴及童虫引起的病变**

(1) **尾蚴性皮炎**:尾蚴侵入皮肤后,可引起皮肤的炎症反应,表现为红色小丘疹、奇痒,经数日后可自然消退。

(2)肺部病变:童虫移行到肺时,部分可穿破肺泡壁毛细血管,游出到肺组织中,引起点状出血及白细胞浸润,并可有血管炎改变,但病变一般轻微而短暂。

2. 成虫引起的病变 血吸虫在门静脉系统内发育成熟后,其代谢产物可使机体发生贫血、嗜酸性粒细胞增多、脾肿大、静脉内膜炎及静脉周围炎等。在肝、脾的单核-吞噬细胞系统的细胞内,常见有黑褐色血吸虫色素沉着。成虫死亡后,多在肝内分解,产生毒性,可引起明显的静脉炎和静脉周围炎,死亡虫体周围组织坏死,大量嗜酸性粒细胞浸润。

3. 虫卵引起的病变 虫卵沉着所引起的损害是最主要的病变,虫卵除主要沉着于乙状结肠、直肠壁和肝,也可见于回肠末段、阑尾及升结肠等处,肺、脑等其他器官有时也可见到,按其病变发展过程可分为急性虫卵结节和慢性虫卵结节两种。

(1)急性虫卵结节:肉眼观,为灰黄色、粟粒至绿豆大的小结节。光镜下,结节中央常有1~2个成熟虫卵,虫卵周围是一片无结构颗粒状坏死物质及大量嗜酸性粒细胞浸润,状似脓肿,称嗜酸性脓肿。随病程发展,急性虫卵结节逐渐转变为慢性虫卵结节。

(2)慢性虫卵结节:急性虫卵结节经10余日后,虫卵内毛蚴死亡,坏死物质逐渐吸收,虫卵破裂或钙化,其周围除类上皮细胞外,出现异物巨细胞和淋巴细胞,称为假结核结节。最后,假结核结节中的类上皮细胞为纤维母细胞代替,并产生胶原纤维,使结节纤维化。

三、主要器官的病变和后果

1. 结肠 病变常累及全部结肠,以乙状结肠最为显著。早期病灶中虫卵沉积形成急性虫卵结节,继之可发生坏死脱落形成浅表溃疡,其边缘常有充血。临床上可出现腹痛、腹泻等痢疾样症状。随着病变发展,虫卵结节发生纤维化、钙化。慢性期肠黏膜反复发生溃疡和肠壁纤维化,最终导致肠壁增厚、肠腔狭窄和肠梗阻,部分患者可并发结肠癌。

2. 肝 长期重度感染病例,可见慢性虫卵结节及纤维化,肝因严重纤维化而变硬、变小,导致血吸虫性肝硬化。肝表面不平,有浅沟纹构成微隆起的分区,严重者可形成粗大突起的结节。切面上,增生的结缔组织沿门静脉分支呈树枝状分布,故称为干线型或管道型肝硬化。肝小叶并未遭受严重破坏,故不形成假小叶,与门脉性肝硬化不同。静脉周围纤维组织增生,使肝内门静脉分支阻塞和受压,造成门静脉高压,临床上常出现腹水(图9-18)、巨脾、食管静脉曲张等后果。

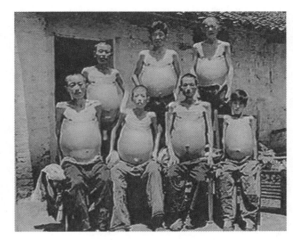

图9-18 血吸虫病肝腹水患者

3. 脾 早期肿大不明显,主要由于成虫的代谢产物引起的单核-吞噬细胞增生所致。晚期主要由门静脉高压引起的脾淤血所致,此时可形成巨脾,临床上可出现贫血、白细胞减少和血小板减少等脾功能亢进症状。

4. 异位寄生 由于成虫主要寄生在门脉系统,虫卵沉积于肝肠组织内,如果成虫或虫卵出现在门脉系统以外的组织和器官时,称异位寄生。以肺和脑为多见。肺部病变可出现多数急性虫卵结节,其周围肺泡出现炎性渗出物,X线检查显示类似肺的粟粒性结核。脑的血吸虫病主要见于大脑顶叶,也可累及额叶及枕叶,临床上出现脑炎、癫痫发作和疑似脑内肿瘤的占位性症状。此外,还可引发血吸虫病肾小球肾炎等。

(肖　桦)

下　篇

病理生理学

第十章

疾 病 概 论

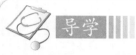

第一节　健康与疾病

一、健康

世界卫生组织指出：健康（health）不仅是没有疾病和病痛，而且是躯体上、精神上和社会上处于完好状态。可见，健康包含着身体健康和心理健康以及良好的社会适应能力。

二、疾病

根据目前的认识，疾病（disease）是机体在内外环境中一定致病因素的作用下，因稳态破坏而发生的内环境紊乱和生命活动的障碍。

在疾病状态下，机体对致病因素引起的损害会产生一系列防御性的抗损伤反应，表现为疾病过程中一系列功能、代谢和形态结构的变化，使机体各器官、系统之间以及机体和外界环境之间的协调关系发生障碍，从而出现各种临床症状、体征和社会行为的异常，对环境的适应能力减弱，甚至丧失。

病理过程（pathological process）是指存在于不同疾病中的共同的一系列功能、代谢和形态结构的变化。例如，肺炎、脑炎以及所有其他炎性疾病，都是以炎症这一病理过程为基础构成的。病理过程可以局部表现为主，如血栓形成、栓塞、梗死等；也可以全身反应为主，如发热、休克等。一种疾病可以包含几种病理过程，如大叶性肺炎时含有炎症、发热、缺氧甚至休克等病理过程。

病理状态（pathological state）是指相对稳定或发展极慢的局部形态变化，常是病理过程的后果。例如，烧伤后的皮肤瘢痕，关节炎后的关节强直等。

三、亚健康

亚健康又称第三状态，是人们在身心情感方面处于健康与疾病之间的生理功能低下状态。处于亚健康状态的机体虽然没有出现疾病症状或症状感觉轻微，但已有潜在病理性改变，尤其是功能性的病理变化。

亚健康状态的表现错综复杂,可有以下 3 种表现形式。①躯体性亚健康状态:主要表现为疲乏无力、精神不振。②心理性亚健康状态:主要表现为焦虑、烦躁、睡眠不佳。③人际交往性亚健康状态:主要表现为孤独感、适应能力降低。

第二节　病　因　学

病因学(etiology)是研究疾病发生的原因和条件的科学。

一、疾病发生的原因

病因是指能够引起疾病并且赋予该疾病特异性的各种因素,可分为以下几类。

1. **生物性因素**　是最常见的致病因素,主要包括各种病原微生物(如细菌、病毒、真菌、立克次体等)和寄生虫。这类病因的致病作用主要与病原体的致病力、数量、侵袭力、毒力和宿主的状态密切相关。

2. **环境生态因素**　自然资源的过度开发,"三废"(废水、废气、废渣)处理不完善造成的生态平衡破坏,大气、水和土壤的污染,已成为危害人类健康和导致疾病发生的重要因素。

3. **精神、心理和社会因素**　随着生物医学模式向生物-心理-社会医学模式的转变,精神、心理、社会因素在疾病发生中的作用越来越受到重视。长期的焦躁、悲伤、紧张等不良情绪和强烈的精神创伤是导致某些疾病发生的重要因素。例如,高血压病、消化性溃疡等疾病的发生,可能与长期的精神过度紧张有关。

4. **营养性因素**　营养过多和营养不足都可导致疾病的发生。长期摄入过多的热量可引起肥胖症;过度摄取维生素,特别是维生素 A 和维生素 D 可引起中毒;反之,维生素 A 摄入不足可引起夜盲症,维生素 D 摄入不足可引起婴幼儿发生佝偻病。

5. **遗传性因素**　①遗传性疾病:主要是由于遗传物质基因突变或染色体畸变引起,基因突变引起分子病(如苯酮尿症、白化病等),染色体畸变引起染色体病(如先天愚型等)。②遗传易感性:指易患某些疾病的遗传特性,即在外界环境因素影响下,较常人易患某些疾病,如高血压病、消化性溃疡、糖尿病等。

6. **先天性因素**　指那些能够损害正在发育的胎儿的有害因素,由先天性因素引起的疾病称为先天性疾病。例如,孕妇在妊娠期间感染风疹病毒,可能损害胎儿引起先天性心脏病。

7. **免疫性因素**　某些个体对一些抗原的刺激常发生异常强烈的免疫反应,从而导致组织细胞的损伤和生理功能障碍,这种异常的免疫反应称为超敏反应或变态反应(allergy)。例如,异种血清蛋白、某些病原微生物、食物(如海鲜、牛乳等)、花粉、香水、药物(如青霉素等)都可引起超敏反应。有些个体能对机体自身的抗原发生免疫反应并引起自身组织损害,称为自身免疫性疾病,如系统性红斑狼疮、类风湿关节炎等。由于各种原因(如病毒、药物或遗传因素)引起体液免疫或细胞免疫缺陷可导致免疫缺陷病的发生,此类疾病的共同特点是容易发生致病微生物的感染。

8. **理化因素**　包括物理因素和化学因素。物理因素主要有机械力、电流、温度、激光、电离辐射等,物理因素是否引起疾病主要取决于这些因素的强度、作用部位和范围、持续时间等。化学因素包括无机或有机物质,达到一定剂量或浓度时可能具有毒性,可使机体中毒甚至死亡。

疾病发生的原因还有很多。多数情况下,一类疾病可能由某一类致病因子所引起,但有些疾病也可以由不同类的致病因子所引发。例如,恶性肿瘤就是在基因突变的基础上,由多种致病因

171

子共同作用的结果。

二、疾病发生的条件

条件是指在病因的作用下,能够促进或阻止疾病发生发展的各种因素。条件的种类有很多,主要包括内部条件(如体质、年龄、性别等个体差异)和外部条件(如自然条件和社会条件)。

条件中能加强病因作用或促进疾病发生的因素称为诱因(precipitating factor)。例如,心绞痛的发生原因是冠状动脉狭窄,而过劳、饱食、受寒或情绪激动则是引起心绞痛发作的诱因。

在疾病的发生发展中,原因和条件是相对的,它是针对某一具体的疾病而言的。对于不同的疾病,同一因素既可以是某一疾病的原因,也可以是另一疾病的条件。同时,某一疾病发生的条件,也可以成为另一疾病发生的原因。

第三节　发　病　学

发病学(pathogenesis)主要研究疾病发生、发展过程中的一般规律和共同机制。

一、疾病发生发展的一般规律

疾病发生发展过程中普遍存在以下基本规律。

1. 自稳调节紊乱　稳态是指机体内环境处于相对稳定状态,它是通过神经、体液的调节使机体各器官、组织和细胞的功能、代谢活动在不断变化的内外环境中保持动态平衡。因此,稳态的紊乱是疾病发生发展的基础。

2. 损伤与抗损伤　在疾病发展过程中所出现的各种复杂变化基本上可区分为两大类:一类是原始病因和链式发展中的发病学原因引起的损害性变化;另一类则是机体对抗这些损害的各种反应,包括各种防御适应反应,称为抗损害反应。以外伤为例,组织破坏、血管破裂、出血、组织缺氧等皆属于损害性变化,而心率加快、心肌收缩力加强以增加心排血量,反射性血管收缩以减少出血及维持动脉血压,皆属于抗损害反应。损害与抗损害反应之间的力量对比决定着疾病的发展方向和转归。

3. 因果交替　原始病因作用于机体引起的损害(结果),又可作为发病学原因而引起新的变化。因此,原因与结果不断转换,形成链式发展的疾病过程。例如,暴力造成创伤,使血管破裂而引起大出血,大出血使心排血量减少和血压下降,血压下降可造成组织供血减少和组织缺氧,组织缺氧可导致中枢神经系统功能降低,使呼吸和循环功能下降,进一步加重缺氧,使疾病在链式发展过程中不断恶化而形成恶性循环。如果及时采取补充血容量等措施,即可在某一环节上打断因果转化和疾病的链式发展,阻断恶性循环,使疾病向着有利于康复的方向发展。

4. 局部和整体　生物体是一个相互联系的有机整体。疾病可表现为局部变化、全身变化或两者兼有。一方面,局部的病变可引起全身反应,如肺结核时可表现为咳嗽、咳血等局部症状,还可表现有发热、乏力等全身症状;另一方面全身性疾病可表现为局部变化,如糖尿病时的疖肿。

二、疾病发生发展的基本机制

疾病发生发展的基本机制是指参与很多疾病发生发展的共同机制,包括神经机制、体液机制、细胞机制和分子机制。

1. 神经机制　神经系统的变化与疾病的发生发展密切相关。有些病因可直接损害神经系统,如流行性乙型脑炎病毒可直接破坏神经组织。有些致病因素可通过神经反射地引起相应组织器官的功能代谢变化,或者抑制神经递质的合成、释放和分解,促进致病因子与神经递质的结合,减弱或阻断正常递质的作用。如长期精神紧张、焦虑时导致大脑皮质功能紊乱,皮质与皮质下功能失调时,导致内脏器官功能障碍。

2. 体液机制　体液是维持机体内环境稳定的重要因素。疾病中的体液机制主要是指致病因素引起体液的质和量的变化,体液调节的障碍造成内环境紊乱,以致疾病发生。体液调节紊乱常由各种体液因子数量或活性变化引起,包括各种全身性作用的体液因子(如组胺、去甲肾上腺素等)和多种局部作用的体液因子(如内皮素、某些神经肽等),以及近年来特别强调的细胞因子(如白介素、肿瘤坏死因子等)。体液因子通过内分泌、旁分泌、自分泌3种方式作用于靶细胞上的受体。

神经机制与体液机制在疾病发生发展中常同时发生,共同参与,因此,常称其为神经体液机制。例如,长期精神紧张可引起大脑皮质和皮质下中枢的功能紊乱,血管运动中枢反应性增强,此时交感神经兴奋,去甲肾上腺素释放增加,导致小动脉紧张性收缩。同时,交感神经活动亢进,刺激肾上腺髓质释放肾上腺素,使心率加快,心排血量增加,并因肾小动脉收缩,促使肾素-血管紧张素-醛固酮系统被激活,引起血压升高,这就是高血压发病中的神经体液机制。

3. 细胞机制　致病因素作用机体后,可直接或间接造成细胞损伤,导致细胞的功能、代谢、形态结构变化而发病。主要表现为细胞膜上各种离子泵功能失调,如钠泵、钙泵等。当这些担负离子主动转运的泵功能失调时,细胞膜上的离子通道发生障碍,细胞内外离子失衡,造成细胞内 Na^+、Ca^{2+} 大量积聚和细胞水肿,甚至死亡,这是导致有关器官功能障碍的重要机制。

4. 分子机制　从分子水平研究疾病的发生机制,使我们对疾病时机体的功能、代谢、形态结构变化的认识和对疾病本质的认识进入了一个新阶段,即分子病理学时代。

细胞及其间质内含有很多大分子多聚体和小分子物质,大分子多聚体主要指蛋白质和核酸,核酸储存生命的信息,蛋白质调节和控制生命过程的化学反应。疾病的发生可能是核酸储存的生命信息错乱的结果,如基因突变或染色体畸变所致的恶性肿瘤和遗传性疾病。亦可能是由于蛋白质的质和量变化所致,包括:①酶缺陷所致的疾病;②血浆蛋白和细胞蛋白缺陷所致的疾病;③受体或配体减少或缺失的疾病;④膜转运障碍所致的疾病。

总之,从分子医学角度研究发现,疾病时机体形态和功能的异常是某些特定蛋白质结构或功能的变异,而这些蛋白质又是细胞核中相应基因对细胞受体和受体后信号转导作出应答反应的产物,因此基因及其表达调控状况是决定身体健康或疾病的基础。

第四节　疾病的转归

疾病的转归是疾病的发展走向和结局,有康复和死亡两种表现形式。

一、康复

康复(recovery)包括完全康复和不完全康复。完全康复主要是指疾病时所发生的一系列损伤性变化完全消失,其组织结构得以修复,功能代谢完全恢复,机体重新恢复正常的自稳态调节,又称为痊愈。不完全康复是指疾病时对机体所发生的损伤性变化虽未完全消失,但已经得到控制,机体通过各种代偿机制可以维持相对正常的生命活动,主要症状消失,有时可留有后遗症。

二、死亡

死亡(death)是指生命活动的终止,可分为濒死期、临床死亡期、生物学死亡期3个阶段。濒死期指机体脑干以上的中枢神经处于深度抑制状态,各系统功能严重障碍,表现为反应迟钝、意识模糊或丧失、血压下降、呼吸和循环功能进行性下降。临床死亡期主要表现为心跳、呼吸停止和各种反射消失,此期为死亡的可逆阶段。生物学死亡期是死亡过程的最后阶段,此期机体各器官的代谢活动相继停止,生命活动不可逆转。

脑死亡是另一个重要的生物学和社会伦理学概念,系指全脑的功能永久性停止。目前,一般以枕骨大孔以上全脑死亡作为脑死亡的标准。如果出现脑死亡,就意味着人的实质性死亡,因此脑死亡已成为判断死亡的一个重要标志。脑死亡一般应符合以下标准:无自主呼吸;不可逆性深昏迷;脑干神经反射消失;脑电波消失;脑血液循环完全停止。采用脑死亡概念的意义在于脑死亡一旦确定,就意味着在法律上已经具备死亡的合法依据,医务人员可据此判断死亡时间及终止复苏抢救,脑死亡者也可提供最新鲜的器官移植材料。

(刘春英)

第十一章

水、电解质代谢紊乱

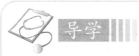 **导学**

　　掌握： 低钠血症和高钠血症的概念、原因和机制及对机体的影响；低钾血症和高钾血症的概念、原因和机制及对机体的影响。

　　熟悉： 镁、钙、磷代谢障碍概念及对机体的影响。

　　了解： 镁、钙、磷代谢障碍的原因和机制。

　　水、电解质代谢紊乱是由多种疾病引起和伴随的一种常见病理过程，主要表现为体液的容量、分布、电解质浓度及渗透压的异常，引起全身各器官系统功能和机体的物质代谢发生相应的障碍，严重时常可导致死亡。纠正水和电解质紊乱的输液疗法是临床上经常使用和极为重要的治疗手段。

　　体液是由水和溶解于其中的各种无机物和有机物等组成，广泛分布于组织细胞内外，是人体新陈代谢进行的场所。电解质是指以离子状态溶于体液中的各种无机物、低分子有机化合物和蛋白质，其中细胞外液的离子以 Na^+、Cl^- 和 HCO_3^- 为主，而细胞内液以 K^+、HPO_4^{2-} 和蛋白质为主，体液中所含阴、阳离子数的总和相等，并保持电中性状态。溶液的渗透压取决于溶质的分子或离子的数目，体液内起渗透作用的溶质主要是电解质。血浆和组织间液的渗透压主要来源于 Na^+、Cl^- 和 HCO_3^-；维持细胞内液渗透压的离子主要是 K^+ 与 HPO_4^{2-}，尤其是 K^+，与细胞外液的渗透压基本相等。

第一节　水、钠代谢障碍

一、正常水、钠代谢

（一）正常水代谢

　　正常人每日水的摄入和排出处于动态平衡之中（表 11-1）。水的来源有饮用水、食物水、代谢水。机体水主要经过消化道（粪）、皮肤（显性汗和非显性蒸发）、肺（呼吸蒸发）和肾（尿）排出。在正常情况下，经皮肤、肺、消化道排出水量较为稳定，而经肾排出的尿量取决于摄入水量，多摄则多排，少摄则少排。正常成人每日至少排出 500 ml 尿液，才能清除体内的代谢废物。因为成人每日尿液中的固体物质（主要是蛋白质代谢终产物和电解质）一般不少于 35 g，尿液最大浓度为 6~8 g%，故每日排出 35 g 固体溶质的最低尿量为 500 ml，再加上非显性汗和呼吸蒸发以及粪便排水量，则每

175

日最低排出的水量约 1 500 ml。

表 11-1　正常人每日的摄入和排出水量

种　类	摄入水量(ml)	种　类	排出水量(ml)
饮水量	1 000～1 300	肾排尿量	1 000～1 500
摄入食物水量	700～900	皮肤蒸发水量	500
代谢生成水量	300	呼吸道蒸发水量	350
		消化道随粪排水量	150
共计	2 000～2 500	共计	2 000～2 500

（二）正常钠代谢

正常成人体内含钠总量为 40～50 mmol/kg,其中约 60% 是可以交换的(50% 左右存在于细胞外液,10% 左右存在于细胞内液);约 40% 是不可交换的,主要结合于骨骼的基质。血清 Na^+ 浓度的正常范围是 130～150 mmol/L,细胞内液中的 Na^+ 浓度仅为 10 mmol/L 左右。

在正常情况下,摄入和排出钠量几乎相等。正常人每日饮食摄入钠为 100～200 mmol。天然食物中含钠甚少,摄入的钠主要来自食盐。Na^+ 主要经肾随尿排出,摄入多,排出亦多;摄入少,排出亦少。此外,随着汗液的分泌也可排出少量的钠,钠的排出通常也伴有氯的排出。

（三）水、钠代谢的调节

细胞外液容量和渗透压相对稳定是通过神经-内分泌系统的调节实现的。

1. 抗利尿激素(ADH)　细胞外液的渗透压和血容量等是调节 ADH 释放的主要因素,当血浆晶体渗透压升高和有效循环血量下降,血管紧张素 II 增多时刺激下丘脑的视上核和室旁核分泌 ADH。ADH 增加远曲小管和集合管上皮细胞对水重吸收,尿量减少。

2. 醛固酮　当有效循环血量下降或血压下降时,肾血流量减少,刺激肾球旁细胞分泌肾素,肾素-血管紧张素系统激活,使醛固酮分泌增加,从而增加肾小管对 Na^+ 的重吸收,同时也促进 ADH 对水的重吸收,使有效循环血量和血压恢复正常。

3. 心房肽(ANP)　当心房扩张、血容量增加、血 Na^+ 增高或血管紧张素增多时,刺激心房肌细胞合成释放 ANP。ANP 释放入血后,能减少肾素的分泌、抑制醛固酮的分泌、对抗血管紧张素的缩血管效应、拮抗醛固酮的滞 Na^+ 作用,与肾素-血管紧张素-醛固酮系统共同调节水钠代谢。

4. 水通道蛋白(AQP)　是一组构成水通道与水通透有关的细胞膜转运蛋白,目前在哺乳动物组织鉴定的水通道蛋白至少有 13 种(AQP_0～AQP_{12})。水通道蛋白有其各自的特异性的组织分布和作用途径,如 AQP_2 和 AQP_3 位于集合管,在肾脏浓缩机制中起重要作用。

二、水、钠代谢障碍

水、钠代谢障碍往往是同时或相继发生,并且相互影响,关系密切,故临床上常将两者同时考虑。

（一）低钠血症

低钠血症(hyponatremia)是指血清钠浓度低于 130 mmol/L,伴有或不伴有细胞外液容量的改变。根据体液的容量不同分为低容量性低钠血症、高容量性低钠血症和等容量性低钠血症 3 种。

1. 低容量性低钠血症(hypovolemic hyponatremia)　其特点是失 Na^+ 多于失水,血清 Na^+ 浓度<130 mmol/L,血浆渗透压<280 mOsm/L,伴有细胞外液量的减少,也可称为低渗性脱水。

（1）原因和机制:常见的原因是肾内或肾外丢失大量的液体或液体积聚"第三间隙"后处理措施不当所致,如只给水而未给电解质平衡液。

1）经肾丢失:①长期连续使用高效利尿药,如呋塞米、依他尼酸、噻嗪类等,抑制髓襻升支对 Na^+ 的重吸收。②肾上腺皮质功能不全,如醛固酮分泌不足,肾小管对钠的重吸收减少。③肾实质性疾病,如慢性间质性肾疾患可使髓质正常间质结构破坏,肾髓质不能维持正常的浓度梯度和髓襻升支功能受损等,均可使 Na^+ 随尿液排出增加。④肾小管酸中毒时,集合管分泌 H^+ 功能降低, $H^+ - Na^+$ 交换减少,导致 Na^+ 随尿排出增加。

2）肾外丢失:①经消化道失液,如呕吐、腹泻导致大量含 Na^+ 的消化液丧失。②液体在第三间隙积聚,如胸膜炎形成大量胸水,腹膜炎、胰腺炎形成大量腹水等。③经皮肤丢失,如大量出汗、大面积烧伤可导致液体和 Na^+ 的大量丢失。

（2）对机体的影响

1）细胞外液减少,易发生休克:由于丢失的主要是细胞外液,严重者细胞外液量将显著下降,同时由于低渗状态,水分可从细胞外液向渗透压相对较高的细胞内转移,从而进一步减少细胞外液量,血容量进一步减少,故容易发生低血容量性休克。

2）无口渴感:机体虽缺水,却不思饮,难以自觉口服补充液体。同时,由于血浆渗透压降低,对渗透压感受器刺激减弱,使 ADH 分泌减少,远曲小管和集合管对水的重吸收随之减少,导致多尿和低比重尿。但在晚期血容量显著降低时,ADH 释放增多,肾小管对水的重吸收增加,则出现少尿。

3）明显的失水体征:血容量减少,组织间液向血管内转移,组织间液减少更为明显。患者出现皮肤弹性减退,眼窝和婴幼儿囟门凹陷等失水体征。

4）尿钠变化:经肾失钠的低钠血症患者,尿钠含量增多。如果是肾外因素所造成的低钠血症患者,则因低血容量所致的肾血流量减少而激活肾素-血管紧张素-醛固酮系统,使肾小管对钠的重吸收增加,尿钠含量减少。

2. 高容量性低钠血症（hypervolemic hyponatremia）　其特点是血钠下降,血清钠浓度＜130 mmol/L,血浆渗透压＜280 mOsm/L,但体钠总量正常或增多,患者有水潴留使体液量明显增多,故又称之为水中毒。

（1）原因和机制:主要原因是由于过多的低渗性体液在体内潴留造成细胞内外液量都增多,引起重要器官功能严重障碍。

1）水的摄入过多:如用无盐水灌肠,肠道吸收水分过多;精神性饮水过量和持续性大量饮水;静脉输入含盐少或不含盐的液体过多过快等超过肾脏的排水能力。

2）水排出减少:多见于急性肾功能衰竭和 ADH 分泌过多,而恐惧、疼痛、失血、休克、外伤等均可导致 ADH 产生和释放增多。

在肾功能良好的情况下,一般不易发生水中毒,故水中毒最常发生于急性肾功能衰竭的患者而又输液不恰当时。

（2）对机体的影响:细胞外液量增加,血液稀释。早期尿量增加（肾功能障碍者例外）,尿比重下降,在晚期或重度患者可出现凹陷性水肿。血 Na^+ 浓度降低,细胞外液低渗,水自细胞外向细胞内转移,造成细胞水肿,并产生相应的临床表现。最为严重的后果是脑细胞的肿胀和脑组织水肿造成颅内压增高,引起头痛、呕吐、记忆力减退、神志混乱、视神经乳头水肿等中枢神经系统受压症状,严重病例可发生脑疝而导致死亡。

3. 等容量性低钠血症（isovolemic hyponatremia）　其特点是血钠下降,血清钠浓度＜130 mmol/L,

血浆渗透压<280 mOsm/L。一般不伴有血容量的明显改变,或仅有轻度升高。

(1)原因和机制:等容量性低钠血症主要见于 ADH 分泌异常综合征。常见于恶性肿瘤,如支气管癌、胰腺癌、输尿管癌、淋巴瘤、白血病等;中枢神经系统的创伤、感染、肿瘤等;肺结核病、肺炎、真菌感染、肺脓肿等疾病;这些疾病都在不同程度上导致 ADH 的异常释放。ADH 释放增多,使肾小管重吸收水增加,可稀释细胞外液 Na^+ 而致其浓度降低;ADH 提高肾小球滤过率和抑制肾小管对 Na^+ 的重吸收而增加 Na^+ 的排出;同时容量的扩张也可减少近曲小管 Na^+ 和尿酸的吸收。此外,由于细胞外液渗透压低于细胞内,水向细胞内转移,故血容量变化不明显。

(2)对机体的影响:轻度等容量性低钠血症对机体无明显影响,也无明显的临床症状。当低钠血症比较明显而有较多的水从细胞外液进入细胞内时,就会引起脑细胞水肿所致的一系列中枢神经系统症状,如恶心、呕吐,甚至抽搐、昏迷等。

(二)高钠血症

高钠血症(hypernatremia)是指血清 Na^+ 浓度>150 mmol/L,并伴有血浆渗透压升高。根据细胞外液量的变化可分为低容量性、高容量性和等容量性高钠血症。

1. 低容量性高钠血症(hypovolemic hypernatremia) 其特点是失水多于失钠,血清钠浓度>150 mmol/L,血浆渗透压>310 mOsm/L。细胞外液量和细胞内液量均减少,又称高渗性脱水(hypertonic dehydration)。

(1)原因和机制

1)水摄入减少:多见于水源断绝、进食或饮水困难等情况;某些中枢神经系统损害的患者、严重疾病或年老体弱的患者也因无口渴感而造成摄水减少。

2)单纯失水过多:单纯失水主要指不含电解质的水分丢失,血清钠浓度增高,体液容量降低。常见原因有:任何原因引起的过度肺通气都会使呼吸道黏膜不显性蒸发加强,损失的大量不含任何电解质的水分;高热、大量出汗和甲状腺功能亢进时,均可通过皮肤丢失大量低渗液体;中枢性尿崩症(ADH 产生和释放不足)和肾性尿崩症(肾远曲小管和集合管对 ADH 反应缺乏及肾浓缩功能不良)时,肾排出大量低渗性尿液。

3)失水多于失钠:指机体同时失水和失钠,但失水多于失钠,血清钠浓度增高,体液容量降低。常见原因:使用大量如甘露醇、高渗葡萄糖等脱水剂引起渗透性利尿而导致失水多于失钠;胃肠道因呕吐、腹泻及消化道引流等丢失大量等渗或含钠量低的消化液。

(2)对机体的影响

1)口渴:由于细胞外液高渗,通过渗透压感受器刺激中枢,引起口渴感。但在衰弱患者和老年人,口渴反应可不明显。

2)细胞外液容量减少:由于丢失的是细胞外液,同时,因失水大于失钠,细胞外液渗透压升高,可通过刺激渗透压感受器引起 ADH 分泌增加,加强了肾小管对水的重吸收,因而尿量减少而尿比重增高。

3)细胞内液向细胞外液转移:由于细胞外液高渗,使细胞内液向细胞外转移,这有助于循环血量的恢复,但同时也引起细胞脱水致使细胞皱缩,其中脑细胞脱水致嗜睡、昏迷,甚至死亡等中枢神经系统功能障碍的症状。

4)血液浓缩:由于血容量下降,可反射性地引起醛固酮分泌增加。ADH 的分泌增多促使水重吸收增多,加上细胞内液向细胞外液转移,均使细胞外液得到补充,既有助于渗透压回降,又使血容量得到恢复,故在低容量性高钠血症时细胞外液量及血容量的减少均没有低容量性低钠血症明显,因而这类患者血液浓缩、血压下降及氮质血症一般比低容量性低钠血症为轻。

2. 高容量性高钠血症(hypervolemic hypernatremia)　其特点是血容量和血钠均增高。

(1) 原因和机制：主要原因是盐摄入过多或盐中毒。

1) 医源性盐摄入过多：治疗低渗性脱水的患者时，给予过多高渗盐溶液；或是在等渗性脱水患者，没有严格控制高渗溶液的输入。此外，在治疗乳酸酸中毒，常常给高浓度的碳酸氢钠，如果掌握不当，可造成高容量性高钠血症。

2) 原发性钠潴留：原发性醛固酮增多症和皮质醇增多症的患者，因醛固酮和糖皮质激素的过度分泌，致远曲小管对 Na^+、水的重吸收增加，常引起体内钠总量和血钠含量的增加，同时伴有细胞外液量的增加。

(2) 对机体的影响：高钠血症时细胞外液高渗，液体自细胞内向细胞外转移，导致细胞脱水，严重者引起中枢神经系统功能障碍。

3. 等容量性高钠血症(isovolemic hypernatremia)　其特点是血清钠浓度＞150 mmol/L，血容量无明显改变。

(1) 原因和机制：此为原发性高钠血症，可能由于下丘脑受损。一方面，位于下丘脑的渗透压感受器阈值升高、渗透压调定点上移，口渴中枢和渗透压感受器对渗透性刺激不敏感，对正常水平的渗透压无反应性感受，因此渴感缺乏或减退。只有当渗透压明显高于正常时，才能刺激 ADH 的释放。另一方面，患者对口渴和 ADH 释放的容量调节是正常的，因此，当血容量减少时，引起口渴感和 ADH 的释放，产生抗利尿作用，以恢复血容量。故尽管有高钠血症存在，血容量仍是正常的。

(2) 对机体的影响：由于细胞外的高渗状态，使细胞内液向细胞外液转运而致细胞脱水皱缩，其中脑细胞脱水可引起中枢神经系统障碍。

第二节　钾代谢障碍

一、正常钾代谢

(一) 正常钾代谢

钾是体内最重要的阳离子之一。正常人体内含钾量为 50～55 mmol/kg。其中约 98% 存在于细胞内，约 2% 存在于细胞外液中。具有维持细胞新陈代谢、保持细胞静息膜电位、调节细胞内外的渗透压和酸碱平衡等重要生理功能。

正常人摄入和排出钾处于动态平衡。一般天然食物含钾丰富，成人每日随饮食摄入钾 70～100 mmol，吸收的钾首先转移至细胞内，随后主要经肾排出体外。肾的排钾与钾的摄入有关，表现为多吃多排，少吃少排，但不吃也排。由于每日的钾摄入量常大于其细胞外液的总钾量，因此机体有完善的排钾机制，以避免钾在体内的潴留，引发威胁生命的高钾血症。同时，由于机体每日最低的排钾量（尿、粪）也在 10 mmol 以上，如果钾摄入停止或过少会很快导致缺钾和低钾血症。

(二) 钾平衡的调节

1. 钾的跨细胞转移　调节钾跨细胞转移的基本机制被称为泵-漏机制。"泵"指钠-钾泵(Na^+-K^+-ATP 酶)将钾逆浓度差转运细胞内；"漏"指钾离子顺浓度差通过各种钾离子通道进入细胞外液。影响钾的跨细胞转移的主要因素包括细胞外液的钾离子浓度、酸碱平衡状态、渗透压、胰岛素、儿茶酚胺及机体总钾量等。

2. 肾对钾排泄的调节　机体主要依靠肾远曲小管和集合小管对钾的分泌和重吸收的调节来维持体钾的平衡。

（1）肾调节钾平衡的机制

1）钾分泌机制：主要由远曲小管和集合小管上皮的主细胞跨膜转运完成。主细胞的管腔膜对 K^+ 具有高度的通透性。主细胞基底膜的 $Na^+ - K^+$ 泵将 Na^+ 泵入小管间液，将小管间液的 K^+ 泵入主细胞内，形成的主细胞内 K^+ 浓度升高驱使 K^+ 被动弥散入小管腔中。

2）钾的重吸收：主要由集合小管的闰细胞完成。闰细胞的管腔面分布有 H^+ 泵（$H^+ - K^+ -$ ATP 酶），向小管腔中泌 H^+ 而重吸收 K^+。

（2）影响肾排钾的调节因素：主要有细胞外液的钾浓度变化、醛固酮含量变化、远曲小管的原尿流速改变、酸碱失衡等。

3. 结肠、皮肤的排钾作用　正常时机体摄入的钾约 10% 从肠道排出，结肠泌 K^+ 量亦受醛固酮的调控。当肾功能衰竭排 K^+ 减少时，肠道成为排钾的重要途径（可达 34%），但尚不足以替代肾的排 K^+ 作用。大量出汗时也可经皮肤丢失钾。

二、钾代谢障碍

钾代谢障碍通常以血钾浓度的高低分为低钾血症和高钾血症。血清钾的正常值为 $3.5\sim 5.5$ mmol/L。

（一）低钾血症

低钾血症（hypokalemia）是指血清钾浓度 <3.5 mmol/L，缺钾是指细胞内钾和机体总钾量的缺失。低钾血症和缺钾常同时发生，但也可分别发生。

1. 原因和机制

（1）钾丢失过多：这是缺钾和低钾血症最主要的病因。

1）经肾的大量失钾：①排钾类利尿剂如呋塞米、乙酰唑胺等增大肾排钾作用，增加远曲小管远端流速；利尿后血容量减少引起的继发性醛固酮分泌增多；利尿引起的氯缺失时，远端肾单位的钾分泌持续增多从而造成肾排钾过多。②肾小管性酸中毒时，小管 H^+ 泵功能障碍使 H^+ 排泄和 K^+ 重吸收受阻，致 H^+ 潴留而 K^+ 丢失。同时抑制 HCO_3^- 重吸收，使远曲小管内 HCO_3^- 增多，促进 K^+ 排出增加。③原发和继发性醛固酮增多症可使远曲小管和集合管分泌钾增多。④缺镁可抑制远曲小管依赖 Mg^{2+} 激活 $Na^+ - K^+ - $ ATP 酶功能低下而造成失钾增多。

2）经胃肠道大量失钾：丢失大量消化液是临床上常见的缺钾原因，如腹泻、呕吐、胃肠减压、肠瘘等。因消化液含有丰富钾，且丢失消化液引起容量缺失导致继发性醛固酮增多也促进肾排钾。

3）经皮肤大量失钾：见于过量发汗时，如在炎热环境下的剧烈体力活动时，可导致钾丢失过多。

（2）钾摄入不足：见于长期不能进食（如消化道梗阻、昏迷及手术后长期禁食）的患者。

（3）钾跨膜向细胞内转移过多：因细胞外钾向细胞内转移而引起低钾血症，但体内总钾量未变而不引起缺钾。常见的原因有：碱中毒时，细胞内 H^+ 移出、K^+ 移入细胞内；糖尿病患者使用外源性胰岛素促进钾跨细胞转移；某些毒物中毒可引起钾通道的阻滞，使 K^+ 外流受阻；低钾性周期性麻痹发作时，K^+ 移入细胞内。

2. 对机体的影响　低钾血症可引起多种功能代谢变化。这些变化的严重程度与血钾降低程度和起病快慢密切相关，但个体差异很大。一般而言，血钾浓度低于 $2.5\sim 3$ mmol/L 时才出现严重的临床症状。

（1）对心肌的影响

1）心肌兴奋性增高：细胞外血钾明显降低时，心肌细胞膜对 K^+ 的通透性降低，细胞内钾外流减少,静息膜电位的绝对值减小,与阈电位的差距减小,则兴奋性升高。

2)心肌传导性降低:细胞外血钾降低使心肌静息膜电位减小,去极化时 Na^+ 内流速度减慢,膜内电位上升速度减慢和幅度减小,以致兴奋扩散速度减慢而传导性下降。

3)心肌自律性升高:低钾血症时,膜对钾的通透性下降,钾外流减小,形成相对的内向电流增大,自动去极化速度加快,自律性升高。

4)心肌收缩性增强:急性低钾血症时,心肌细胞膜对 Ca^{2+} 的通透性升高,内流加速使兴奋-收缩耦联增强,收缩性升高。但严重缺钾时,由于缺钾所导致的细胞代谢障碍,收缩性降低。

5)心律失常:自律性增加、3 相复极化延缓、兴奋性增高等易引起心动过速、心房早搏、心室早搏、心室纤颤等。

6)心电图异常:低钾血症时心肌细胞膜对 K^+ 的通透性下降,出现 Ca^{2+} 内向电流的相对增大,使 ST 段下降和 QRS 波增宽,3 相复极化的过程延缓则 T 波低平,Purkinje 纤维的 3 相复极化过程延长则出现 U 波增高。

(2)对骨骼肌的影响:一般血清钾<3 mmol/L 时会出现明显的肌肉松弛无力,当<2.5 mmol/L时可出现膈肌、呼吸肌麻痹,呼吸困难、吞咽困难,严重者可窒息。其机制是细胞外钾减少,使静息电位负值增大与阈电位的距离加大,从而使细胞的兴奋性降低。

(3)胃肠道平滑肌的影响:平滑肌也同样出现肌无力甚至麻痹,表现为恶心、呕吐、厌食、腹胀、便秘等胃肠道运动功能减退,甚至可出现麻痹性肠梗阻。

(4)对肾脏的影响:低钾血症引起的肾功能障碍主要表现为肾小管对尿的浓缩功能降低而致多尿和低比重尿。其发生机制是远端小管和集合管上皮受损,cAMP 生成不足,对 ADH 反应性降低。

(5)对细胞代谢、酸碱平衡的影响:低钾血症时胰岛素的分泌减少,糖原合成障碍,易造成血糖升高。蛋白质代谢障碍,可出现负氮平衡。低钾血症时 H^+ 向细胞内转移增多,肾脏排氨(排 H^+)增多,易并发缺钾性代谢性碱中毒。

(二)高钾血症

高钾血症(Hyperkalemia)是指血清钾浓度>5.5 mmol/L。

1. 原因和机制　高钾血症可由于钾摄入过高、排钾障碍和跨细胞分布异常引起。

(1)摄钾过多:经胃肠道摄钾过多一般不会发生高钾血症,因高浓度钾的摄入会引起呕吐、腹泻,且肠道的吸收也有限。但静脉途径输钾过快或浓度过高则可引起高钾血症。

(2)肾排钾障碍

1)肾小球滤过率显著下降:是引起高钾血症的主要原因,见于急性肾功能衰竭的少尿期、慢性肾功能衰竭的末期,或因失血、休克等使血压显著下降时,皆可引起肾小球滤过率明显下降,从而使钾排出受阻,血 K^+ 升高。

2)远曲小管、集合小管的泌 K^+ 功能受阻:各种遗传性和获得性的醛固酮分泌不足或远曲小管、集合小管对醛固酮的反应不足皆可导致钾排出减少,血 K^+ 升高。

(3)钾的跨细胞分布异常:当细胞内 K^+ 迅速转移到细胞外,超过了肾脏代偿排出能力时,血钾浓度升高。

1)酸中毒:促进 H^+ 移入细胞内增多,增加细胞内 K^+ 转移到细胞外使血钾浓度升高。

2)缺氧:缺氧时细胞内 ATP 生成不足,细胞膜上的 Na^+-K^+ 转移发生障碍,Na^+ 潴留细胞内,细胞外液中的 K^+ 不易进入细胞内。

3)高血糖合并胰岛素不足:高血糖造成的高渗和糖尿病常常伴随的酮体增高性酸中毒都促进

K^+外移,使血K^+升高。

2. 对机体的影响　高钾血症对机体的影响主要表现在因膜电位异常引发的障碍,以心脏最为重要,严重时可导致心律失常和心脏停搏而死亡。

（1）对心脏的影响

1）心肌兴奋性:轻度高钾血症时,细胞内外的K^+浓度差变小,静息电位负值变小,与阈电位的差距缩小,兴奋性升高。重度高钾血症时,静息电位进一步下降,快Na^+通道失活,兴奋性反下降,被称为"去极化阻滞"。

2）心肌传导性:由于静息膜电位的绝对值减少,0相去极化的速度降低,传导性下降。且当快Na^+通道失活,而由Ca^{2+}内流来完成动作电位的0相去极化时,传导性下降更严重。

3）心肌自律性:细胞外液K^+浓度升高使膜对K^+的通透性升高,4相的K^+外向电流增大,延缓了4相的净内向电流的自动去极化,则自律性下降。

4）心肌收缩性:细胞外液K^+浓度升高抑制Ca^{2+}内流,使兴奋-收缩耦联活动减弱,心肌收缩性减弱。

5）心电图改变:高钾血症时膜对K^+的通透性升高,3相钾外向电流加速,使T波突出,成高尖状;传导性明显下降使P波和QRS波振幅降低,间期增宽,S波增深。

6）心律失常:自律性降低,可出现窦性心动过缓、窦性停搏;传导性降低,出现各类型的传导阻滞,如房室、房内、室内传导阻滞等;以及因传导性、兴奋性异常等的共同影响出现室颤。

（2）对骨骼肌的影响:如同心肌的兴奋性一样,高钾血症时骨骼肌的兴奋性随血钾逐步升高亦经历先升高后降低的过程,表现为肢体的刺痛、感觉异常和肌无力,甚至肌麻痹。

（3）对酸碱平衡的影响:高钾血症易诱发代谢性酸中毒。主要机制是高钾血症时H^+向细胞外转移增多;肾脏排钾增多而排氨（排H^+）减少。

第三节　镁代谢障碍

一、正常镁代谢

镁主要存在于绿叶蔬菜、谷类、干果、蛋、鱼、肉乳中,摄入后多由小肠吸收,主要从粪便排出。体内镁总量为$21\sim28$ g,其中60%在骨骼中,其余分布在骨骼肌和其他组织器官细胞内,$1\%\sim2\%$在细胞外液中。镁平衡主要依靠肾调节,重吸收的主要部位是肾小管髓襻,可达滤过量的65%。镁平衡影响因素很多,主要是血镁浓度,其他如PTH、胰高血糖素、降钙素和血管加压素可增强吸收。镁的生理功能主要有维持酶的活性,镁是许多酶系的辅助因子或激动剂;维持可兴奋细胞的兴奋性,对中枢神经系统、神经肌肉和心肌等均起抑制作用;维持细胞膜的稳定性和完整性,增强对氧化应激的耐受力,调节细胞增殖、分化和凋亡等。

二、镁代谢障碍

镁代谢障碍主要是指细胞外液中镁浓度的变化,包括低镁血症和高镁血症。

（一）低镁血症

低镁血症（hypomagnesemia）是指血清镁浓度<0.75 mmol/L。

1. 原因和机制

（1）摄入不足:一般膳食含镁较多,且肾脏具有保镁功能,故正常进食不至于缺镁。但长期禁食、厌食、恶心、经静脉输注无镁的肠外营养液等,可引起镁摄入不足。

（2）吸收障碍:广泛小肠切除、吸收不良综合征、胃肠道瘘、急性胰腺炎等,可导致吸收不良,且少量镁仍随尿排出,故可发生低镁血症。

（3）镁排出增多:①经胃肠道排出过多,如严重呕吐、腹泻和持续胃肠引流等。②经肾脏排出过多,如过多和长期应用利尿药,呋塞米、依他尿可抑制髓襻对镁的重吸收。③严重甲状旁腺功能减退。④原发性和继发性醛固酮增多症,因醛固酮过度分泌能抑制肾小管重吸收镁等。

（4）细胞外液镁转入细胞过多:胰岛素治疗糖尿病酮症酸中毒时,因糖原合成需要镁,可使细胞外镁转入细胞内过多。

2. 对机体的影响

（1）对神经-肌肉和中枢神经系统的影响:低镁血症时,对抗 Ca^{2+} 的作用减弱,神经末梢释放乙酰胆碱量增多,也增强终板膜上乙酰胆碱受体对乙酰胆碱的敏感性,从而造成神经纤维和骨骼肌的应激性增高,表现为肌肉震颤、反射亢进、共济失调,有时听觉过敏、幻觉,严重时出现癫痫发作、谵妄、精神错乱,甚至惊厥、昏迷等。

（2）对心血管的影响

1）心律失常:低镁血症时,常出现房早、室早、室上速、室速,甚至发生室颤。镁缺失时 Na^+-K^+-ATP 酶失灵,导致心肌细胞静息电位负值显著变小和相对去极化,心肌兴奋性升高;镁对 Na^+ 阻断作用减弱而内流相对加速,因而心肌快反应自律细胞的自动去极化加速,自律性增高;缺镁通过引起低钾血症,间接使心肌兴奋性和自律性增高,有效不应期缩短,超常期延长。

2）高血压和动脉粥样硬化:低镁血症患者,半数血压升高,手足抽搐发作时尤为明显。低镁血症时细胞内钠、钙增加,钾减少;缩血管的内皮素、儿茶酚胺增加,扩张血管的前列环素等产生减少,导致外周阻力增大,血压升高。低镁血症可导致内皮功能紊乱,内皮细胞通透性增大等导致动脉粥样硬化斑块的形成。

3）冠心病:严重缺镁可引起心肌细胞代谢障碍和冠状血管痉挛,从而导致心肌坏死。

（3）对代谢的影响

1）低钙血症:中度至重度低镁血症,常伴低钙血症。镁缺乏使腺苷酸环化酶活性下降,导致甲状旁腺腺体细胞分泌 PTH 减少和靶细胞对 PTH 的反应减弱,肠道吸收钙、肾小管重吸收钙和骨钙动员均发生障碍。

2）低钾血症:镁缺乏时 Na^+-K^+-ATP 酶活性减低,肾保钾功能减退,故常伴低钾血症。若只补钾不补镁时,低钾血症难以纠正。

（二）高镁血症

高镁血症(hypermagnesemia)是指血清镁浓度>1.25 mmol/L。

1. 原因和机制

（1）镁摄入过多:静脉内补镁过快过多,尤其肾功能受损患者更易发生。

（2）肾排镁过少:正常时肾排镁能力很强,故口服或注射过多的镁盐在肾功能正常者不至于引起高镁血症。但在肾功能衰竭伴有少尿或无尿、严重脱水伴有少尿、黏液水肿(甲状腺素抑制肾小管重吸收镁)时肾排镁减少。

（3）细胞内镁外移过多:镁是细胞内含量占第二位的阳离子,各种原因导致细胞严重损伤或分解代谢亢进,在发生高钾血症的同时,出现高镁血症。

2. 对机体的影响　血清镁浓度不超过 2 mmol/L 时,临床上很难觉察高镁血症对机体的影响。当血清镁浓度超过 3 mmol/L 时,才会出现镁过多或镁中毒症状。①抑制神经-肌肉接头处的兴奋传递和中枢神经系统的突触传递,出现肌无力,甚至弛缓性麻痹,肌腱反射减弱或消失,嗜睡或昏迷等,严重者可因呼吸肌麻痹而死亡。②高镁能抑制房室和心室内传导,并降低心肌兴奋性,可引起传导阻滞和心动过缓。③高镁血症抑制血管平滑肌,可使小动脉、微动脉等扩张,从而导致外周阻力降低和动脉血压下降,对内脏平滑肌的抑制可引起恶心、呕吐、嗳气、便秘、尿潴留等症状。

第四节　钙、磷代谢障碍

一、正常钙、磷代谢

钙和磷是人体内含量最丰富的无机元素,体内钙、磷均由食物供给。正常成人每日摄取钙约 1 g、磷约 0.8 g,儿童、孕妇需要量增加。食物钙必须转变为游离 Ca^{2+},才能被肠道吸收。血液中的钙几乎全部存在于血浆中,血钙以离子钙和结合钙两种形式存在,各占约 50%。血钙中只有离子钙才直接起生理作用,钙主要随粪便排出,肾是排磷的主要器官。在正常人体内,通过 PTH、降钙素、$1,25-(OH)_2-D_3$ 三个激素作用于骨骼、小肠和肾脏三个靶器官,相互制约,相互协调,以适应环境变化,保持血钙浓度的相对恒定。

钙、磷主要存在于骨骼和牙齿中,起支持和保护骨骼和牙齿作用;参与凝血过程,血浆 Ca^{2+} 作为血浆凝血因子Ⅳ,在激活因子Ⅸ、Ⅹ、ⅩⅢ和凝血酶原等过程中不可缺少;血小板因子 3 和凝血因子Ⅲ的主要成分是磷脂。细胞内 Ca^{2+} 作为第二信使,如肌肉收缩的兴奋-收缩耦联因子,激素和神经递质的刺激-分泌耦联因子,体温中枢调定点的主要调控介质等,发挥重要的调节作用;Ca^{2+} 是许多酶的激活剂,Ca^{2+} 还能抑制 1α-羟化酶的活性,从而影响代谢。磷调控生物大分子的活性、参与机体能量代谢,同时也是血液缓冲体系的重要组成成分。

二、钙、磷代谢障碍

(一)低钙血症

当血清蛋白浓度正常时,血钙<2.2 mmol/L,或血清 Ca^{2+}<1 mmol/L 称为低钙血症(hypocalcemia)。

1. 病因和机制

(1)维生素 D 代谢障碍:食物中维生素 D 缺少或紫外线照射不足造成维生素 D 缺乏;梗阻性黄疸、慢性腹泻、脂肪泻等引起肠吸收障碍;肝硬化、肾功能衰竭、遗传性 1α-羟化酶缺乏症等导致维生素 D 羟化障碍等,活性维生素 D 减少,可引起肠钙吸收减少,尿钙增多,导致血钙降低。

(2)甲状旁腺功能减退:见于甲状旁腺或甲状腺手术误切除甲状旁腺;遗传因素或自身免疫导致甲状旁腺发育障碍或损伤;甲状旁腺的靶器官受体异常等。此时,破骨减少,成骨增加,造成低钙血症。

(3)慢性肾功能衰竭:肾排磷减少,血磷升高,因血液钙磷乘积为一常数,故血钙降低。

(4)低镁血症:使 PTH 分泌减少,PTH 靶器官对 PTH 反应性降低,骨盐 $Mg^{2+}-Ca^{2+}$ 交换障碍。

2. 对机体的影响

(1)对神经、肌肉的影响:低血钙时神经、肌肉兴奋性增加,可出现肌肉痉挛、手足抽搐与惊厥等。

(2)对骨骼的影响:维生素 D 缺乏引起的佝偻病可表现为囟门闭合迟晚、"O"形或"X"形腿等;

成人可表现为骨质软化、骨质疏松、纤维性骨炎等。

（3）对心肌的影响：低血钙对 Na^+ 内流的膜屏障作用减小，心肌兴奋性和传导性升高。但因膜内外 Ca^{2+} 的浓度差减小，Ca^{2+} 内流减慢，致动作电位平台期延长，不应期亦延长。心电图表现为 Q-T 间期和 ST 段延长，T 波低平或倒置。

（二）高钙血症

血清钙＞2.75 mmol/L，或血清 Ca^{2+}＞1.25 mmol/L，称为高钙血症（hypercalcemia）。

1. 病因和机制

（1）甲状旁腺功能亢进：原发性常见于甲状旁腺腺瘤、增生或腺癌，这是高血钙的主要原因。继发性见于维生素 D 缺乏或慢性肾功能衰竭等所致的长期低血钙，刺激甲状旁腺代偿性增生。甲状旁腺素过多，促进溶骨、肾重吸收钙和维生素 D 活化，引起高钙血症。

（2）恶性肿瘤：恶性肿瘤（白血病、多发性骨髓瘤等）和恶性肿瘤骨转移是引起血钙升高的最常见原因，肿瘤细胞可分泌破骨细胞激活因子，使更多钙进入血液内。

（3）维生素 D 中毒：治疗甲状旁腺功能低下或预防佝偻病而长期服用大量维生素 D 可造成维生素 D 中毒，所致高钙、高磷血症可引起头痛恶心等一系列症状及软组织和肾的钙化。

（4）甲状腺功能亢进：甲状腺素具有溶骨作用，中度甲状腺功能亢进症患者约 20% 伴高钙血症。

2. 对机体的影响

（1）对神经、肌肉的影响：高钙血症可使神经、肌肉兴奋性降低，表现为乏力、表情淡漠、腱反射减弱，严重患者可出现精神障碍和昏迷。

（2）对心肌的影响：Ca^{2+} 对心肌细胞 Na^+ 内流具有竞争抑制作用，称为膜屏障作用。高血钙时膜屏障作用增强，心肌兴奋性和传导性降低。Ca^{2+} 内流加速，致动作电位平台期缩短，复极加速。

（3）肾损害：主要损害肾小管，表现为肾小管水肿、坏死和基底膜钙化，晚期可见肾小管纤维化、肾钙化、肾结石。早期出现浓缩功能障碍，晚期发展为肾功能衰竭。

（三）低磷血症

血清无机磷浓度＜0.8 mmol/L 称为低磷血症（hypophosphatemia）。

1. 病因和机制

（1）小肠磷吸收减低：如饥饿、吐泻、吸收不良综合征、$1,25-(OH)_2-D_3$ 不足等都可引起。

（2）尿磷排泄增加：急性酒精中毒、甲状旁腺功能亢进症（原发性、继发性）、肾小管性酸中毒、维生素 D 抵抗性佝偻病、代谢性酸中毒、糖尿病、糖皮质类固醇和利尿剂等都可以增加尿磷的排出。

（3）磷向细胞内转移：应用促进合成代谢的胰岛素、雄性激素和糖类（静注葡萄糖、果糖），以及呼吸性碱中毒（激活磷酸果糖激酶促使葡萄糖和果糖磷酸化）时，常发生磷向细胞内转移而导致低磷血症。

2. 对机体的影响　低磷血症主要引起 ATP 合成不足和红细胞内 2,3-DPG 减少。轻者无症状，重者可有感觉异常、肌无力、骨痛、佝偻病、病理性骨折、易激惹、抽搐、昏迷。

（四）高磷血症

成人血清磷＞1.61 mmol/L，儿童血清磷＞1.90 mmol/L，称高磷血症（hyperphosphatemia）。

1. 病因和机制

（1）急、慢性肾功能衰竭：肾小球滤过率在 20～30 ml/min 以下时，肾排磷减少，血磷上升。继发性 PTH 分泌增多，骨盐释放增加，加重高磷血症。

（2）甲状旁腺功能低下（原发性、继发性和假性）：尿排磷减少，导致血磷增高。

（3）维生素 D 中毒：促进小肠对磷的吸收及肾对磷的重吸收。

（4）磷向细胞外移出：常见于急性酸中毒、骨骼肌破坏、高热、恶性肿瘤等。

2. 对机体的影响　高磷血症可抑制肾脏 1α-羟化酶和骨的重吸收导致低钙血症。其临床表现与高磷血症诱导的低钙血症和异位钙化有关。

（王晓敏）

第十二章

水　　肿

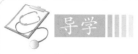

掌握：水肿的概念、发生机制。

熟悉：常见水肿类型及重要器官(心及肾)水肿的特点。

了解：水肿的特点和对机体的影响。

过多的液体在组织间隙或体腔积聚称为水肿(edema)，体腔内有过多的液体积聚一般称为积水或积液，如胸腔积液、腹水、心包腔积液、脑积水等。水肿不是独立的疾病，而是多种疾病的一种重要的病理过程和体征。

水肿的分类：①按水肿波及的范围，分为全身性水肿和局部性水肿。②按发病原因，分为肾性水肿、肝性水肿、心性水肿、营养不良性水肿、淋巴性水肿、炎性水肿等。③按发生水肿的器官组织，分为脑水肿、肺水肿、皮下水肿等。

水肿是由多种原因引起的。全身性水肿多见于充血性心力衰竭(心性水肿)、肾病综合征和肾炎(肾性水肿)以及肝脏疾病(肝性水肿)，也见于营养不良(营养不良性水肿)和某些内分泌疾病。局部性水肿见于器官组织的局部炎症(炎性水肿)、静脉阻塞和淋巴管阻塞(淋巴性水肿)等情况。

第一节　水肿发生的机制

正常人体液容量和组织液容量是相对恒定的，体内外液体交换和血管内外液体交换保持动态平衡。如果这两个平衡失调，组织液生成增多和(或)水钠潴留，可导致水肿的发生。

一、血管内外液体交换平衡失调——组织液生成大于回流

正常情况下组织液和血浆之间不断进行液体交换(图 12-1)，组织液的生成和回流保持动态平衡，由有效流体静压、有效胶体渗透压和淋巴回流等几个因素所决定。

1. **毛细血管内流体静压增高**　毛细血管内流体静压增高可致有效流体静压增高，有效滤过压增大，组织液生成增多，超过淋巴回流的代偿能力时，便可引起水肿。毛细血管流体静压增高的常见原因是静脉压增高，如充血性心力衰竭时静脉压增高可成为全身水肿的重要原因；肿瘤压迫静脉或静脉血栓形成可使毛细血管的流体静压增高，引起局部水肿。

2. **血浆胶体渗透压降低**　血浆胶体渗透压主要取决于血浆白蛋白的含量。当血浆白蛋白含

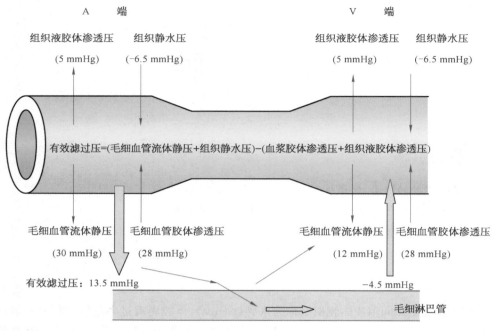

A 端

组织液胶体渗透压　　　组织静水压

(5 mmHg)　　　　　(−6.5 mmHg)

V 端

组织液胶体渗透压　　　组织静水压

(5 mmHg)　　　　　(−6.5 mmHg)

有效滤过压=(毛细血管流体静压+组织静水压)−(血浆胶体渗透压+组织液胶体渗透压)

毛细血管流体静压　　毛细血管胶体渗透压

(30 mmHg)　　　　(28 mmHg)

毛细血管流体静压　　毛细血管胶体渗透压

(12 mmHg)　　　　(28 mmHg)

有效滤过压：13.5 mmHg

−4.5 mmHg

毛细淋巴管

图 12−1　血管内外液体交换示意图

量减少时血浆胶体渗透压下降,而有效滤过压增大时组织液生成增加,超过淋巴回流代偿能力时可发生水肿。引起血浆白蛋白含量下降的原因有:①蛋白质摄入不足,见于食物中蛋白质供给不足和胃肠道吸收障碍。②蛋白质合成障碍,见于肝硬化或严重的营养不良。③蛋白质丢失过多,见于肾病综合征时大量的蛋白质从尿中丢失。④蛋白质分解代谢增强,见于慢性消耗性疾病,如慢性感染、恶性肿瘤等。

3. 毛细血管壁通透性增加　　正常时毛细血管只允许微量蛋白质滤出,而当毛细血管壁通透性增高时血浆蛋白质从毛细血管和微静脉壁滤出。当血浆的胶体渗透压下降,组织间液的胶体渗透压上升,促进液体滤出。主要见于感染、烧伤、冻伤、化学伤和昆虫咬伤等,这些因素可直接损伤毛细血管壁或通过组胺、缓激肽类等炎症介质的作用而使毛细血管壁的通透性增高。

4. 淋巴回流受阻　　淋巴回流不仅能把组织液及漏出蛋白质回收到血液循环,而且在组织液生成增多时还能代偿回流,具有重要的抗水肿作用。在某些病理条件下,当淋巴道被堵塞,淋巴回流受阻,含蛋白质的水肿液在组织间隙中积聚,形成淋巴性水肿。常见的原因有恶性肿瘤侵入并堵塞淋巴管、丝虫病等。

二、体内外液体交换平衡失调——水、钠潴留

正常人水、钠的摄入量和排出量处于动态平衡状态,从而保持体液的相对恒定。肾在调节水、钠平衡中起重要的作用,正常时经肾小球滤过的水、钠总量,只有1%左右排出体外,99%被肾小管重吸收。肾小球滤过与肾小管重吸收保持一定平衡,即球-管平衡。某些因素导致球-管平衡失调时导致水、钠潴留,成为水肿发生的重要原因(图 12−2)。

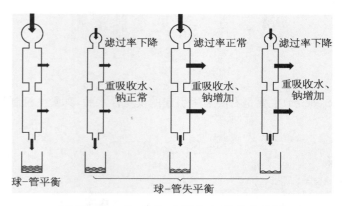

图 12-2 球-管失平衡基本形式示意图

1. 肾小球滤过率下降 当肾小球滤过水钠减少,在不伴有肾小管重吸收相应减少时,就会导致水、钠潴留。引起肾小球滤过率下降的常见原因有:①广泛的肾小球病变,如急性肾小球肾炎时炎性渗出物和内皮细胞肿胀、慢性肾小球肾炎时肾单位严重破坏,导致肾小球滤过面积明显减小,肾小球滤过率降低,原尿生成减少。②有效循环血量明显减少,如充血性心力衰竭、肾病综合征等使有效循环血量减少,肾血流量下降,交感-肾上腺髓质系统、肾素-血管紧张素系统兴奋,使入球小动脉收缩,肾血流量进一步减少,肾小球滤过率下降,导致水、钠潴留。

2. 近曲小管重吸收水、钠增多 当有效循环血量减少时,近曲小管对水、钠的重吸收增加而使肾排出的水减少,成为某些全身性水肿发病的重要原因。

(1) 心房肽(ANP)分泌减少:有效循环血量明显减少和血压下降时,心房的牵张感受器兴奋性降低,致使心房肽分泌减少,近曲小管对水、钠的重吸收增加,从而导致或促进水肿的发生。

(2) 肾小球滤过分数增加:充血性心力衰竭或肾病综合征时,肾血流量随有效循环血量的减少而下降,由于出球小动脉收缩比入球小动脉收缩明显,肾小球滤过率相对增高,肾小球滤过分数增高,近曲小管重吸收水、钠增加,导致水、钠潴留。

3. 远曲小管和集合管重吸收水、钠增加 远曲小管和集合管重吸收水、钠受激素调节。

(1) 醛固酮分泌增多:醛固酮主要是促进远曲小管重吸收钠,引起水、钠潴留。醛固酮增加的常见原因如下。①分泌增加:当有效循环血量下降,肾血管灌流量下降,可刺激入球小动脉壁的牵张感受器及肾小球滤过率降低使流经致密斑的钠量减少,均可致近球细胞肾素分泌增加,肾素-血管紧张素-醛固酮系统被激活。②灭活减少:肝硬化时肝细胞灭活醛固酮的功能减退,使醛固酮含量增高。

(2) ADH 分泌增加:ADH 能促进远曲小管和集合管对水、钠的重吸收,是引起水、钠潴留的重要原因之一。引起 ADH 分泌增加的原因有:①充血性心力衰竭发生时,有效循环血量减少使左心房壁和胸腔大血管的容量感受器所受的刺激减弱,反射性地引起 ADH 分泌增加。②肾素-血管紧张素-醛固酮系统激活,血管紧张素Ⅱ生成增多,进而导致醛固酮分泌增加,并促使肾小管对钠的重吸收增多,血浆渗透压增高,刺激下丘脑渗透压感受器,使 ADH 的分泌与释放增加。

在各种不同类型的水肿发生发展中,通常是多种因素先后或同时发挥作用,同一因素在不同的水肿发病机制中所居的地位也不同。

第二节 常见水肿类型

一、心性水肿

心性水肿(cardiac edema)主要是右心衰竭引起的全身性水肿,其发生机制是(图 12-3):

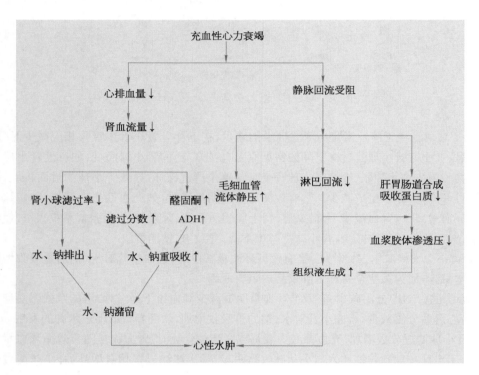

图 12-3 心性水肿发生示意图

1. **心排血量减少** 心力衰竭使心排血量减少而致有效循环血量减少,肾血流量随之减少,使肾小球滤过率下降,醛固酮和 ADH 分泌增多,ANP 分泌减少,滤过分数升高,肾小管对水、钠重吸收增加,造成水、钠潴留。

2. **静脉回流障碍** 心力衰竭时静脉回流受阻使静脉压升高,引起毛细血管流体静压升高和淋巴回流受阻,导致组织水肿;加之心力衰竭时胃肠道淤血和肝淤血,对蛋白质消化、吸收及合成障碍,血浆白蛋白合成减少,引起血浆胶体渗透压降低,组织液生成增加和回吸收减少发生水肿。

二、肾性水肿

肾性水肿(renal edema)是由肾功能障碍引起,常表现为晨起眼睑或颜面部水肿,严重时可发展为全身性水肿。

1. **肾病性水肿** 水肿是肾病综合征的四大特征之一,除全身性水肿外,还有严重蛋白尿、低蛋白血症和高脂血症。由于大量蛋白质随尿排出,引起低蛋白血症和血浆胶体渗透压下降,是肾性水肿发生的中心环节。同时,毛细血管内大量液体转向组织间隙,血容量减少,刺激醛固酮和 ADH 分泌增加,促进肾小管对水、钠的重吸收,造成过量的组织液积聚形成水肿。

2. 肾炎性水肿 急性肾小球肾炎时因肾小球毛细血管内皮细胞及系膜细胞肿胀、增生,炎性渗出物挤压,使毛细血管腔受压和阻塞,肾小球囊腔变窄,导致肾小球滤过率降低,造成水、钠潴留。慢性肾小球肾炎晚期,肾单位进行性破坏,使肾小球滤过面积极度减少,发生水、钠潴留;同时因病程较长,蛋白质消耗增加,出现血浆胶体渗透压下降,组织液生成增多而产生水肿。

三、肝性水肿

肝性水肿(hepatic edema)多由严重肝脏疾病引起,常见于急性肝坏死和肝硬化等。肝性水肿多以腹水为主要表现,其发生机制是:

1. 静脉回流受阻 肝硬化时,纤维组织在肝内广泛增生和肝细胞的结节状再生,压迫小叶下静脉等,使中央静脉、肝窦血回流受阻,液体自窦壁漏入腹腔而形成腹水;同时门静脉和肝动脉血进入肝血窦受阻以及肝动脉-门静脉间吻合支开放增加等造成门静脉高压,使肠壁、肠系膜等处淤血、水肿,淋巴液形成增多而漏入腹腔,促进腹水形成。

2. 水、钠潴留 肝性腹水形成后,有效循环血量减少和肾小球滤过率减少,反射性地引起醛固酮、ADH 生成增多,导致水、钠潴留。此外,肝功能严重受损,对醛固酮、ADH 等激素的灭活能力下降也加重水肿。

3. 血浆蛋白减少 大量肝细胞坏死时,蛋白质消化吸收减少、白蛋白合成障碍等可导致低蛋白血症,使血浆胶体渗透压降低而促进水肿形成。

四、肺水肿

肺水肿(pulmonary edema)是指过多液体积聚在肺泡腔或肺间质内。不同疾病引起肺水肿的机制不尽相同,主要与以下因素有关。

1. 肺毛细血管内压升高 可使肺组织间液生成增多而导致水肿,见于左心衰竭所致的肺静脉淤血引起肺毛细血管内压升高。

2. 肺泡毛细血管壁通透性增高 缺氧、感染、中毒等都可直接导致肺毛细血管通透性增高。此外,继发性产生的炎症介质(组胺、缓激肽等)亦可导致肺毛细血管通透性增高,使血浆蛋白质渗出,产生肺水肿。

3. 血浆胶体渗透压降低 大量输液使血液稀释;肝硬化、肾病综合征等原因使血浆蛋白质的合成减少或者丢失过多,使血浆胶体渗透压降低而导致肺水肿。

4. 淋巴循环受阻 肺癌淋巴管转移、肺淋巴管痉挛、硅沉着病等慢性肺部病变,引起淋巴管阻塞,使淋巴回流减少而形成肺水肿。

五、脑水肿

脑水肿(brain edema)是脑内(包括脑细胞内、组织间隙或脑室内)液体增多。其中,脑室内液体增多又称脑积水。脑水肿时,脑的体积增大,重量增加,脑回宽而扁平,脑沟变浅。由于脑组织处于容积固定的颅腔内,其体积略增即可引起颅内压增高,可出现剧烈头痛、呕吐、血压升高、视神经乳头水肿、意识障碍,严重时可出现脑疝而危及生命。根据脑水肿的发生机制,可将其分为以下 3 类。

1. 血管源性脑水肿 是最常见的类型,因脑毛细血管通透性增高、血脑屏障功能降低所引起。

在严重脑缺氧、缺血、脑肿瘤、外伤等情况下,其血管通透性升高,含血浆蛋白质的液体渗入组织间隙,导致细胞外液量增加而形成水肿。

2. 细胞中毒性脑水肿   因脑细胞内水增多而发生肿胀,称为细胞中毒性脑水肿。由于脑细胞内 ATP 合成不足,细胞膜钠泵失灵,致 Na^+、水进入脑细胞内。急性稀释性低血钠、输液不当所致的水中毒或急性低渗性脱水时,大量水进入脑细胞内,也可引起细胞中毒性脑水肿。

3. 间质性脑水肿   主要是脑脊液循环障碍,脑室内液体积聚而出现脑室扩张。如大脑导水管堵塞,使脑脊液循环通路受阻或蛛网膜下腔回吸收受阻,脑脊液在脑室内积聚,引起脑积水,称间质性脑水肿。

第三节   水肿的特点和对机体的影响

一、水肿的特点

1. 水肿液的性状   水肿液含血浆的全部晶体成分,根据蛋白质含量的不同分为漏出液和渗出液。①漏出液(transudate)的特点是水肿液的比重低于 1.015,蛋白质的含量低于 2.5 g%,细胞数少于 $100×10^6/L$。②渗出液(exudate)的特点是水肿液的比重高于 1.018,蛋白质含量可达 3～5 g%,细胞数多于 $500×10^6/L$。后者由于毛细血管通透性增高所致,见于炎性水肿。

2. 水肿的皮肤特点   皮下水肿是全身或躯体局部水肿的重要体征。当皮下组织有过多的液体积聚时,皮肤肿胀、弹性差、皱纹变浅,用手指按压时可留有凹陷,称为凹陷性水肿(pitting edema),又称显性水肿(frank edema)。实际上,全身性水肿患者在出现凹陷之前已有组织液的增多,并可达原体重的 10%,称为隐性水肿(recessive edema)。在组织间隙中分布的胶体网状物(化学成分是透明质酸、胶原和黏多糖等)对液体有强大的吸附能力和膨胀性,只有当液体的积聚超过胶体网状物的吸附能力时,才游离出来形成液体,后者在组织间隙中具有高度的移动性,当液体积聚到一定量时,用手指按压该部位皮肤,游离的液体乃从按压点向周围散开,形成凹陷,数秒钟后才自然平复。

3. 全身性水肿的分布特点   最常见的全身性水肿是心性水肿、肾性水肿和肝性水肿,水肿出现的部位各不相同。心性水肿首先出现在低垂部位,肾性水肿先表现为眼睑或面部水肿,肝性水肿则以腹水为多见,这些特点与下列因素有关。①重力效应:毛细血管流体静压受重力影响,距心脏水平面垂直距离越远的部位,外周静脉压与毛细血管流体静压越高。右心衰竭时体静脉回流障碍,首先表现为下垂部位的流体静脉压增高与水肿。②组织结构特点:一般来说,组织结构疏松、皮肤伸展度大的部位容易容纳水肿液。组织结构致密的部位如手指和足趾等,皮肤较厚而伸展度小不易发生水肿。因此,肾性水肿由于不受重力的影响首先发生在组织疏松的眼睑部。③局部血流动力学因素参与水肿的形成:以肝性水肿的发生为例,肝硬化时由于肝内广泛的肝细胞结节的压迫,肝静脉回流受阻,进而使肝静脉压和毛细血管流体静压增高,结缔组织增生与收缩以及肝细胞结节状再生成为肝硬化时易伴发腹水的原因。

二、水肿对机体的影响

水肿对机体影响的大小取决于水肿的部位、发展速度、持续时间及程度。炎性水肿时,水肿液有稀释毒素、运送抗体等具有抗损伤作用的有利方面。但水肿液在组织间隙中大量积聚可增大组织细胞与毛细血管间的距离,造成组织细胞物质交换障碍,引起组织细胞营养障碍,从而对感染的抵抗力减弱,易发生皮肤溃烂、伤口不易愈合等修复能力降低的表现。重要器官或者部位的水肿可造成严重的后果,如脑水肿使颅内压增高,引起意识障碍,甚至发生脑疝而致死亡。急性喉头水肿可引起气道阻塞,严重者窒息死亡。心包积液可妨碍心脏舒缩功能,引起呼吸和循环衰竭等。

（王晓敏）

第十三章

酸碱平衡与酸碱平衡紊乱

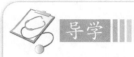

掌握：机体维持酸碱平衡的调节机制；单纯性酸碱平衡紊乱和混合型酸碱平衡紊乱的概念。

熟悉：pH、$PaCO_2$、SB、AB、BB、BE 及 AG 的意义及正常范围；单纯型酸碱平衡紊乱时机体的代偿调节机制和对机体的影响；混合型酸碱平衡紊乱的类型及酸碱平衡指标的变化特征。

了解：单纯型酸碱平衡紊乱的处理原则；混合型酸碱平衡紊乱的常见原因及预计代偿公式的使用方法。

机体酸碱度保持相对恒定对于维持正常的功能、代谢是非常有必要的。尽管体内不断产生酸性或碱性物质，同时也在摄入酸性或碱性食物，但在缓冲体系和调节机制的作用下，动脉血 pH 保持在 7.35～7.45 这一狭窄范围内，平均值是 7.4。这种机体自动维持体内酸碱相对稳定的过程，称为酸碱平衡（acid-base balance）。

在病理条件下，由于酸碱超负荷、严重不足或调节机制障碍，导致体内酸碱稳态破坏，称为酸碱平衡紊乱（acid-base disturbance）。

第一节 酸碱平衡及其调节机制

一、酸碱的概念

从广义上说，凡能释放 H^+ 的物质，称为酸，如 H_2CO_3、HCl、NH_4^+ 等；凡能接受 H^+ 的物质，称为碱，如 OH^-、HCO_3^-、NH_3 等。

酸释放出 H^+ 后，会形成一种碱，碱接受 H^+ 后，也会形成一种酸。因此，酸与相对应的碱形成一个共轭体系。如：$H_2CO_3 \rightleftharpoons H^+ + HCO_3^-$；$H_2SO_4 \rightleftharpoons H^+ + HSO_4^-$。

一种强酸相对应的是一种弱碱，一种弱酸相对应的则是一种强碱。

二、酸碱物质的来源

人体内的酸性和碱性物质可以来自体内的代谢产物，也可从体外摄入。在普通膳食条件下，体内酸性物质的产生远远超过碱性物质。

（一）酸性物质

1. **挥发酸**　糖、蛋白质和脂肪在其分解代谢过程中,氧化的最终产物是 CO_2 和 H_2O,两者结合生成 H_2CO_3。H_2CO_3 是体内代谢过程中生成最多的酸性物质,在安静状态下,正常成人每日可生成 $300\sim400$ L 的 CO_2,如全部与水结合生成 H_2CO_3,相当于每日释放 15 mol 的 H^+。由于碳酸可分解释放 CO_2,通过肺排出体外,故称之为挥发酸。通常将肺对 CO_2 的排出量调节称为酸碱平衡的呼吸性调节。

2. **固定酸**　不能以气体形式从肺排出,只能通过肾以尿的形式排出的称为固定酸。如蛋白质代谢过程中生成的硫酸、磷酸和尿酸;糖酵解产生的甘油酸、丙酮酸和乳酸;脂肪分解产生的乙酰乙酸、β-羟丁酸等;食物或药物是固定酸的另一来源,如乙酸、水杨酸等。成人每日由固定酸释放的 H^+ 为 $50\sim100$ mmol,固定酸可通过肾脏进行调节,称为酸碱平衡的代谢性调节。

（二）碱性物质

体内碱性物质主要来自食物,特别是水果、蔬菜中含有的弱酸盐,如柠檬酸盐、苹果酸盐等,均可与 H^+ 结合形成柠檬酸、苹果酸,经三羧酸循环代谢为 CO_2 和 H_2O,而其所含有的 Na^+ 和 K^+ 可与 HCO_3^- 结合生成碱性盐。体内代谢过程也可产生少量碱性物质,如氨基酸脱氨基后生成氨,经肝脏作用生成尿素,这在正常情况下对体液酸碱度影响不大。

三、酸碱平衡的调节机制

尽管机体不断生成和摄入酸或碱性物质,但血液 pH 变化不大,这是由于体液中的缓冲系统可以减轻 H^+ 的波动程度。同时,肺和肾对酸碱平衡还可进行有效调控,保持了酸碱的稳态。

（一）血液缓冲系统是维持酸碱平衡的第一道防线

血液中主要包括碳酸氢盐缓冲系统、磷酸氢盐缓冲系统、血浆蛋白缓冲系统、血红蛋白缓冲系统和氧合血红蛋白缓冲系统 5 种(表 13-1)。

表 13-1　全血的 5 种缓冲系统

缓冲酸		缓冲碱	缓冲酸		缓冲碱
H_2CO_3	$\rightleftharpoons$	$H^+ + HCO_3^-$	HHb	$\rightleftharpoons$	$H^+ + Hb^-$
$H_2PO_4^-$	$\rightleftharpoons$	$H^+ + HPO4^{2-}$	$HHbO_2$	$\rightleftharpoons$	$H^+ + HbO_2^-$
HPr	$\rightleftharpoons$	$H^+ + Pr^-$			

由于血液中同时存在弱酸及其共轭碱,当 H^+ 过多时相应的碱与之结合,当 H^+ 过少时相应的酸与之结合,使 H^+ 的浓度不会发生太大的波动。

1. **碳酸氢盐缓冲系统**　是血液中最主要的缓冲系统,该系统具有以下特点。①缓冲能力强:占全部血液缓冲能力的一半。②开放性缓冲:通过肺和肾的调节,CO_2 和 HCO_3^- 易于补充和排出,可维持碳酸氢盐缓冲系统的缓冲能力。③局限性:只能缓冲固定酸。

2. **缓冲体系的特点**　缓冲调节属于化学反应,其特点是即刻发挥作用,但总体缓冲能力有限,仅能减轻酸碱的变化程度。这是因为缓冲对总量有限,仅能将强酸(碱)变为弱酸(碱),不能彻底清除酸碱。

（二）肺脏通过调控挥发酸的释放而维持 pH 相对恒定

肺在酸碱平衡调节中的作用主要是通过改变肺泡通气量来控制挥发酸的排出,使血浆中 HCO_3^-/H_2CO_3 比值接近正常。肺的这种作用受延髓呼吸中枢的调控,呼吸中枢接受中枢和外周化学感受器的刺激。动脉血二氧化碳分压变化对呼吸中枢化学感受器影响较大,$PaCO_2$ 升高虽不能直接刺激中枢化学感受器,但因 CO_2 是脂溶性物质,容易通过血脑屏障,使脑脊液 pH 降低,H^+ 浓度升高,而中枢化学感受器对脑脊液中 H^+ 变化最敏感,从而使呼吸加深加快,增加 CO_2 的排出。当 $PaCO_2$ 从正常的 40 mmHg(5.33 kPa)升高到 60 mmHg(8.00 kPa),肺通气量可增加 10 倍。但如 $PaCO_2$ 进一步增加到 80 mmHg(10.67 kPa),反而抑制呼吸中枢,称为 CO_2 麻醉。

呼吸中枢也接受外周化学感受器的刺激,当 PaO_2、$PaCO_2$ 和 pH 改变时,也可引起呼吸功能的改变,但与中枢化学感受器相比,反应较不敏感。

(三)肾脏通过固定酸的排出或保留碱的量而维持 pH 相对恒定

机体在代谢过程中产生大量的酸性物质,同时不断消耗 HCO_3^- 和其他碱性物质。因此,必须及时补充碱性物质同时将多余的酸排出体外。肾脏通过排酸或保碱来维持 pH 的相对恒定。

1. 近端小管间接重吸收 $NaHCO_3$　近端小管上皮细胞泌 H^+ 的同时,从管腔中回收 Na^+,称为 H^+-Na^+ 交换或 Na^+-H^+ 逆向转运,并伴有 HCO_3^- 的间接重吸收。近端小管上皮细胞中富含碳酸酐酶,能催化 CO_2 与 H_2O 结合生成 H_2CO_3。而 H_2CO_3 可解离为 H^+ 和 HCO_3^-。H^+ 与管腔内 Na^+ 逆向转运,这种交换是一种继发主动转运,所需能量来自上皮细胞基侧膜的 Na^+-K^+-ATP 酶,该酶促使细胞内 Na^+ 的泵出,使细胞内 Na^+ 处于较低水平,有利于管腔内 Na^+ 与上皮细胞内 H^+ 的交换。Na^+ 进入细胞后通过上皮细胞基侧膜上 Na^+-HCO_3^- 载体与细胞内形成的 HCO_3^- 同向转运至血液。肾小球滤过的 HCO_3^- 约 85% 是以这种方式重吸收的。这是因为在肾小管上皮细胞刷状缘也富含碳酸酐酶,H^+ 进入肾小管管腔后与 HCO_3^- 结合生成 H_2CO_3,H_2CO_3 在碳酸酐酶作用下解离成 CO_2 与 H_2O。H_2O 随尿排出,脂溶性强的 CO_2 迅速弥散进入细胞,并在细胞内碳酸酐酶作用下与 H_2O 结合再次形成 H_2CO_3,从而完成一次泌 H^+ 和重吸收 HCO_3^- 的过程(图 13-1)。因此,肾小管重吸收 HCO_3^- 是以 CO_2 的形式间接重吸收的,且这一过程仅仅是将体内原有的 HCO_3^- 重吸收,并没有产生新的 HCO_3^-。

2. 远端小管和集合管主动泌 H^+ 并重吸收 HCO_3^-　远端小管和集合管中的闰细胞,又称为泌 H^+ 细胞,其细胞中的碳酸酐酶将 H_2CO_3 解离成 H^+ 和 HCO_3^-,通过 H^+-ATP 酶主动泌 H^+ 或通过 H^+-K^+-ATP 酶向管腔泌 H^+,重吸收 K^+。同时,HCO_3^- 在基侧膜以 Cl^--HCO_3^- 交换方式重吸收。泌出的 H^+ 与小管液中的 HPO_4^{2-} 结合转变为 $H_2PO_4^-$ 随尿液排出(图 13-1)。这一过程不仅

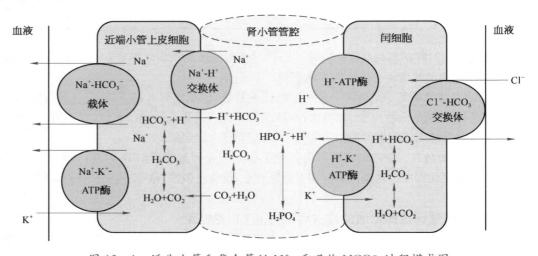

图 13-1　近曲小管和集合管泌 H^+、重吸收 HCO_3^- 过程模式图

196

有泌 H^+，而且产生新的 HCO_3^- 重吸收以弥补体内碱性物质的消耗，缺点是通过这种方式泌 H^+、重吸收 HCO_3^- 的能力有限，当尿液 pH 降到 4.8 时，HPO_4^{2-} 和 $H_2PO_4^-$ 的比值由正常的 4：1 变为 1：99，即尿中磷酸盐几乎都已转变为 $H_2PO_4^-$，无法进一步发挥缓冲作用。

3. 以泌 NH_4^+ 的形式排 H^+ 同时保碱　肾脏产 NH_4^+ 主要来自于谷氨酰胺，谷氨酰胺在谷氨酰胺酶的作用下，产生 NH_3 和谷氨酸，谷氨酸在脱氢酶的作用下生成 NH_3 和 α-酮戊二酸，α-酮戊二酸代谢生成 2 个 HCO_3^-。NH_3 是脂溶性的，可以通过非离子扩散进入小管液中；也可与细胞内的 H^+ 结合生成 NH_4^+，以 NH_4^+-Na^+ 交换的方式进入小管液，并将小管液中的 Na^+ 重吸收。进入小管细胞内的 Na^+ 与细胞内的 HCO_3^- 同向转运入血液，即泌 NH_4^+ 同时保碱（图 13-2）。该方式受体内 pH 影响，而谷氨酰胺酶的活性也受 pH 影响，酸中毒越严重，酶活性越强，产 NH_4^+ 越多。

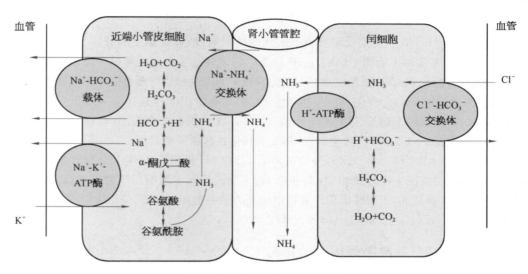

图 13-2　尿胺形成模式图

（四）组织细胞通过膜内外离子交换和细胞内缓冲系统发挥调节作用

组织细胞内液也是机体酸碱平衡的缓冲池，细胞内的缓冲作用首先通过细胞膜离子交换而实现，如 H^+-K^+ 交换、Cl^--HCO_3^- 交换等。通过细胞膜上的离子交换，可将细胞外多余的酸或碱转移至细胞内，减轻细胞外液 pH 波动幅度，但是细胞内 pH 也会发生改变。然后，细胞内缓冲系统（如血红蛋白缓冲系统、蛋白质缓冲系统、磷酸氢盐缓冲系统等）进行缓冲。该缓冲方式与细胞外缓冲系统相比，缓冲能力更强，但发挥作用较慢，其缓冲作用需 3～4 h 才能显现，且往往伴有电解质紊乱（如高钾或低钾血症）。

此外，肝脏可以通过尿素合成清除 NH_4^+ 以调节酸碱平衡，骨组织中的钙盐分解也有利于 H^+ 的缓冲，如 $Ca_3(PO_4)_2 + 4H^+ \longrightarrow 3Ca^{2+} + 2H_2PO_4^-$。

上述四方面调节因素共同维持体内的酸碱平衡，但在作用时间和强度上是有差别的。血液缓冲系统反应最快，但缓冲作用不持久；肺的缓冲作用也很迅速，在数分钟内开始发挥作用，30 min 时达到最高峰，但仅对 CO_2 有调节作用；细胞内缓冲能力较强，但需 3～4 h 后才能发挥作用；肾脏的调节作用发挥更慢，需数小时后才开始发挥作用，3～5 d 达到高峰，但其作用强大而持久，能有效地排出固定酸，保留 $NaHCO_3$。

第二节　反映酸碱平衡的指标

一、pH 是反映酸碱度的指标

由于血液中 H^+ 浓度很低,因此,广泛使用 H^+ 浓度的负对数即 pH 来表示血液的酸碱度。缓冲溶液的 pH 与溶液中弱酸盐和相应的弱酸的浓度比例有关,即:$pH=pKa+lg[A^-]/[HA]$,式中的 HA 代表弱酸,A^- 代表弱酸盐,pKa 是弱酸解离常数的负对数。血液中以碳酸氢盐缓冲系统为主,故血液 pH 计算公式为:$pH=pKa+lg[HCO_3^-]/[H_2CO_3]$。通过该公式可得出以下结论。

(1) pH 受 HCO_3^- 与 $PaCO_2$ 比值影响。正常 pH 为 7.4 时,其比值为 20∶1,只要能维持两者比值为 20∶1,就可维持 pH 的正常。反之,当比值下降时将发生酸中毒,比值上升时会发生碱中毒。

(2) 方程中的 HCO_3^- 主要是受肾脏调节的代谢性因素,$PaCO_2$ 是受肺脏调节的呼吸性因素,因此 pH 受代谢和呼吸两方面因素影响,由于 HCO_3^- 原发性改变引起的酸碱平衡紊乱称为代谢性酸中毒或碱中毒,由于 $PaCO_2$ 原发性改变引起的酸碱平衡紊乱称为呼吸性酸中毒或碱中毒。

(3) 当 HCO_3^- 与 $PaCO_2$ 任何一项发生改变时,机体必将代偿性地让另一项也发生同向性变化。经代偿后,如能维持 HCO_3^- 与 $PaCO_2$ 比值 20∶1,pH 将仍在正常范围内,称为代偿性酸碱平衡紊乱;如不能维持 20∶1,pH 将发生改变,称为失代偿性酸碱平衡紊乱。

正常人动脉血 pH 为 7.35～7.45,平均值为 7.4。如 pH 低于 7.35 为失代偿性酸中毒,如 pH 高于 7.45 为失代偿性碱中毒。如 pH 保持正常,并不能说明患者没有出现酸碱平衡紊乱,也可能是代偿性的酸碱平衡紊乱,或同时出现严重程度相当的酸中毒和碱中毒,使 pH 变动相互抵消。因此,需进一步检测 HCO_3^- 与 $PaCO_2$ 具体变化情况。

二、$PaCO_2$ 是反映呼吸性因素的指标

$PaCO_2$ 是指以物理状态溶解于血液中的 CO_2 所产生的张力。$PaCO_2$ 是反映肺泡通气量的最好指标,通气不足时 $PaCO_2$ 升高,通气过度时 $PaCO_2$ 降低。所以,$PaCO_2$ 是反映呼吸因素的指标,其正常值为 33～46 mmHg,平均值为 40 mmHg。由 $PaCO_2$ 原发性改变引起的酸碱平衡紊乱称为呼吸性酸碱平衡紊乱。

三、标准碳酸氢盐和实际碳酸氢盐

HCO_3^- 虽然是反映代谢因素的指标,但当体内 CO_2 升高时,可与水结合生成 H_2CO_3,再进一步解离为 HCO_3^- 和 H^+。所以,HCO_3^- 既反映代谢性改变,也反映呼吸性改变。

1. 标准碳酸氢盐(standard bicarbonate, SB)　指血液标本在标准条件下,即在 38 ℃ 和血红蛋白完全氧合的条件下,用 PCO_2 为 40 mmHg 的气体平衡后所测得的血浆 HCO_3^- 浓度。因为标准化后排除了呼吸因素的影响,所以 SB 是仅反映代谢因素的指标,正常值为 22～27 mmol/L,平均为 24 mmol/L。SB 在代谢性酸中毒时下降,代谢性碱中毒时升高。在慢性呼吸性酸中毒或碱中毒时,经肾脏代偿后也可继发性增高或降低。

2. 实际碳酸氢盐(actual bicarbonate, AB)　指隔绝空气的血液标本,在实际 PCO_2 和实际血氧饱和度条件下测得的血浆碳酸氢盐浓度,AB 受呼吸和代谢两个因素影响。正常情况下 AB=SB,AB＞SB 表明有 CO_2 蓄积,见于呼吸性酸中毒或代偿后的代谢性碱中毒;AB＜SB 表明 CO_2 呼出过

多,见于呼吸性碱中毒或代偿后的代谢性酸中毒。

四、缓冲碱

缓冲碱(buffer base,BB)是指血液中一切具有缓冲作用的碱性物质的总和,即人体血液中具有缓冲作用的阴离子的总和,包括血浆和红细胞中的 HCO_3^-、Pr^-、HPO_4^{2-}、Hb^- 和 HbO_2^- 等。正常值为 $45\sim52$ mmol/L,平均值为 48 mmol/L。BB 是反映代谢因素的指标,代谢性酸中毒时 BB 减少,代谢性碱中毒时 BB 增高。

五、碱剩余

碱剩余(base excess,BE)是指在标准条件下,用酸或碱将全血标本滴定至 pH 为 7.4 时所用的酸或碱量(mmol/L)。若需用酸滴定就表示血液中碱剩余,BE 用正值(BE+)表示。若需用碱滴定则表示血液中碱缺失,BE 用负值(BE-)表示。BE 是反映代谢因素的指标,BE 正常范围为 0 ± 3 mmol/L。代谢性酸中毒时 BE 负值增大,代谢性碱中毒 BE 正值增大。

六、阴离子间隙

阴离子间隙(anion gap,AG)是指血浆中未测定的阴离子(undetermined anion,UA)量减去未测定的阳离子(undetermined cation,UC)量的差值,即 AG=UA-UC。正常机体血浆中阴阳离子的总当量数是相当的,均约为 151 mmol/L,从而保持电中性。Na^+ 占血浆阳离子总量的 90%,称为可测定阳离子;HCO_3^- 与 Cl^- 称为可测定阴离子。UA 包括蛋白质阴离子 Pr^-、HPO_4^{2-}、SO_4^{2-} 和有机酸根阴离子;UC 包括 K^+、Ca^{2+} 和 Mg^{2+}。血浆中的阳离子总量=Na^++UC,阴离子总量=Cl^-+HCO_3^-+UA。

$$AG=UA-UC=Na^+-(HCO_3^-+Cl^-)=140-(24+104)=12 \text{ mmol/L}$$

AG 的正常值为 $10\sim14$ mmol/L。

AG 实际上是反映血浆中固定酸含量的变化,AG 可升高或降低,但增高的意义较大,可帮助区分代谢性酸中毒的类型和诊断混合型酸碱平衡紊乱,目前多以 AG>16 mmol/L 作为判断是否有 AG 增高型代谢性酸中毒的界限。

第三节 单纯性酸碱平衡紊乱

酸碱平衡紊乱可分为单纯型酸碱平衡紊乱(simple acid-base disturbance)和混合型酸碱平衡紊乱(mixed acid-base disturbance)。单纯性酸碱平衡紊乱分为 4 种类型,即代谢性酸中毒、呼吸性酸中毒、代谢性碱中毒和呼吸性碱中毒。

一、代谢性酸中毒

代谢性酸中毒(metabolic acidosis)是指由于体内固定酸生成过多或肾脏排酸减少,以及 HCO_3^- 大量丢失,导致血浆 HCO_3^- 浓度原发性降低。

(一)原因和机制

1. 酸负荷增多是代谢性酸中毒的主要原因

(1)乳酸酸中毒:任何原因引起的组织绝对或相对缺氧(休克、心力衰竭、呼吸衰竭、严重贫血、

CO 中毒、急性肺水肿等），均可引起糖无氧酵解过程增强而产生大量乳酸，导致乳酸酸中毒。严重肝脏疾病，如严重肝硬化，由于肝脏将乳酸转变为丙酮酸的能力下降也会引起血浆乳酸升高。

（2）酮症酸中毒：糖尿病、严重饥饿和乙醇中毒等会使脂肪组织大量动员，形成大量酮体（乙酰乙酸、β-羟丁酸和丙酮）。超过外周组织的氧化作用及肾脏排出能力时，可发生酮症酸中毒。

（3）肾脏排酸减少：各种原因引起的肾功能衰竭，可因肾小球滤过率严重下降使硫酸、磷酸及其他固定酸不能由尿中排出，血中 H^+ 浓度增加导致 HCO_3^- 被缓冲。也可因集合管泌 H^+ 障碍，尿液不能被酸化导致远端肾小管性酸中毒。

（4）外源性固定酸摄入过多：大量服用水杨酸类药物和某些含氯的成酸性盐（如氯化铵、盐酸精氨酸或盐酸赖氨酸等）均可引起酸中毒。

2. 碱性物质大量丢失是代谢性酸中毒的重要因素

（1）HCO_3^- 直接丢失过多：肠液、胰液和胆汁中含有丰富的 HCO_3^-，严重腹泻、肠瘘和肠引流等可造成 HCO_3^- 大量丢失；大面积烧伤时，大量血浆渗出也伴有 HCO_3^- 丢失。

（2）肾脏 HCO_3^- 重吸收和生成减少：近端肾小管性酸中毒的发病环节是 $Na^+ - H^+$ 转运体功能障碍或碳酸酐酶活性降低，HCO_3^- 在近端肾小管重吸收减少，尿中排出增多，导致 HCO_3^- 浓度降低。大量使用碳酸酐酶抑制剂，如乙酰唑胺，也可使肾小管对 HCO_3^- 生成和重吸收减少，从尿中丢失。

（3）HCO_3^- 被稀释：快速输入大量无 HCO_3^- 的液体，如葡萄糖或生理盐水，使血液中 HCO_3^- 被稀释，造成稀释性代谢性酸中毒。

3. 高钾血症常导致酸中毒　血清 K^+ 浓度增加可通过两条途径使血浆中 H^+ 浓度升高：一是以 $H^+ - K^+$ 交换方式使 K^+ 进入细胞内，并将细胞内的 H^+ 移出导致代谢性酸中毒；二是远端肾小管上皮细胞泌 K^+ 功能增强，通过 $K^+ - Na^+$ 交换的增强而抑制 $H^+ - Na^+$ 交换，使远曲小管上皮细胞泌 H^+ 减少，致使血液中 H^+ 浓度升高，而尿液呈碱性，引起反常性碱性尿。

（二）分类

根据 AG 值将代谢性酸中毒分为两类，即 AG 增高型代谢性酸中毒和 AG 正常型代谢性酸中毒。

1. AG 增高型代谢性酸中毒　AG 增高型代谢性酸中毒是指除了含氯以外的任何固定酸的血浆浓度增大时的代谢性酸中毒，如乳酸酸中毒、酮症酸中毒、磷酸和硫酸排泄障碍在体内蓄积和水杨酸中毒等，其特点是 HCO_3^- 用于缓冲 H^+。固定酸的 H^+ 被 HCO_3^- 缓冲，其酸根（乳酸根、β-羟丁酸根、乙酰乙酸根、磷酸根、硫酸根和水杨酸根等）增高。这部分酸根属未测定阴离子，故 AG 值增大，而血 Cl^- 值正常。

2. AG 正常型代谢性酸中毒　当 HCO_3^- 浓度降低，而同时伴有 Cl^- 浓度代偿性升高时，则呈 AG 正常型代谢性酸中毒，其特点是 HCO_3^- 丢失。常见于消化道直接丢失 HCO_3^-，轻度或中度肾功能衰竭泌 H^+ 减少，肾小管性酸中毒 HCO_3^- 重吸收减少或泌 H^+ 障碍，使用碳酸酐酶抑制剂，高钾血症及含氯的酸性盐摄入过多和稀释性酸中毒等。

（三）机体的代偿调节机制

1. 缓冲体系的缓冲调节　代谢性酸中毒时，细胞外液中 H^+ 增加，血浆缓冲体系中的各种缓冲碱立即对其进行缓冲，造成 HCO_3^- 和其他缓冲碱被不断消耗而减少。在缓冲过程中 H^+ 与 HCO_3^- 作用所形成的 H_2CO_3，可分解为 H_2O 和 CO_2，CO_2 可由肺呼出体外。缓冲体系的缓冲调节作用不但非常迅速，而且十分有效。但是，如果因为缓冲调节而被消耗的缓冲碱不能迅速地得到补充，就可能使持续增加的 H^+ 不能被充分中和而引起血液 pH 降低，反映酸碱平衡代谢性指标的 AB、SB、

BB 均降低，BE 负值增大。

2. **肺的代偿调节**　血液中 H^+ 浓度增加，刺激颈动脉体和主动脉体化学感受器，使呼吸加深加快，代谢性酸中毒 pH 由 7.4 降到 7 时，肺泡通气量可由正常的 4 L/min 增加到 30 L/min 以上。呼吸加深加快是代谢性酸中毒时的主要临床表现，其代偿意义是使血液中的 H_2CO_3 浓度（$PaCO_2$）继发性降低。维持 HCO_3^-/H_2CO_3 的比值接近正常，使血液 pH 趋于正常。呼吸的代偿反应非常迅速，一般在酸中毒 10 min 后就出现呼吸加强，30 min 后即可代偿，12～24 h 达代偿高峰，代偿极限是 $PaCO_2$ 可降到 10 mmHg。

在单纯性代谢性酸中毒时，随着 HCO_3^- 原发性降低，$PaCO_2$ 在一定范围内代偿性降低。一般来说，当 HCO_3^- 原发性降低 1 mmol/L 时，$PaCO_2$ 继发性代偿降低 1.2 mmHg。

3. **肾脏的代偿调节**　除了肾功能障碍引起的代谢性酸中毒外，其他原因引起的代谢性酸中毒肾脏均可发挥重要的代偿调节作用。代谢性酸中毒时，肾脏通过泌 H^+、泌 NH_4^+ 及回收 HCO_3^- 增加，使 HCO_3^- 在细胞外液的浓度有所恢复。但肾脏的代偿作用较慢，一般要 3～5 d 才能达到高峰。在肾功能障碍引起的代谢性酸中毒时，肾脏的纠酸作用几乎不能发挥作用。

代谢性酸中毒的血气参数如下：由于 HCO_3^- 原发性降低，故 AB、SB、BB 值均降低，BE 负值增大，pH 下降至正常范围下限（代偿性代谢性酸中毒）或<7.35（失代偿性代谢性酸中毒）；通过呼吸代偿，$PaCO_2$ 继发性降低，AB<SB。

（四）对机体的影响

代谢性酸中毒主要引起心血管系统和中枢神经系统的功能改变，慢性代谢性酸中毒还可引起骨骼系统改变。

1. **对心血管系统的影响**

（1）室性心律失常：代谢性酸中毒时出现的室性心律失常与 K^+ 升高有关，高血钾的发生除与细胞外 H^+ 进入细胞和 K^+ 交换使 K^+ 逸出细胞外，还与肾小管上皮细胞泌 H^+ 增加而排 K^+ 减少有关。重度高血钾可导致传导阻滞和心肌兴奋性下降而引起致死性的心律失常、心脏骤停。

（2）心肌收缩力减弱：酸中毒时心肌收缩力减弱的可能机制如下。①酸中毒时心肌细胞内 H^+ 增加，H^+ 与 Ca^{2+} 竞争肌钙蛋白上的钙结合位点，从而阻碍 Ca^{2+} 与肌钙蛋白的结合，造成兴奋-收缩耦联障碍。②酸中毒时血浆 H^+ 浓度增加，抑制细胞外 Ca^{2+} 内流。③酸中毒时由于 ATP 生成减少，导致肌质网钙泵功能障碍，因而使肌质网对 Ca^{2+} 的摄取、储存和释放发生障碍。

（3）血管对儿茶酚胺的反应性降低：尤其是毛细血管前括约肌最为明显，使血管容积不断扩大，回心血量减少，血压下降。所以，治疗休克时，首先要纠正酸中毒，才能改善血流动力学障碍。

2. **对中枢神经系统的影响**　代谢性酸中毒时，中枢神经系统主要表现为中枢抑制，表现为疲乏、意识障碍，甚至嗜睡、昏迷，这可能与下列因素有关。①ATP 生成减少：酸中毒时生物氧化酶的活性受抑制，使 ATP 生成减少，导致脑组织能量缺乏而出现抑制状态。②γ-氨基丁酸增加：代谢性酸中毒时脑组织中谷氨酸脱羧酶活性增强，使 γ-氨基丁酸生成增加。γ-氨基丁酸为抑制性神经递质，对中枢神经系统具有抑制作用。

3. **对骨骼系统的影响**　代谢性酸中毒时，由于不断从骨骼释放钙盐缓冲 H^+，造成骨质脱钙，小儿可影响骨骼发育，延缓生长，甚至发生肾性佝偻病和纤维性骨炎；成人可发生骨软骨病、易骨折等。

4. **对钾代谢的影响**　一般来说，酸中毒与高钾血症互为因果关系，即酸中毒引起高钾血症，高钾血症引起酸中毒。酸中毒时细胞外液 H^+ 增加并向细胞内转移，为了维持电荷平衡，细胞内的 K^+ 以 H^+-K^+ 交换方式向细胞外转移，引起血清钾增高。此外，酸中毒时肾泌 H^+ 增加、泌 K^+ 减少,导致钾在体内潴留,也引起高钾血症。但也有酸中毒与低钾血症同时并存的情况存在,如肾小管性酸中毒因肾泌 K^+ 较多,可出现低钾血症;又如严重腹泻导致酸中毒时,既有 HCO_3^- 随肠液的大量丢失,也有 K^+ 随肠液的大量丢失,故可出现低钾血症。

(五)防治的病理生理学基础

1. **预防和治疗原发病** 去除引起代谢酸中毒的病因是治疗代谢性酸中毒的基本原则。针对不同病因采取相应的治疗措施,如糖尿病酮症酸中毒时应以胰岛素治疗为主。

2. **采用碱性药物纠正酸中毒** 纠正代谢性酸中毒首选的碱性药物是碳酸氢钠,因其可直接补充血浆 HCO_3^-,作用迅速。补碱剂量和方法应根据酸中毒的严重程度区别对待,轻度代谢性酸中毒 $HCO_3^- > 16\ mmol/L$ 时,可以少补,甚至不补,因为肾脏有排酸保碱的能力,约有 50% 的酸要依靠非碳酸氢盐缓冲系统来调节。其他碱性药物如乳酸钠等也常用来治疗代谢性酸中毒,通过肝脏可转化为 HCO_3^-,但肝功能不良或乳酸酸中毒时不宜使用。

3. **防治低血钾和低血钙** 酸中毒时,不仅使细胞内外钾分布异常引起高血钾,而且可使血中游离钙增多。纠正酸中毒后,K^+ 返回细胞内,钙以结合钙的形式存在,易发生低血钾、低血钙,后者可引起手足抽搐。特别是严重腹泻引起的酸中毒,更应注意防治低血钾和低血钙的发生。

二、呼吸性酸中毒

呼吸性酸中毒(respiratory acidosis)是指因 CO_2 呼出减少或 CO_2 吸入过多,导致血浆 H_2CO_3 浓度原发性增高。

(一)原因和机制

引起呼吸性酸中毒的常见原因有呼吸中枢抑制、呼吸肌活动障碍、胸廓异常、气道阻塞、肺部疾病及 CO_2 吸入过多,引起通气和(或)换气功能障碍,出现血浆 H_2CO_3 浓度或 $PaCO_2$ 增高导致呼吸性酸中毒。

(二)分类

呼吸性酸中毒根据病程分为两类,即急性呼吸性酸中毒和慢性呼吸性酸中毒。

1. **急性呼吸性酸中毒** 常见于急性气道阻塞、急性心源性肺水肿、中枢或呼吸肌麻痹引起的呼吸骤停及急性呼吸窘迫综合征等。

2. **慢性呼吸性酸中毒** 见于气道及肺部慢性炎症引起的 COPD 及肺组织广泛纤维化或肺不张等。

(三)机体的代偿调节机制

因为呼吸性酸中毒主要由呼吸障碍引起,故呼吸系统不能对其发挥代偿调节作用。又由于血浆碳酸氢盐缓冲系统不能缓冲血浆中增加的 H_2CO_3,当血浆碳酸浓度增加时,只能通过血浆非碳酸氢盐缓冲系统进行缓冲调节,但其缓冲调节能力十分有限,所起的代偿作用不大。肾脏代偿能力虽然很强,但由于发挥时间较慢,故对急性呼吸性酸中毒的代偿能力有限。

1. **急性呼吸性酸中毒时主要依靠细胞内液缓冲系统代偿**

(1) $H^+ - K^+$ 交换:随着 $PaCO_2$ 升高,H_2CO_3 解离为 H^+ 和 HCO_3^-,H^+ 与细胞内 K^+ 交换,进入细胞内的 H^+ 被 HPO_4^{2-}、Pr^- 缓冲,血浆 HCO_3^- 浓度可有所增加,有利于维持 HCO_3^-/H_2CO_3 比值,同时 K^+ 外移可诱发高钾血症。

(2) 红细胞的缓冲作用:血浆中的 CO_2 可通过弥散进入红细胞,在碳酸酐酶的催化下生成 H_2CO_3,而 H_2CO_3 又解离为 H^+ 和 HCO_3^-,H^+ 主要被血红蛋白或氧合血红蛋白缓冲,HCO_3^- 则进入血浆与 Cl^- 交换,结果血浆中 HCO_3^- 浓度有所增加,而 Cl^- 浓度则降低。

以上代偿方式作用有限，往往 $PaCO_2$ 每升高 10 mmHg，血浆中 HCO_3^- 仅代偿性增高 0.7～1 mmol/L，不足以维持 HCO_3^-/H_2CO_3 比值的正常。所以，急性呼吸性酸中毒时 pH 往往降低，呈失代偿状态。

急性呼吸性酸中毒时血气参数如下：$PaCO_2$ 原发性、AB 继发性轻度增高，SB、BB、BE 维持正常，AB>SB，pH<7.35。

2. 肾排酸保碱是慢性呼吸性酸中毒的主要代偿方式　慢性呼吸性酸中毒时，肾脏的代偿调节与代谢性酸中毒时相似，肾小管上皮细胞内碳酸酐酶和谷氨酰胺酶活性均增加，肾脏泌 H^+、排 NH_4^+ 和重吸收 $NaHCO_3$ 的作用显著增强。由于这种作用的充分发挥常需要 3～5 d 才能完成，因此急性呼吸性酸中毒来不及代偿。而在慢性呼吸性酸中毒时，由于肾脏的保碱能力较强，随着 $PaCO_2$ 升高，HCO_3^- 比例也升高，有可能完全代偿。

慢性呼吸性酸中毒时血气参数如下：$PaCO_2$ 原发性增高，SB、AB、BB 继发性轻度增高，BE 正值增大，AB>SB，pH 多在正常范围下限。

（四）对机体的影响

1. 对血管的影响　CO_2 有直接扩血管作用，高浓度又可刺激血管运动中枢，反射性地引起血管收缩，其强度大于直接的扩血管作用。但由于脑血管壁上无 α 受体，故 CO_2 潴留可引起脑血管扩张，脑血流量增加，常引起持续性头痛，尤以夜间和晨起严重。眼底血管扩张扭曲，严重时出现视乳头水肿。

2. 对中枢神经系统功能的影响　急性呼吸性酸中毒通常有明显的神经系统症状。早期症状为头痛、视觉模糊、烦躁不安、疲乏无力等；进一步发展则出现震颤、精神错乱、神志模糊、谵妄、嗜睡，甚至昏迷。呼吸性酸中毒时，高浓度的 CO_2 引起脑血管扩张和脑血流增加，可导致颅内压和脑脊液压力明显升高。此外，CO_2 分子为脂溶性，能迅速透过血脑屏障并引起脑脊液中 H_2CO_3 增加；而 HCO_3^- 为水溶性很难透过血脑屏障进入到脑脊液内，结果造成脑脊液内 HCO_3^-/H_2CO_3 比值显著降低，导致脑脊液 pH 比血浆 pH 更低，这可能是呼吸性酸中毒时神经系统功能紊乱比代谢性酸中毒时更为显著的原因之一。

（五）防治的病理生理学基础

1. 治疗原发病　是防治呼吸性酸中毒的基本原则，如去除呼吸道梗阻使之通畅或解痉，使用呼吸中枢兴奋药或人工呼吸机，对 COPD 患者采用抗感染、解痉和祛痰治疗。

2. 改善通气功能　改善通气功能，使 $PaCO_2$ 逐步下降，是治疗呼吸性酸中毒的关键。

3. 呼吸性酸中毒应慎重补碱　呼吸性酸中毒时，由于肾脏保碱的作用，HCO_3^- 可代偿性升高，应慎用碱性药物，否则可引起代谢性碱中毒。在通气改善情况下，可谨慎补充一种不含钠的有机碱——三羟甲基氨基甲烷。

三、代谢性碱中毒

代谢性碱中毒（metabolic alkalosis）是指由于 H^+ 丢失过多或碱性物质输入过多等原因，导致血浆 HCO_3^- 浓度原发性增高。

（一）原因和机制

H^+ 丢失过多

（1）H^+ 经胃液丢失过多：常见于剧烈频繁呕吐及胃管引流引起富含 HCl 的胃液大量丢失，使 H^+ 丢失过多。在正常情况下，胃黏膜壁细胞含有足够的碳酸酐酶，能将 CO_2 和 H_2O 催化生成 H_2CO_3，H_2CO_3 解离为 H^+ 和 HCO_3^-，然后 H^+ 与来自血浆的 Cl^- 合成 HCl，并以 H^+ 和 Cl^- 的形式被分泌入胃液；壁细胞内由 H_2CO_3 解离生成的 HCO_3^- 则进入血浆，称为"餐后碱潮"。当酸性食糜进入十二指肠后，在 H^+ 刺激下，十二指肠上皮细胞与胰腺分泌大量的 HCO_3^-，同时也有等量的 H^+ 反流入血液。这样，H^+ 和 HCO_3^- 彼此在血浆和消化道内都得到中和，使血液 pH 保持相对恒定。当胃液大量丢失后，进入十二指肠的 H^+ 减少，刺激胰腺向肠腔分泌 HCO_3^- 的作用减弱，造成血浆 HCO_3^- 潴留；与此同时，肠液中的 $NaHCO_3$ 因得不到 HCl 的中和而被吸收入血，也使血浆 HCO_3^- 增加，导致代谢性碱中毒。此外，胃液丢失使 K^+ 丢失，可致低钾血症，引起低钾性碱中毒；而胃液中的 Cl^- 大量丢失又可致低氯血症，引起低氯性碱中毒；胃液大量丢失也引起有效循环血量减少，可通过继发性醛固酮增多引起代谢性碱中毒。

（2）H^+ 经肾丢失过多：①见于醛固酮分泌异常增加。醛固酮可通过刺激集合管泌氢细胞的 $H^+ - ATP$ 酶促进 H^+ 排泌。也可通过保 Na^+，使排 K^+ 排 H^+ 增多，引起低钾性碱中毒。②排 H^+ 利尿药使用，如使用髓襻利尿剂（呋塞米等）进行利尿时，肾小管髓襻升支对 Cl^-、Na^+ 和 H_2O 的重吸收受到抑制，使远端肾小管内的液体速度加快、Na^+ 含量增加，激活 $H^+ - Na^+$ 交换机制，促进了肾小管对 Na^+、HCO_3^- 的重吸收与 H^+ 排泌。此外，由于肾小管远端尿液流速增加，冲洗作用使小管内 H^+ 浓度急剧降低，促进了 H^+ 的排泌。H^+ 经肾大量排出，使 HCO_3^- 大量重吸收，以及因丧失含 Cl^- 的细胞外液，引起低氯性碱中毒。

（3）碱性物质输入过多：①HCO_3^- 输入过多。如患者有明显的肾功能障碍，在骤然输入大剂量 $NaHCO_3$ 或较长期输入 $NaHCO_3$ 时，或胃、十二指肠溃疡患者在服用过量的 $NaHCO_3$ 时，可发生代谢性碱中毒。②大量输入库存血。库存血液中含抗凝剂柠檬酸盐，后者输入体内后经代谢生成 HCO_3^-。

（4）低钾血症：低钾血症是引起代谢性碱中毒的原因之一。因为低钾血症时，细胞内液的 K^+ 向细胞外液转移以部分补充细胞外液的 K^+ 不足，为了维持电荷平衡，细胞外液的 H^+ 则向细胞内转移，从而导致细胞外液的 H^+ 减少而引起代谢性碱中毒。此外，低钾血症时，肾小管上皮细胞向肾小管腔分泌 K^+ 减少，而分泌 H^+ 增加，即 $K^+ - Na^+$ 交换减少、$H^+ - Na^+$ 交换增加，肾小管对 $NaHCO_3$ 的重吸收加强，导致血浆 HCO_3^- 浓度增加，由于肾脏 H^+ 分泌增多，尿液呈酸性，故称为反常性酸性尿。

（5）低氯血症：低氯血症时，肾小球滤过的 Cl^- 减少，肾小管液中的 Cl^- 相应减少，髓襻升支粗段对 Na^+ 的主动重吸收因此减少，导致流经远曲小管的小管液中 Na^+ 浓度增加，使肾小管重吸收 $NaHCO_3$ 增加，引起低氯性碱中毒。

（二）分类

1. 盐水反应性碱中毒　主要见于呕吐、胃液引流和应用利尿剂时，由于伴随细胞外液减少、有效循环血量不足，也常有低钾和低氯存在，从而影响肾脏排 HCO_3^- 的能力，使碱中毒得以维持，给予等张或半张的盐水来扩充细胞外液，补充 Cl^- 能促进经肾排出 HCO_3^-，使碱中毒得以纠正。

2. 盐水抵抗性碱中毒　常见于原发性醛固酮增多症、皮质醇增多症、血容量减少引起的继发性醛固酮增多症、严重低血钾及全身性水肿使用利尿剂后，碱中毒主要由盐皮质激素和低血钾所引起，这种碱中毒患者单纯补充盐水无效。

（三）机体的代偿调节机制

1. 血液缓冲系统的缓冲和细胞内外的离子交换　代谢性碱中毒时，血浆 H^+ 降低，OH^- 升高，OH^- 可被血浆缓冲系统中的弱酸中和。经过血浆缓冲系统的缓冲调节后，强碱变成弱碱，并使包括 HCO_3^- 在内的缓冲碱增加。此外，代谢性碱中毒时细胞外液 H^+ 浓度降低，细胞内液的 H^+ 向细胞外转移，细胞外液的 K^+ 进入细胞，使细胞外液的 K^+ 减少，从而引起低钾血症。

2. 肺的代偿调节 代谢性碱中毒时,由于细胞外液 H^+ 浓度下降,对延髓中枢化学感受器以及颈动脉体和主动脉体外周化学感受器的刺激减弱,反射性地引起呼吸中枢抑制,使呼吸变浅变慢,肺泡通气量减少,导致 CO_2 排出减少,$PaCO_2$ 升高,以维持 HCO_3^-/H_2CO_3 比值的正常。呼吸的代偿反应很快,但这种代偿是有限度的,很少能达到完全代偿,因为呼吸抑制所导致的 PaO_2 下降和 $PaCO_2$ 升高均可刺激呼吸中枢,减少代偿作用。因而即使是严重的代谢性碱中毒,$PaCO_2$ 也极少能超过 55 mmHg。

3. 肾的代偿调节 代谢性碱中毒时,血浆 H^+ 浓度下降,pH 升高使肾小管上皮细胞内的碳酸酐酶和谷氨酰胺酶活性减弱,肾小管上皮细胞产生 H^+ 和 NH_3 减少,因而肾小管泌 H^+、泌 NH_4^+ 减少,对 $NaHCO_3$ 的重吸收也相应减少,导致血浆 HCO_3^- 浓度有所降低。但在低钾、低氯和低血容量等维持因素的作用下,肾的代偿作用往往受到限制。

通过以上体液缓冲、肺和肾的代偿,代谢性碱中毒的血气参数变化如下:代谢性指标(SB、AB、BB)均原发性升高,BE 正值增大,$PaCO_2$ 继发性升高,AB>SB,pH 在正常范围上限(代偿性代谢性碱中毒)或>7.45(失代偿性代谢性碱中毒)。

(四)对机体的影响

1. 对中枢神经系统的影响 严重代谢性碱中毒可引起烦躁不安、精神错乱,有时甚至发生谵妄等中枢神经系统兴奋症状。其机制可能是:①碱中毒时中枢神经系统抑制性神经递质 γ-氨基丁酸减少。因碱中毒时,谷氨酸脱羧酶活性降低使 γ-氨基丁酸生成减少,而 γ-氨基丁酸转氨酶活性增高又使 γ-氨基丁酸分解加强。γ-氨基丁酸减少导致对中枢神经系统的抑制作用减弱,因而使中枢神经系统兴奋作用加强。②缺氧:由于血浆 pH 增高使血红蛋白氧离曲线左移,血红蛋白与 O_2 的亲和力增高,不易将结合的 O_2 释放,而此时脑组织对缺氧十分敏感,故易引起精神症状,甚至昏迷。

2. 对神经、肌肉的影响 急性代谢性碱中毒时,由于血浆 pH 迅速升高而使血浆游离钙迅速降低,常导致患者发生手足抽搐和神经、肌肉的应激性增高。但如果代谢性碱中毒伴严重低钾血症时,则往往表现为肌肉无力或麻痹。

3. 血红蛋白氧解离曲线左移 此时,PaO_2、CaO_2、CO_2max、SaO_2 均在正常范围,但由于氧合血红蛋白结合的氧不易释放,因而可造成组织缺氧。缺氧导致 ATP 生成减少,如脑 ATP 减少既可使脑细胞 Na^+-K^+-ATP 酶活性下降而引起脑细胞水肿,也可引起其他脑功能障碍,严重时甚至发生昏迷。

4. 低钾血症 代谢性碱中毒与低钾血症互为因果,即低钾血症往往伴有代谢性碱中毒,而代谢性碱中毒则往往伴有低钾血症。这是因为代谢性碱中毒时,细胞外液 H^+ 浓度下降,细胞内 H^+ 向细胞外转移,而细胞外 K^+ 向细胞内转移,引起低钾血症。此外,代谢性碱中毒时,肾小管上皮细胞内碳酸酐酶下降使泌 H^+ 减少,H^+-Na^+ 交换减少、K^+-Na^+ 交换增强,K^+ 从尿中排出增多而引起低钾血症。

(五)防治的病理生理学基础

代谢性碱中毒的治疗原则应是在进行基础疾病治疗的同时去除代谢性碱中毒的维持因素。

1. 补充盐水是治疗盐水反应性碱中毒的主要措施 盐水反应性碱中毒患者只要口服或静注等张或半张的盐水即可恢复血浆 HCO_3^- 浓度。其机制是:①扩容可消除"浓缩性碱中毒"的作用,并消除低血容量引起的继发性醛固酮增多。②由于有效循环血量得以恢复,则增强肾小管重吸收 HCO_3^- 的因素已不存在,血浆中过多的 HCO_3^- 从尿中排出。③由于远端肾小管液中 Cl^- 含量增加,使皮质集合管分泌 HCO_3^- 加强。检测尿 pH 和 Cl^- 浓度可以判断治疗效果。

2. 盐水抵抗性碱中毒需用抗醛固酮药物或碳酸酐酶抑制剂 对全身性水肿患者,应尽量少用髓襻利尿剂以预防发生碱中毒。碳酸酐酶抑制剂乙酰唑胺可抑制肾小管上皮细胞内的碳酸酐酶活性,因而排泌 H^+ 和重吸收 HCO_3^- 减少,增加 Na^+ 和 HCO_3^- 排出,结果既可达到治疗碱中毒的目的又减轻了水肿,可用尿 pH 变化判断治疗效果。

肾上腺皮质激素过多引起的碱中毒,需用抗醛固酮药物和补钾去除代谢性碱中毒的维持因素。

四、呼吸性碱中毒

呼吸性碱中毒(respiratory alkalosis)是指因通气过度使 CO_2 呼出过多,导致血浆 H_2CO_3 浓度原发性降低。

(一)原因和机制

引起呼吸性碱中毒的常见原因有低张性缺氧、精神性过度通气、中枢神经系统疾病、代谢过盛、严重肝脏疾病、水杨酸中毒、肺部疾患及呼吸机使用不当,导致通气过度使血浆 H_2CO_3 浓度降低。

(二)分类

1. 急性呼吸性碱中毒 主要指 $PaCO_2$ 在 24 h 内急剧下降,常见于人工呼吸机过度通气、癔病、高热和低氧血症时。

2. 慢性呼吸性碱中毒 指持续的 $PaCO_2$ 下降超过 24 h,常见于慢性颅脑疾病、肝脏疾病、缺氧和氨兴奋呼吸中枢引起持久的 $PaCO_2$ 下降而导致 pH 升高。

(三)机体的代偿调节机制

呼吸性碱中毒是由通气过度所致,故肺不能有效发挥其代偿作用。呼吸性碱中毒的主要代偿方式如下。

1. 细胞内外离子交换和细胞内缓冲 是急性呼吸性碱中毒的主要代偿方式。

2. 肾的代偿调节 是慢性呼吸性碱中毒的主要代偿方式。

(四)对机体的影响

呼吸性碱中毒对机体的影响与代谢性碱中毒相似(中枢神经系统功能障碍、神经肌肉应激性增高、低血钾、血红蛋白氧解离曲线左移),临床上更易出现眩晕、四肢与口周围感觉异常、意识障碍及抽搐等。

(五)防治的病理生理学基础

首先应防治原发病,如应用呼吸机时适当调整呼吸机的潮气量和呼吸频率。对急性呼吸性碱中毒者可吸入含 5% CO_2 的混合气体,或用纸袋罩于患者口鼻。对手足抽搐者可静脉注射葡萄糖酸钙进行治疗。

第四节 混合型酸碱平衡紊乱

混合型酸碱平衡紊乱是指两种或两种以上原发性酸碱平衡紊乱同时并存。两种原发性酸碱平衡紊乱同时并存为双重性酸碱失衡,三种原发性酸碱平衡紊乱同时并存为三重性酸碱失衡。根据同时并存的原发性酸碱平衡紊乱的性质,双重性酸碱失衡又分成两类,即酸碱一致型酸碱失衡和酸碱混合型酸碱失衡。

一、双重性酸碱失衡

（一）酸碱一致型双重酸碱平衡紊乱

1. 代谢性酸中毒合并呼吸性酸中毒　代谢性酸中毒合并呼吸性酸中毒常见于：①Ⅱ型呼吸衰竭，即低氧血症伴高碳酸血症型呼吸衰竭，因缺氧产生代谢性酸中毒，又因 CO_2 排出障碍产生呼吸性酸中毒。②心脏和呼吸骤停，因缺氧产生乳酸酸中毒，又因 CO_2 呼出受阻发生呼吸性酸中毒。③糖尿病酮症酸中毒并发肺部感染引起呼吸衰竭。④药物及 CO 中毒等。

2. 代谢性碱中毒合并呼吸性碱中毒　代谢性碱中毒合并呼吸性碱中毒常见于：①肝硬化患者因过度通气发生呼吸性碱中毒时，若发生呕吐或接受利尿剂治疗引起低钾血症，可发生代谢性碱中毒。②颅脑外伤引起过度通气时又发生剧烈呕吐。③严重创伤因剧痛可致通气过度发生呼吸性碱中毒。④大量输入库存血则可因抗凝剂枸橼酸盐输入过多，经代谢后生成 HCO_3^- 过多而发生代谢性碱中毒。

（二）酸碱混合型双重酸碱平衡紊乱

1. 代谢性酸中毒合并呼吸性碱中毒　可见于：①糖尿病、肾功能衰竭或感染性休克及心肺疾病等危重患者伴有高热或机械通气过度。②慢性肝病高血氨并发肾功能衰竭。③水杨酸或乳酸盐中毒、有机酸（水杨酸、酮体、乳酸）生成增多，水杨酸盐刺激呼吸中枢可发生典型的代谢性酸中毒合并呼吸性碱中毒。代谢性酸中毒合并呼吸性碱中毒时，血浆 pH 变动不大，甚至在正常范围。血浆 HCO_3^- 浓度和 $PaCO_2$ 均显著下降，SB、AB、BB 均降低，BE 负值增大。

2. 代谢性碱中毒合并呼吸性酸中毒　常见于 COPD 伴呕吐或应用排钾利尿剂及激素等。代谢性碱中毒合并呼吸性酸中毒时，血浆 pH 可以正常，也可以略降低或略升高。血浆 HCO_3^- 浓度和 $PaCO_2$ 均显著升高，SB、AB、BB 均升高，BE 正值增大。

3. 代谢性酸中毒合并代谢性碱中毒　常见于剧烈呕吐合并腹泻并伴有低钾血症和脱水，尿毒症或糖尿病合并剧烈呕吐等。代谢性酸中毒合并代谢性碱中毒时，血浆 pH、HCO_3^-、$PaCO_2$ 可以是正常的，也可以是升高或降低的。

二、三重性酸碱失衡

有三种原发性酸碱平衡紊乱同时并存为三重性酸碱失衡。由于同一患者不可能同时存在呼吸性酸中毒和呼吸性碱中毒，因此，三重性酸碱失衡只存在以下两种类型。

1. 代谢性酸中毒合并代谢性碱中毒和呼吸性酸中毒　该型的特点是：$PaCO_2$ 明显升高，AG>16 mmol/L，HCO_3^- 一般也升高，血 Cl^- 明显降低。

2. 代谢性酸中毒合并代谢性碱中毒和呼吸性碱中毒　该型的特点是：$PaCO_2$ 降低，AG>16 mmol/L，HCO_3^- 可高可低，血 Cl^- 一般低于正常。

第五节　分析判断酸碱平衡紊乱的病理生理学基础

临床所见酸碱平衡紊乱极其复杂，在诊断时，患者的病史和临床表现为诊断提供重要线索，血气分析结果是诊断酸碱平衡紊乱的决定性依据，血清电解质检测可提供有价值的参考资料，计算 AG 值有助于区别单纯型代谢性酸中毒的类型及诊断混合型酸碱平衡紊乱，而经过代偿公式计算代偿范围可判断是单纯型还是混合型酸碱平衡紊乱。

一、根据 pH 判断酸碱平衡紊乱的性质

pH<7.35 为失代偿性酸中毒；pH>7.45 为失代偿性碱中毒；pH 在正常范围内时，可能是患者没有出现酸碱平衡紊乱，也可能是代偿性的酸碱平衡紊乱，或同时出现严重程度相当的酸中毒和碱中毒，使 pH 变动相互抵消。因此，需进一步检测 HCO_3^- 与 $PaCO_2$ 具体变化情况。

二、根据病史和原发性改变判断酸碱平衡紊乱的类型

从 pH 变化无法判定酸碱平衡紊乱的原因及类型，因此需密切结合病史。若主要由于通气功能改变而导致的酸碱平衡紊乱，则 $PaCO_2$ 为原发性改变；若主要由于肾脏疾病或休克等因素而导致的酸碱平衡紊乱，则 HCO_3^- 为原发性改变。

三、根据代偿情况判定单纯型或混合型酸碱平衡紊乱

酸碱平衡紊乱时，机体代偿规律是代谢性酸碱平衡紊乱主要依靠肺的代偿作用，而呼吸性酸碱平衡紊乱主要依靠肾的代偿作用。代偿调节引起与原发性改变方向一致的继发性改变，但有一定的限度。表 13-2 是在临床实践中总结的单纯型酸碱平衡紊乱的预计代偿公式，应用代偿公式可有效区别单纯型和混合型酸碱失衡。

表 13-2 常用单纯型酸碱平衡紊乱的预计代偿公式

原发失衡	原发性改变	继发性改变	预计代偿公式	代偿时限	代偿极限
代谢性酸中毒	$[HCO_3^-]\downarrow$	$PaCO_2\downarrow$	$\Delta PaCO_2=1.2\times\Delta HCO_3^-\pm2$	12~24 h	10 mmHg
代谢性碱中毒	$[HCO_3^-]\uparrow$	$PaCO_2\uparrow$	$\Delta PaCO_2=0.7\times\Delta[HCO_3^-]\pm5$	12~24 h	55 mmHg
呼吸性酸中毒	$PaCO_2\uparrow\uparrow$	$[HCO_3^-]\uparrow$	急性：$\Delta[HCO_3^-]=0.1\times\Delta PaCO_2\pm1.5$	数分钟	30 mmol/L
			慢性：$\Delta[HCO_3^-]=0.35\times\Delta PaCO_2\pm3$	3~5 d	45 mmol/L
呼吸性碱中毒	$PaCO_2\downarrow\downarrow$	$[HCO_3^-]\downarrow$	急性：$\Delta[HCO_3^-]=0.2\times\Delta PaCO_2\pm2.5$	数分钟	18 mmol/L
			慢性：$\Delta[HCO_3^-]=0.5\times\Delta PaCO_2\pm2.5$	3~5 d	15 mmol/L

注：①有"Δ"者为变化值，无"Δ"者为绝对值；②代偿时限指体内达到最大代偿反应所需的时间；③代偿极限指单纯型酸碱失衡代偿所能达到的最小值或最大值。

单纯型酸碱平衡紊乱时，$[HCO_3^-]/PaCO_2$ 变化方向一致，代偿引起的继发改变一定不超过代偿范围（代偿预计值）和代偿的最大限度。混合型酸碱平衡紊乱时，$[HCO_3^-]/PaCO_2$ 变化方向有些是一致的，有些则相反。

1. $[HCO_3^-]/PaCO_2$ 变化方向相反者为酸碱一致型二重酸碱平衡紊乱　如 HCO_3^- 与 $PaCO_2$ 的变化方向相反，即一个升高，一个降低，两者不能相互代偿，pH 发生显著变化，则可以判定为两个独立因素分别引起酸碱平衡紊乱，两个都是原发性改变。

2. $[HCO_3^-]/PaCO_2$ 变化方向一致者为酸碱混合型二重酸碱平衡紊乱　当一种酸中毒和一种碱中毒同时存在时，HCO_3^- 与 $PaCO_2$ 的变化方向一致，但变化的程度均超过彼此的代偿范围，需计算代偿预计值来进一步分析判定。

四、根据 AG 值判断代谢性酸中毒的类型及三重酸碱平衡紊乱

AG 值是区分代谢性酸中毒类型的标志，也是判断是否有三重混合型酸碱平衡紊乱不可缺少的指标。如果 AG 值正常，则不会有三重酸碱平衡紊乱。相反，如果 AG 值>16 mmol/L，则表明有 AG 增高型代谢性酸中毒，同时提示可能有三重混合型酸碱平衡紊乱。

（张亚楠）

第十四章

缺　氧

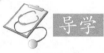

导学

掌握：缺氧的概念、类型、原因、机制及常用的血氧指标。
熟悉：缺氧对机体的影响。
了解：缺氧的治疗。

第一节　常用的血氧指标

氧是生命活动所必需的物质。当组织、细胞不能获得充足的氧，或不能充分利用氧时，其功能代谢和形态结构都会发生异常，称为缺氧(hypoxia)。

缺氧是临床常见的病理过程，是多种疾病引起死亡的重要原因之一。正常成年人体内氧的储备量极少，仅 1 500 ml，而每分钟需氧量约为 250 ml，故机体呼吸、心跳停止数分钟就可导致缺氧。

临床常用一些血氧指标的改变来判断组织供氧与耗氧的情况。

一、血氧分压

血氧分压(partial pressure of oxygen，PO_2)是指物理溶解于血液中的氧所产生的张力。正常的动脉血氧分压(PaO_2)为 100 mmHg (13.3 kPa)，静脉血氧分压(PvO_2)为 40 mmHg (5.33 kPa)。PaO_2 取决于吸入大气氧分压和肺呼吸功能，PvO_2 可以反映内呼吸情况。

二、血氧容量

血氧容量(oxygen binding capacity，$CO_2\,max$)是指 100 ml 血液中的血红蛋白(Hb)充分氧合后最大的携氧量。正常时为 8.92 mmol/L，$CO_2\,max$ 取决于血液中血红蛋白数量及其与氧的结合能力，可反映血液携带氧的能力。

三、血氧含量

血氧含量(oxygen content，CO_2)是指 100 ml 血液中实际所含的氧量，包括物理溶解的氧和血红蛋白结合的氧。正常人动脉血氧含量(CaO_2)为 8.47 mmol/L，静脉血氧含量(CvO_2)约为 6.24 mmol/L。

CO_2 取决于氧分压和氧容量。动-静脉血氧含量差（the difference between CaO_2 and CvO_2, Da-vO_2）是反映组织细胞利用氧的能力，为组织细胞从单位容积的血液中所摄取的氧量，正常时为 2.23 mmol/L。

四、血红蛋白氧饱和度

血红蛋白氧饱和度（oxygen saturation，SO_2）是指血红蛋白结合氧的程度，简称血氧饱和度。正常动脉血氧饱和度（SaO_2）为 95%，静脉血氧饱和度（SvO_2）为 70%。SO_2 主要取决于 PO_2，两者之间为氧解离曲线的关系。SO_2 可用下列公式表示：

$$血氧饱和度 = \frac{血氧含量 - 物理溶解的氧量}{血氧容量} \times 100\%$$

氧解离曲线是反映 PO_2 和 SO_2 之间关系的曲线，呈"S"形，反映了 Hb 与 O_2 的亲和力。当酸中毒（H^+↑）、二氧化碳分压（PCO_2）升高、红细胞内 2,3-二磷酸甘油酸（2,3-DPG）增多或体温升高时，可使 Hb 与 O_2 的亲和力下降，引起氧解离曲线右移，反之则左移（图 14-1）。

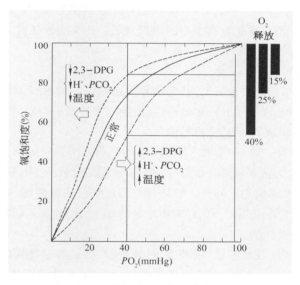

图 14-1　氧解离曲线及其影响因素

第二节　缺氧的原因和类型

氧从外界大气吸入肺，弥散入血，再与 Hb 结合，通过血液循环输送到全身组织，最后被组织细胞摄取利用，在此过程中任何环节发生障碍均可引起缺氧。根据缺氧的原因和血氧变化特点，将缺氧分为 4 种类型。

一、低张性缺氧

低张性缺氧（hypotonic hypoxia）的主要特点是 PaO_2 下降、CaO_2 减少，又称乏氧性缺氧。

（一）原因与机制

1. 吸入气氧分压过低　主要发生在海拔 3 000 m 以上的高峰,或通风不良的矿井、坑道等,因吸入过多低氧混合气体所致,而致肺泡气 PO_2 和 PaO_2 降低,导致缺氧。

2. 外呼吸功能障碍　主要见于呼吸道狭窄或阻塞、胸腔疾病、肺部疾病、呼吸肌麻痹或呼吸中枢抑制等,由于肺的通气和(或)换气功能障碍,而致 PaO_2 和 CaO_2 下降发生缺氧,又称呼吸性缺氧。

3. 静脉血分流入动脉血　主要见于某些先天性心脏病,如法洛四联症、房间隔或室间隔缺损并伴肺动脉高压时,由于右心压力高于左心,出现右向左分流,右心的静脉血未经氧合就直接流入左心,从而引起 PaO_2 下降。

（二）血氧变化特点

低张性缺氧时,PaO_2、SO_2 和 CaO_2 都下降,$CO_2 max$ 正常,Da-vO_2 正常或缩小,患者可出现程度不同的发绀。

二、血液性缺氧

血液性缺氧(hemic hypoxia)是指由于 Hb 数量减少或质量异常,使血液携氧能力下降,引起 CO_2 下降或 Hb 结合的氧不易被释放而引起的组织缺氧。此类型缺氧时 PO_2 正常而 CaO_2 下降,又称等张性缺氧。

（一）原因与机制

1. 贫血　各种因素引起的严重贫血,其单位容积血液内红细胞和 Hb 数量均减少,血液携氧量下降,毛细血管床中平均 PO_2 低于正常,当血液流经毛细血管时,PO_2 降低较快,氧向组织弥散的速度很快减慢,导致组织缺氧,称为贫血性缺氧。

2. 一氧化碳(CO)中毒　CO 中毒时,CO 与 Hb 的亲和力比 O_2 与 Hb 的亲和力大 210 倍,吸入较低浓度的 CO 就可产生大量碳氧血红蛋白(HbCO),使能结合氧的 Hb 减少,O_2 的释放量也随之减少,导致大量 Hb 失去携氧能力。同时,CO 还能抑制红细胞内糖酵解,使 2,3 - DPG 生成减少,氧解离曲线左移,导致氧合血红蛋白不易释放出结合的 O_2,从而加重组织缺氧。CO 中毒时,PaO_2 可不下降,皮肤黏膜呈樱桃红色。

3. 高铁血红蛋白血症　亚硝酸盐、磺胺类、过氯酸盐、高锰酸钾等氧化剂中毒时,使 Hb 变成高铁血红蛋白($HbFe^{3+}OH$),$HbFe^{3+}OH$ 携带氧的能力下降,可使氧解离曲线左移,氧不易释出,而引起缺氧。食入过多含硝酸盐的腌菜或变质蔬菜时,经肠道细菌将硝酸盐还原为亚硝酸盐,吸收后,血液中 $HbFe^{3+}OH$ 达到 15 g/L 时,皮肤黏膜可呈青紫色,称为肠源性发绀。

4. 血红蛋白与氧的亲和力异常增加　输入大量库存血,库存血液中红细胞 2,3 - DPG 含量较低,使 Hb 与氧结合增加,氧解离曲线左移;输入大量碱性液,血液 pH 升高,可使 Hb 与 O_2 的亲和力增强,O_2 不易释放,从而引起缺氧。

（二）血氧变化特点

血液性缺氧时 PaO_2 正常,CaO_2 和 $CO_2 max$ 均下降,Da-vO_2 小于正常。

三、循环性缺氧

循环性缺氧(circulatory hypoxia)是指由于血液循环障碍,组织的血液灌流量减少,导致组织供氧量减少而引起的缺氧,又称低动力性缺氧。

（一）原因与机制

1. **全身性血液循环障碍** 见于心力衰竭、休克或大出血时,由于心排血量减少,组织灌流不足而发生缺血性缺氧,或静脉回流不畅发生淤血性缺氧,单位时间内流过毛细血管的血量减少,故弥散到组织、细胞的氧量减少,导致组织缺氧。严重时可因心、脑、肾等重要器官功能衰竭而死亡。

2. **局部性血液循环障碍** 见于心血管疾病如动脉硬化、血栓形成、血管痉挛、血管炎、栓塞或淤血时,由于血流缓慢,血液流经毛细血管的时间延长,单位容量血液弥散到组织的氧量增多,CvO_2 下降,导致 $Da\text{-}vO_2$ 增大。

（二）血氧变化特点

循环性缺氧时,PaO_2、CaO_2、$CO_2\max$ 和 SO_2 均正常,$Da\text{-}vO_2$ 增大,易出现发绀。

四、组织性缺氧

组织性缺氧(histogenous hypoxia)是指由各种原因引起生物氧化障碍,使组织、细胞利用氧的能力下降而导致缺氧。

（一）原因与机制

1. **组织中毒** 氰化物、砷化物、硫化物和磷等毒物能引起组织中毒性缺氧。如氰化物中毒可通过消化道、呼吸道或皮肤进入体内,CN^- 迅速与氧化型细胞色素氧化酶的 Fe^{3+} 结合为氰化高铁细胞色素氧化酶,使之不能还原,导致呼吸链中断,阻断生物氧化而致组织缺氧。

2. **细胞损伤** 如大剂量放射线照射、细菌毒素和吸入高压氧等,可使细胞线粒体结构损伤,并进一步抑制其生物氧化功能,导致用氧障碍。

3. **维生素缺乏** 某些维生素如维生素 B_1、维生素 B_2、尼克酰胺、泛酸等严重缺乏时,引起呼吸酶合成障碍,进一步影响氧化磷酸化过程而使细胞利用氧的能力下降。

（二）血氧变化特点

组织性缺氧时,PaO_2、CaO_2、$CO_2\max$ 和 SO_2 均正常,$Da\text{-}vO_2$ 减小。皮肤、黏膜呈鲜红色或玫瑰红色。

各型缺氧血氧变化的特点见表 14-1。

表 14-1　各型缺氧血氧变化特点

缺氧类型	PaO_2	$CO_2\max$	CaO_2	SO_2	$Da\text{-}vO_2$
低张性缺氧	↓	N	↓	↓	↓ 或 N
血液性缺氧	N	↓ 或 N	↓ 或 N	N	↓
循环性缺氧	N	N	N	N	↑
组织性缺氧	N	N	N	N	↓

注：↓下降,↑升高,N正常。

第三节　缺氧对机体的影响

213

机体对缺氧的反应可因缺氧的原因、速度、部位、持续时间和机体的功能、代谢状态不同而不同。轻度或慢性缺氧时,可引起机体代偿性反应。急性缺氧时,若机体来不及代偿或严重缺氧机体代偿不全时,可引起损伤性反应,导致组织代谢障碍,甚至引起各重要器官系统功能紊乱,威胁生命。下面以低张性缺氧为例说明缺氧对机体的影响。

一、代偿性反应

轻度或慢性缺氧时，当 PaO_2 降至 60 mmHg (8 kPa)以下时，可引起机体发生代偿反应。

（一）循环系统的代偿反应

1. 心排血量增加　增加心排血量可使机体供氧量提高，急性缺氧时有一定代偿意义，其发生机制主要为：①缺氧通过刺激肺牵张感受器抑制心脏迷走神经，反射性引起交感神经兴奋，增加儿茶酚胺的分泌，使心率增快，心肌收缩力增强，从而使心排血量增加。②缺氧可导致呼吸加深加快，胸内负压增加，引起静脉回心血量增多，心排血量增加。

2. 血流重新分布　缺氧时心、脑供血量增加，而皮肤和腹腔内脏器官血流量减少。心、脑血管因 β-肾上腺素能受体密度高，并受局部组织代谢产物（如乳酸、腺苷、PGI_2 等）的作用而使血管扩张、血流增加。皮肤和腹腔内脏的血管因 α-肾上腺素能受体密度高而收缩，血流减少。通过血流重新分布，保证了重要器官的血液供给，对生命体征的维持具有重要意义。

3. 肺血管收缩　缺氧引起肺泡 PO_2 下降，肺小动脉收缩，致使缺氧的肺泡血流量减少。这种肺血管收缩反应可使肺泡通气与血流比例趋向平衡，有利于氧的弥散，并可维持较高 PaO_2。缺氧使肺小动脉收缩的机制为：①当交感神经兴奋时，可作用于肺血管 α 受体使血管收缩。②部分体液因子如 AngⅡ、内皮素、TXA_2 等的缩血管作用。③肺动脉血管壁的平滑肌细胞膜对 Ca^{2+} 通透性增强，而使 Ca^{2+} 内流增快，致使平滑肌细胞收缩性增强。

4. 毛细血管增生　慢性缺氧能使毛细血管增生，而心脏和大脑的毛细血管增生更明显。缺氧时，使血管内皮生长因子表达增强，促进毛细血管生成，使毛细血管密度增大，从而增加氧弥散面积，缩短氧的弥散距离，增加细胞供氧量。

（二）呼吸系统的代偿反应

呼吸系统代偿反应主要表现在呼吸加深加快和肺通气量增加，其发生机制如下。

1. PaO_2 下降　PaO_2 下降（<60 mmHg）时，可通过刺激外周颈动脉体和主动脉弓的化学感受器，反射性地引起呼吸中枢兴奋，使呼吸加深加快，进而增加每分钟肺通气量，增高肺泡内 PO_2，利于氧的弥散。

2. $PaCO_2$ 影响　缺氧并伴 $PaCO_2$ 增高时，通过刺激外周和中枢化学感受器，使呼吸加深加快和肺泡通气量增加，促进二氧化碳呼出。而通气过度可使 $PaCO_2$ 下降，减弱对中枢化学感受器的刺激，限制了肺通气量。

3. 胸廓呼吸运动增强　胸廓呼吸运动增强可增大胸内负压，促进静脉回流，增加心排血量和肺血流量，利于氧的摄取和运输。

血液性缺氧、循环性缺氧和组织性缺氧因 PaO_2 不降低，故呼吸系统的代偿不明显。

（三）血液系统的代偿反应

1. 红细胞增多　急性缺氧时，交感神经兴奋，肝、脾等储血器官血管收缩，储存血液进入体循环，使血液红细胞数和 Hb 量增加。慢性缺氧时，引起红细胞增多原因主要是由骨髓造血功能代偿性加强所致。低氧可刺激肾小管旁间质细胞产生并释放促红细胞生成素，使骨髓造血功能加强，从而加速红细胞增殖、分化和成熟。红细胞增多可使血液的 CO_2max 和 CO_2 增加，增加组织供氧量。而红细胞过度增加，可增高血液黏度，导致肺血流阻力和右心负荷增大。

2. 氧解离曲线右移　缺氧时氧解离曲线右移，使 Hb 与 O_2 的亲和力下降，O_2 易释放供组织细胞利用。糖酵解增加使氧解离曲线右移，2,3-DPG 合成增多。若氧解离曲线过度右移，可导致

SaO_2 显著下降,使 Hb 携带氧的能力下降,故失去代偿意义。

（四）组织细胞的代偿反应

1. 组织细胞利用氧的能力增强　慢性缺氧可使细胞内线粒体数目增多和膜表面积增大,生物氧化的相关酶如细胞色素氧化酶、琥珀酸脱氢酶等活性增大,可改善细胞的内呼吸功能,因而提高了组织细胞利用氧的能力。

2. 肌红蛋白增加　慢性缺氧可使肌肉中肌红蛋白数量增加,摄取更多的 O_2,供组织细胞利用,且还可增加 O_2 在组织中的弥散速度。

3. 无氧酵解增强　缺氧时,ATP 生成减少,使 ATP/ADP 比值下降,磷酸果糖激酶活性增强,使糖酵解加强,补充能量不足,节约用氧。

二、缺氧时机体的功能和代谢障碍

严重缺氧,当 PaO_2 低于 30 mmHg（4 kPa)时,可引起组织细胞代谢障碍,器官功能紊乱,甚至导致死亡。

（一）循环系统功能障碍

严重缺氧可导致循环系统功能障碍,慢性缺氧可引起心脏的形态结构改变,发生肺源性心脏病,从而引发心力衰竭。其机制如下。

1. 心肌收缩与舒张功能障碍　心肌缺氧,其收缩力减弱、代谢障碍及心肌结构改建,使心肌舒张性和顺应性降低。

2. 肺动脉高压　慢性缺氧,肺小动脉长期收缩,肺血管中膜平滑肌细胞肥大,血管发生硬化,致肺动脉高压。肺泡缺氧,肺血管收缩,肺循环阻力增加,发生肺动脉高压。缺氧还可引起红细胞增多,使血液黏度增高,肺血流阻力增加。肺动脉高压又可引起右室后负荷增加,右心室肥大,诱发心力衰竭。

3. 静脉回流量下降　慢性缺氧时,乳酸和腺苷等代谢废物储留,外周小血管扩张,发生淤血,使静脉回心血量减少,心排血量下降。严重缺氧时,呼吸中枢抑制,胸廓运动减弱,静脉回流量下降。

4. 心律失常　严重缺氧时,可发生窦性心动过缓和期前收缩,甚至引发心室纤颤而导致死亡。窦性心动过缓见于严重的 PaO_2 下降时,引起颈动脉体化学感受器的刺激,进而反射性地使迷走神经兴奋所致。期前收缩和室颤的发生是由于心肌细胞内 K^+ 减少、Na^+ 增加时引起的静息膜电位降低,心肌的兴奋性、自律性增加,传导性下降。

（二）呼吸系统功能障碍

严重缺氧时,PaO_2 过低可使呼吸中枢抑制,发生中枢性呼吸衰竭。表现为呼吸抑制,呼吸运动减弱,呼吸节律和频率不规则,肺通气量减少。

肺水肿可使肺的换气功能下降,进一步引起 PaO_2 下降。急性低张性缺氧、劳累、紧张、寒冷、过量烟酒、肺部感染等可诱发肺水肿。快速登上海拔 4 000 m 以上的高原时,可在 1～4 d 内发生高原肺水肿,可出现咳嗽、粉红色泡沫痰、肺部湿啰音、呼吸困难、皮肤黏膜发绀等临床表现。

（三）中枢神经系统功能障碍

脑组织的能量主要来源于葡萄糖的有氧氧化,而脑内葡萄糖和氧的储备量很少,脑组织的代谢率高,脑耗氧量为机体总耗氧量的 23% 左右,故脑对缺氧最为敏感,尤其是大脑皮质。

急性缺氧时中枢神经可发生一系列的功能障碍,缺氧早期大脑皮质以兴奋为主,表现为情绪激动、头痛、运动不协调、定向力障碍,甚至可发生惊厥、意识障碍等。随着缺氧的加重或持续时间延长,大脑皮质由兴奋逐渐转为抑制,表现为表情淡漠、反应迟钝、昏迷甚至死亡。慢性缺氧时,可表现为疲劳、嗜睡、注意力不集中、记忆力下降和精神抑郁等症状。

(四)组织细胞损伤

1. **细胞膜改变** 缺氧时 ATP 生成减少,$Na^+ - K^+$ 泵转运障碍及自由基的作用均可增加细胞膜对离子的通透性,使离子顺浓度差通过细胞膜,可引起:①Na^+ 内流可增加细胞内 Na^+ 浓度,使水进入细胞,发生细胞水肿。②K^+ 外流可使细胞内缺 K^+,细胞合成代谢障碍。③Ca^{2+} 内流可增加胞质内 Ca^{2+} 浓度,使线粒体功能抑制,激活磷脂酶,促进膜磷脂分解,损伤溶酶体,释出水解酶,加重细胞损伤。

2. **线粒体改变** 细胞内 80% 以上的氧用于线粒体内的氧化磷酸化产生 ATP,20% 以下的氧用于线粒体外的生物合成、降解和转化作用。严重缺氧时首先使线粒体外的氧利用受影响,降低神经递质的生成和生物转化过程。当线粒体部位的 PO_2 降至临界点 1 mmHg($<$0.1 kPa)时,线粒体的呼吸功能明显下降,ATP 产生锐减。严重时可发生线粒体肿胀,嵴崩解,外膜破碎和基质外溢等改变。

3. **溶酶体改变** 缺氧时细胞内 ATP 生成减少,酸中毒加重,溶酶体膜磷脂分解,膜通透性增加,溶酶体肿胀、破裂,从而释出大量溶酶体酶,引起细胞及其周围组织的溶解、坏死。细胞水肿和氧自由基的作用也与溶酶体损伤相关。

4. **氧自由基生成增多** 缺氧使氧自由基生成增多,其机制如下。①黄嘌呤氧化酶生成增多:黄嘌呤氧化酶及其前身黄嘌呤脱氢酶主要在毛细血管的内皮细胞内,缺氧时,ATP 生成减少,离子转运障碍,Ca^{2+} 依赖性蛋白酶促使上述酶大量转化。同时,ATP 依次降解为 ADP、AMP 和次黄嘌呤,促使氧自由基生成增多。②氧的代谢途径改变:当组织用氧障碍所致缺氧时,呼吸链中断、氧化磷酸化过程障碍,使氧经单电子还原形成氧自由基和活性氧的量增多。

严重缺氧时,除上述系统功能障碍外,还可使肝、肾、消化、内分泌等的功能受影响。

第四节　氧疗与氧中毒

一、氧疗

吸氧能增加血浆中溶解的氧量和与 Hb 结合的氧量,可使 CaO_2 和对组织的供氧能力增加,因而吸氧对各种类型缺氧均可有不同程度的作用。

1. **低张性缺氧** 氧疗对低张性缺氧的效果最好,吸氧可使肺泡气氧分压升高,PaO_2、SO_2、CO_2 增加,因而增加对组织的供氧量。但功能性分流引起的低张性缺氧时,因分流的血液未经肺泡而直接掺入动脉血中,故吸氧对改善其缺氧的作用不明显。

2. **血液性缺氧** 血液性缺氧因原发病因不同,氧疗效果有很大差别。①严重贫血时,PaO_2 正常,SO_2 可达 95% 以上,氧解离曲线处于平坦部分,故吸氧后血液 CO_2 增加有限,但吸氧可增加血浆中溶解的氧。②严重高铁血红蛋白血症时,吸氧可增加血液中溶解的氧量而起到治疗作用。③严重的 CO 中毒时,吸入纯氧,可使 O_2 与 CO 竞争,增加 Hb 结合 O_2 的作用,从而使 CO 从 HbCO 中解离加速。吸氧后氧合血红蛋白含量增加使红细胞内 pH 下降,使氧解离曲线右移,从而使组织的供氧量增高。

3. **循环性缺氧** 因单位时间流经组织的血流量下降使组织供氧不足,故此类缺氧治疗时主要应设法改善循环状态。吸氧可通过增加血浆中氧的溶解量和在组织的氧分压梯度,而起到一定的治疗作用。

4. 组织性缺氧 供氧并无障碍,缺氧的原因是因组织利用氧的能力障碍,故氧疗的疗效不明显。

二、氧中毒

氧是生命活动所必需的,但 0.5 个大气压以上的氧却对任何细胞都有毒性作用,称为氧中毒。氧中毒的发生取决于氧分压而不是氧浓度,随着吸入气的氧分压增高,肺泡和动脉血的氧分压也增高,使血液与组织细胞间的氧分压差增大,氧的弥散加速,组织细胞获氧过多而发生中毒。氧中毒的类型如下。

1. 肺型氧中毒 吸入 1 个大气压左右的氧 8 h 以上,可发生咳嗽、肺活量减少、胸骨后疼痛、呼吸困难、动脉血氧分压下降。肺部发生炎性改变,出现炎症细胞渗出、充血、水肿、出血和肺不张等。氧疗时若发生氧中毒,可表现为 PaO_2 下降,从而加重缺氧,故氧疗时应控制氧的浓度和时间,防止氧中毒发生。

2. 脑型氧中毒 吸入 2 个以上大气压的氧,很快可发生氧中毒,表现为恶心、视觉和听觉障碍、抽搐、晕厥等神经症状,严重时可出现昏迷、死亡。高压氧疗时,若患者出现神经症状,应区分脑型氧中毒和缺氧性脑病,脑型氧中毒患者先抽搐后昏迷,抽搐时患者清醒。缺氧性脑病患者则先昏迷后抽搐。对前者应控制吸氧,对后者则应加强氧疗。

（刘慧萍）

第十五章

发　热

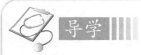

掌握：发热的概念和发生机制。
熟悉：内生致热原的种类和特性，发热的处理原则。
了解：发热中枢调节介质。

第一节　发热的概述

人和哺乳动物的体温相对恒定，约维持在 37 ℃，呈周期性波动，昼夜不超过 1 ℃。在致热原的作用下，体温调节中枢的调定点上移而引起调节性体温升高，体温上升超过正常值 0.5 ℃时，称为发热(fever)。发热时的体温调节功能正常，因体温调定点上移，使体温在较高的水平上波动。

体温升高可分为生理性和病理性两类。生理性体温升高可发生在剧烈运动、月经前期、妊娠等时，其体温升高随生理过程结束而自行恢复正常。病理性体温升高分为发热和过热，过热时无调定点移动，是由于体温调节障碍、散热障碍或产热异常引起的被动性体温升高。

发热是疾病发生的重要信号。不明原因发热多伴有潜在病灶，甚至预示恶性病灶的存在。在疾病发生发展的过程中，体温变化往往可反映病情变化，体温曲线对疾病诊断、疗效评价和预后判断均具有重要的临床意义。

第二节　发热的病因和发生机制

一、发热激活物

侵入机体的病原微生物或炎症因子能直接或间接激活体内产内生致热原细胞，产生和释放内生致热原，再经相继环节可引起发热。这种来自体外或体内能刺激机体产生内生致热原的物质，称为发热激活物(pyrogenic activator)。发热激活物包括病原微生物及其产物、非微生物类和体内的某些产物。

（一）病原微生物及其产物

1. 革兰阴性细菌及内毒素　是最常见的发热激活物，革兰阴性细菌包括大肠埃希菌、伤寒杆菌、淋球菌、脑膜炎双球菌等。其菌群的全菌体被吞噬可引起发热，胞壁中的脂多糖(LPS)是细菌细胞壁的组成部分,称内毒素,具有很强的致热性,且耐热性高。

2. 革兰阳性细菌及外毒素　是引起人和动物发热的常见原因,革兰阳性细菌包括葡萄球菌、链球菌、肺炎双球菌和白喉杆菌等。这类细菌引起发热除了全菌体外,还可通过细菌释放的外毒素,如链球菌产生的外毒素、猩红热毒素(红疹毒素)都有较强的致热性。此外,革兰阳性细菌的细胞壁产生的肽聚糖也有致热效应。

3. 病毒　病毒也是引起人和动物发热的常见病原微生物,常见包括流感病毒、麻疹病毒、风疹病毒、柯萨奇病毒等。在病毒疫苗的免疫接种时,也可引起发热的副作用。病毒是由全病毒体和所含的血细胞凝集素而致热。

4. 真菌　真菌感染可引起发热,如白念珠菌感染引起肺炎和脑膜炎,新型隐球菌导致的脑膜炎,组织胞质菌等引起的深部感染等,均可伴有发热。真菌是由全菌体、菌体内所含荚膜多糖和蛋白质引起致热效应。

5. 其他　结核杆菌全菌体和细胞壁中所含脂质、多糖和蛋白质均具有致热作用。螺旋体感染也可致发热,如回归热螺旋体可致周期性发热,钩端螺旋体内含有溶血素和细胞毒因子,所导致的钩体病可表现为发热、头痛和乏力等。梅毒螺旋体感染后,其外毒素可引起低热。疟原虫感染机体,孢子进入红细胞形成裂殖子,红细胞破裂时,大量裂殖子和其代谢产物疟色素释放入血而致发热。

(二)非微生物类

一些外源性非微生物类也可引起发热,如多聚核苷酸、植物血凝素、松节油和某些药物(如两性霉素 B)等可作为发热激活物引起发热。

(三)体内的某些产物

1. 抗原抗体复合物　抗原抗体复合物也有致热性,能激活体内产内生致热原细胞。在实验中用牛血清白蛋白致敏家兔,再将其血清转移给正常家兔,然后用抗原(牛血清白蛋白)攻击受血家兔能引起发热,抗原抗体复合物可能是体内产内生致热原细胞的激活物。

2. 类固醇　体内的某些类固醇有致热效应,如睾酮的代谢产物本胆烷醇酮可作为致热原,某些周期性发热患者血浆中非结合本胆烷醇酮浓度升高。

3. 致炎因子　尿酸盐和硅酸结晶等,在体内不仅可以引起炎症,还能诱导产生内生致热原。

4. 组织细胞损伤　物理和化学因素引起的梗死、严重创伤、大手术、大面积烧伤等组织细胞坏死时,其蛋白质分解产物可以作为发热激活物引起发热。

二、内生致热原

体内某些产内生致热原细胞被发热激活物激活,产生并释放的致热物质,称为内生致热原(endogenous pyrogen,EP)。

(一)内生致热原的来源

产生 EP 的细胞大致可分为 3 类。①单核-巨噬细胞:包括血液中的单核细胞和各种巨噬细胞(如肝库普弗细胞、肺尘细胞等)。②肿瘤细胞:如白血病细胞、霍奇金淋巴瘤细胞等。③其他细胞:如淋巴细胞、成纤维细胞等。其中,产生和释放 EP 最主要细胞是单核-巨噬细胞。

(二)内生致热原的种类

EP 是一组由产 EP 细胞产生、不耐热的小分子蛋白质,具有致热效应,主要包括:

1. 白细胞介素-1(interleukin-1,IL-1)　是最早发现的内生致热原,由单核细胞、巨噬细胞、内皮细胞、胶质细胞和肿瘤细胞等在发热激活物作用下产生和释放,具有致热性强和不耐热的特点。

2. 肿瘤坏死因子（tumor necrosis factor，TNF） 由多种发热激活物（如葡萄球菌、链球菌、内毒素等）诱导淋巴细胞、巨噬细胞等产生和释放的小分子蛋白质。其分为 TNFα 和 TNFβ 两种亚型，TNFα 能诱导 IL-1 的产生。

3. 干扰素（interferon，IFN） 有较强的致热作用，主要由白细胞产生。IFN 有 IFNα、IFNβ 和 IFNγ 3 种亚型，与发热相关的是 IFNα 和 IFNγ。IFNα 的致热效应较强，但作用弱于 TNFα 和 IL-1。

4. 白细胞介素-6（IL-6） 也是一种常见的 EP，由 TNF、IL-1、LPS、血小板源性生长因子、病毒等诱导多种细胞产生。IL-6 可致各种动物的发热效应，但致热作用弱于 TNF 和 IL-1。

5. 其他 研究发现，IL-2、IL-8、IL-11、巨噬细胞炎症蛋白-1、睫状神经营养因子等可致发热反应，但尚待进一步研究。

（三）内生致热原的产生和释放

内生致热原的产生和释放是一个复杂的细胞信号传导和基因表达的调控过程，这一过程包括产 EP 细胞的激活、EP 的产生和释放。当体内产内生致热原细胞与发热激活物如脂多糖结合后，即被激活，进而启动 EP 的合成，EP 在细胞内合成后就可释放入血。

三、发热时的体温调节机制

（一）体温调节中枢

体温调节中枢位于视前区下丘脑前部（preoptic anterior hypothalamus，POAH），该区有温度敏感神经元，能整合来自外周和深部的温度信息，其损伤可致体温调节中枢调节发生障碍。发热时的体温调节涉及中枢神经系统的多个部位，可分为两类，一类是以 POAH 为代表的正调节中枢；另一类是负调节中枢，包括腹中隔、中杏仁核和弓状核，均可释放中枢解热介质。正、负调节的相互作用可决定调定点上移的程度和发热的幅度。

（二）致热信号传入中枢的机制

外周致热信号传入体温调节中枢引起发热，目前认为可能有 3 条途径。

1. 通过下丘脑终板血管器入脑 终板血管器（organum vasculosum laminae terminalis，OVLT）位于第三脑室壁视上隐窝上方，其紧靠 POAH，由于此处的毛细血管属于有孔毛细血管，通透性较大，EP 可由此弥散入血管周隙。这可能是 EP 作用于体温调节中枢的主要通路。

2. 通过血脑屏障入脑 这是致热信号通过完整血脑屏障的一种方式。EP 并不是通过血脑屏障而可能是结合于血管内皮细胞或小胶质细胞膜上的受体，诱导产生和释放中枢介质如 PGE_2，被 POAH 的神经元末梢识别，使体温调定点上移，引起发热。

3. 通过迷走神经入脑 细胞因子 IL-1 和血液中的 LPS 等可通过刺激肝巨噬细胞周围的迷走神经，使信号传入 POAH，再通过刺激 PGE_2 等中枢介质，使体温调定点上移，引起发热。

（三）发热中枢调节介质

研究表明，EP 进入脑内，先通过体温调节中枢，使中枢介质释放，进一步作用于调定点使之上移。体温调节中枢的发热介质可分为正调节介质和负调节介质两类。发热时，体温升高并维持在一定高度，是体温正负调节介质相互作用的结果。

1. 正调节介质

（1）前列腺素 E_2（prostaglandin E，PGE_2）：PGE_2 是重要的中枢发热介质，从下丘脑或侧脑室注入 PGE_2，可致明显的发热效应，并呈剂量依赖关系；外周静脉注射 EP 时，可使脑脊液中 PGE_2 浓度增高，发热时脑脊液中 PGE_2 含量可增多；能阻断 PGE_2 合成的药物有解热效应。

（2）Na^+/Ca^{2+} 比值：动物侧脑室内灌注 Na^+，可致体温升高，而灌注 Ca^{2+} 则致体温下降。脑室内灌注降钙剂时,也可致体温升高,故 Na^+/Ca^{2+} 比值升高可使调定点上移而引起发热效应。

(3) 环磷酸腺苷(cAMP):cAMP 是重要的发热介质,脑室内注射外源性 cAMP 衍生物,可产生发热效应;注射磷酸二酯酶抑制剂,可减少 cAMP 分解,使脑内 cAMP 浓度升高,并增加 PGE 和内毒素所致发热效应,而磷酸二酯酶激活剂,可加速 cAMP 分解,并起相反作用;EP 性发热出现热限时,使脑内 cAMP 浓度升高也受限;环境高温所致体温升高时,调定点无变化,也不伴有脑内 cAMP 的增高。

(4) 促肾上腺皮质激素释放激素(corticotrophin releasing hormone,CRH):主要分布在杏仁核和室旁核,应激时,可在下丘脑-垂体-肾上腺皮质轴中发挥重要作用,是一种体温正调节介质。IL-1 和 IL-6 可促进下丘脑释放 CRH;CRH 抗体或受体拮抗剂可阻断 IL-1β 所致发热效应;CRH 抗体可限制无菌性炎症反应所致的发热效应和高代谢反应。

2. 负调节介质 发热时体温升高一般不超过 41 ℃,这种发热时体温升高被限制在一定范围内的现象称为热限。有关热限的原因很多,但体温的负反馈调节可能是其基本机制。主要负调节介质有精氨酸血管加压素和黑素细胞刺激素。

发热的机制如图 15-1。

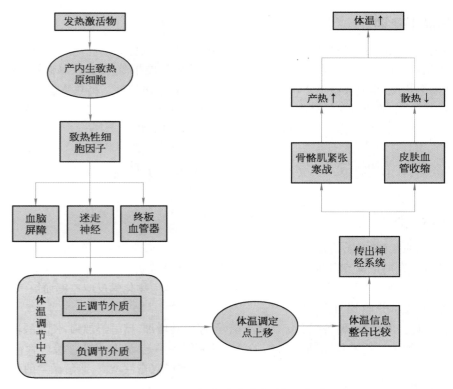

图 15-1 发热的基本机制示意图

第三节 发热的时相过程

多数发热尤其是急性炎症和急性传染病性发热,分 3 个时相改变,其临床表现和热代谢特点各不相同。

221

一、体温上升期

发热早期,体温随调定点上移而增高,数小时至数日可达高峰,为体温上升期。因体温调定点上移,原正常体温变成冷刺激,中枢对冷刺激起反应,通过交感神经传出纤维致皮肤血管收缩、血流量减少引起皮肤温度降低、颜色苍白;皮肤竖毛肌收缩,出现"鸡皮疙瘩",散热因此减少。同时,指令到达产热器官引起肝糖原分解产热,下丘脑发出冲动致骨骼肌收缩引起寒战,产热增加,故此期又称寒战期。此期热代谢特点是产热增多、散热减少,体温升高。

二、高温持续期

体温升高到与新的调定点相适应时,就在此较高水平波动,称高温持续期或高峰期,又称稽留期。此期以散热反应为主,皮肤血管由收缩变为舒张,因血流量增多使皮肤颜色发红,皮肤水分蒸发较多,皮肤和口唇干燥,皮温升高,感觉酷热。高温持续期的持续时间不定,疟疾时为数小时,大叶性肺炎时达数日,伤寒则持续1周以上。此期热代谢特点是体温与新的调定点水平相适应,在较高水平上产热与散热保持相对平衡。

三、体温下降期

由于体内的发热激活物被控制或消失,EP及中枢增多的发热介质被清除,体温调定点回降到正常水平,体温高于调定点水平,体温调节中枢POAH发出降温指令,使皮肤血管舒张,大量出汗,发生较迅速的散热反应,使体温下降,称为体温下降期,又称为出汗期。高热骤退时的大量出汗可造成脱水,甚至虚脱,故应及时补充水和电解质,对心力衰竭者尤应密切注意。此期热代谢特点是散热大于产热,体温下降,逐渐恢复到与正常调定点相适应的水平。

第四节　发热时机体代谢与功能改变

一、物质代谢的改变

发热可致物质代谢加快,使耗氧量增加。体温升高1℃,基础代谢率可增加13%。代谢率升高的原因:体温上升期正调节启动,信号经脊髓侧索传至运动终板,骨骼肌呈现不随意节律性的收缩,肌组织代谢率增加;体温升高时,可发生增温效应,使机体生物化学反应速度加快。

(一)糖和脂肪分解增加

发热时,糖原分解增加,储备减少。在寒战期,糖消耗增加,糖酵解加强,使乳酸堆积,肌肉出现酸痛。发热时能量消耗增多,使脂肪分解加速。糖原储备不足,并且发热使患者食欲减退,营养摄入不足,脂肪储备动员增加。发热使交感-肾上腺髓质系统兴奋性增高,脂解激素的分泌增多,使脂肪分解加速,长期发热时可出现消瘦,甚至引起酮血症。

(二)蛋白质分解加强

高热可增加蛋白质的分解代谢,使尿素氮升高,机体呈负氮平衡。蛋白质分解时,肝脏储存游离氨基酸增加,可作为组织修复和急性期反应蛋白合成的物质基础。

(三)水、电解质和维生素代谢

体温上升期和高热持续期,机体排尿减少,可致水和电解质在体内潴留。体温下降期,皮肤和呼吸道的水分大量蒸发,可致脱水。长期发热时,使各种维生素消耗增加,应及时补充。发热时由于组织分解代谢增强,细胞内钾释放入血,血钾和尿钾均升高。

二、各系统功能的改变

(一)循环系统

发热可引起心率增快,体温每升高 1 ℃,心率增加约 18 次/min,儿童增加更快,其机制是血液温度增高可直接刺激窦房结和交感神经所致。心率过快和心肌收缩力增加使心脏负担加重,对心功能不全者,可诱发心力衰竭。体温上升期,心率加快,外周血管收缩,可升高血压。高热持续期和体温下降期,外周血管舒张,可使血压下降。体温骤降时,可因大汗而致虚脱,甚至可引起循环衰竭。

(二)呼吸系统

发热时血液温度升高可使呼吸中枢兴奋,随着酸性代谢产物的增加,也可使呼吸加深、加快,呼吸道散热增加。

(三)消化系统

高热时,表现为食欲不振、恶心呕吐、腹胀、便秘等消化道症状。其机制是由于消化液分泌减少,使消化酶活性下降,胃肠蠕动减弱等所致。

(四)免疫系统

轻到中度的发热可使多核白细胞、巨噬细胞的功能加强,有利于淋巴细胞增殖和抗体形成,使机体免疫力增加;并可使干扰素产生增加,增强抗细菌、抗病毒和抗癌效应;还可使急性期反应蛋白的合成增加。但长期发热和高热时,可引起免疫系统功能紊乱,危害机体。

(五)中枢神经系统

高热时可致中枢神经系统发生不同程度的功能障碍,表现为烦躁、头痛、谵妄、幻觉、神志淡漠和嗜睡等。小儿高热可发生热惊厥,表现为全身肌肉抽搐,与其神经系统尚未发育成熟有关。

第五节　发热的处理原则

一、治疗原发病

病原微生物感染和无菌性炎症反应时应及时治疗原发病。

二、发热的处理原则

体温<40 ℃且不伴有其他严重疾病的发热,可不急于解热。体温变化可反映病情的发展,某些疾病如结核病初期,除发热外,无其他症状,若解热过早,可能会使病情掩盖,延误疾病的诊断和治疗。故一般的发热,应对发热所致的大汗虚脱和物质代谢增加等,给予补充足够的水、电解质、维生素、微量元素和营养物质。

三、严重时需及时解热

对于可促进疾病发生、加重病情甚至威胁生命的发热,必须及时解热。

1. 高热(>40 ℃)　当高热达 41 ℃以上时,对心脏和中枢神经影响较大,不管有无原发病,都应及时解热。孕妇和小儿高热时,易诱发惊厥,更应及早预防。

2. 心脏病患者　发热可使心率加快,心肌收缩力加强,循环血流加速,使心脏负担增加,易诱发心力衰竭。故对心脏病及有潜在心肌损害患者,必须尽早解热。

3. 妊娠期妇女 临床研究表明,早孕妇女发热或过热均应及时解热,否则可有致畸的危险。妊娠中晚期,血容量增加,加重心脏负担,而发热使心脏负担更重,易诱发心力衰竭。

4. 解热措施

(1)药物解热:化学药物如水杨酸类药物、类固醇类解热药如糖皮质激素和清热解毒类中药均有解热作用。

(2)物理降温:物理降温常在高热或病危时使用,临床上用冰帽冷敷头部,或用酒精擦拭大血管处促进散热,使高热患者在低温环境中通过增加空气流通来加强散热。

（刘慧萍）

第十六章

应　　激

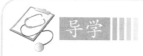

> **掌握**：应激、热休克蛋白、急性期反应蛋白、应激性溃疡的概念；蓝斑-交感-肾上腺髓质系统、下丘脑-垂体-肾上腺皮质激素系统应激时的基本效应；应激性溃疡的发生机制。
>
> **熟悉**：热休克蛋白的主要功能；急性期反应蛋白的构成和生物学功能；应激时各系统功能变化的特点及机制；应激与心血管疾病的关系。
>
> **了解**：应激原的分类；应激与其他系统疾病的关系；应激的临床处理原则。

第一节　应激的概述

一、应激的概念

应激（stress）是指机体在受到强烈的内外环境刺激时所出现的非特异性全身反应。任何躯体的或心理的刺激，只要达到一定的强度，除引起与刺激因素直接相关的特异性变化外，都可以引起一组与刺激因素的性质无直接关系的全身性非特异性反应。这种对各种刺激的非特异性反应称为应激或应激反应（stress response），刺激因素则被称为应激原（stressor）。

应激是一切生命为了生存和发展所必需的反应，是机体整个适应、保护机制的重要组成部分。应激反应可使机体处于警觉状态，有利于机体更好地完成任务或避开可能发生的危险，有利于在变化的内外环境中维持机体的自稳态，增强机体的适应能力。而过强或持久的应激反应可导致疾病甚至死亡。

二、应激原

凡是能引起应激反应的各种内外因素皆可称为应激原，可分为三大类。

1. **外环境因素**　如高温、寒冷、放射、噪声、强光、电击、疼痛、创伤、低压、低氧、中毒、感染等。

2. **内环境因素**　自稳态失衡是一类重要的应激原，如贫血、低血糖、缺氧、休克、心功能低下、器官功能衰竭及酸碱平衡紊乱等。

3. **心理、社会因素**　如紧张的工作压力、不良的人际关系、拥挤的环境和孤独、焦虑及突发的生活事件等皆可引起应激反应，是现代社会重要的应激原。

第二节　应激的全身性反应

应激是一种非特异的、相当泛化的反应,从基因到整体水平都会出现相应的变化。其全身性反应主要表现为 3 个方面。

一、应激时的神经内分泌反应

当机体受到强烈刺激时,就会出现以交感神经兴奋、儿茶酚胺分泌增多和肾上腺皮质分泌增多为主的一系列神经内分泌反应,以适应强烈刺激,提高机体抗病的能力。应激时的主要神经内分泌反应为蓝斑(LC)-交感-肾上腺髓质系统和下丘脑-垂体-肾上腺皮质系统(HPA 轴)的强烈兴奋,多数应激反应的生理、生化改变和外部表现均与这两个系统的强烈兴奋有关。

(一) 蓝斑-交感-肾上腺髓质系统

1. **基本组成单元**　该神经内分泌轴的基本组成单元为脑干的去甲肾上腺素能神经元(主要位于蓝斑)和交感-肾上腺髓质系统。蓝斑为该系统的中枢位点,上行主要与边缘系统(杏仁复合体、海马结构)和边缘皮质有密切的往返联系,成为应激时情绪、认知、行为功能变化的结构基础。下行主要到达脊髓侧角,行使调节交感神经系统和肾上腺髓质系统的功能。

2. **应激时的基本效应**

(1) 中枢效应:该系统的主要中枢效应与应激时的兴奋、警觉有关,并可引起紧张、焦虑的情绪反应。脑干的去甲肾上腺素能神经元还与室旁核分泌促肾上腺皮质激素释放激素(CRH)的神经元有直接的纤维联系,该通路可能是应激启动 HPA 轴的关键结构之一。

(2) 外周效应:该系统的外周效应主要表现为血浆肾上腺素、去甲肾上腺素浓度迅速升高。交感神经兴奋主要释放去甲肾上腺素,肾上腺髓质兴奋主要释放肾上腺素。当机体受到强烈刺激时,血浆儿茶酚胺(肾上腺素、去甲肾上腺素)浓度迅速升高,促使机体紧急动员,而处于一种唤起(arousal)状态,有利于应付各种变化的环境。

但是过度强烈的交感-肾上腺髓质系统兴奋也引起明显的能量消耗和组织分解,甚至导致血管痉挛、某些部位组织缺血、增加心肌耗氧量等。

(二) 下丘脑-垂体-肾上腺皮质激素系统

1. **基本组成单元**　HPA 轴的基本组成单元为下丘脑的室旁核(PVN)、腺垂体和肾上腺皮质。室旁核作为该神经内分泌轴的中枢位点,上行主要与杏仁复合体、海马结构和边缘皮质有广泛的往返联系,特别与杏仁复合体有致密的神经纤维联系。下行则主要通过 CRH 与腺垂体和肾上腺皮质进行往返联系和调控。

2. **应激时的基本效应**

(1) 中枢效应:HPA 轴兴奋的中枢介质为 CRH 和促肾上腺皮质激素(ACTH),特别是 CRH,它可能是应激时最核心的神经内分泌反应。CRH 神经元散布于从大脑皮质到脊髓的广泛脑区,但主要位于室旁核,其功能如下。

1) 刺激 ACTH 的分泌进而促进糖皮质激素(GC)的分泌,这是 CRH 最主要的功能,是 HPA 轴激活的关键环节。CRH 分泌增多,经轴突运输或经垂体门脉系统进入腺垂体,使 ACTH 分泌增加,进而增加 GC 的分泌。

2) 调控应激时的情绪行为反应。目前认为,适量的 CRH 增多可促进适应,使机体兴奋或有愉快感。但大量 CRH 增加,特别是慢性应激时 CRH 持续增加则会造成适应机制的障碍,出现焦虑、抑郁、食欲及性欲减退等,这是慢性重症患者几乎都会出现的共同表现。

3）促进内啡肽释放,应激时内啡肽升高与 CRH 增加相关。

（2）外周效应:GC 分泌增多是应激最重要的一个反应,应激时 GC 增加具有下述多方面的防御代偿意义。①升高血糖,GC 能促进蛋白质分解和糖异生,补充肝糖原储备。②保证儿茶酚胺及胰高血糖素的脂肪动员作用。③维持循环系统对儿茶酚胺的反应性。GC 本身不导致心肌及血管平滑肌的收缩,但必须有其存在,儿茶酚胺才能发挥对心血管活性的调节作用。④稳定细胞膜及溶酶体膜,对细胞发挥保护作用。⑤强大的抗炎作用。GC 能抑制多种促炎症介质的产生,并诱导多种抗炎症介质的产生。

应激时 GC 的持续增加也对机体产生一系列不利影响,表现为:①免疫反应受抑。②生长发育迟缓。③抑制性腺轴,导致性功能减退,月经不调或停经,哺乳期妇女泌乳减少等。④抑制甲状腺轴。GC 可抑制促甲状腺激素释放激素(TRH)、促甲状腺激素(TSH)的分泌,并阻碍 T4 在外周组织转化为活性更强的 T3。⑤行为改变,如抑郁症、异食癖及自杀倾向等。

二、机体代谢变化

（一）代谢特点是分解增加,合成减少,代谢率明显升高

应激时在糖代谢方面,糖原分解及糖异生明显增强,使血糖明显升高,甚至出现糖尿（应激性高血糖及应激性糖尿）;在脂肪代谢方面,机体脂肪分解增加,使血液中游离脂肪酸及酮体有不同程度增加,同时机体对脂肪酸利用增加;在蛋白质代谢方面,蛋白质分解代谢增强,血浆中氨基酸水平升高,尿氮排出增多,出现负氮平衡(图 16-1)。

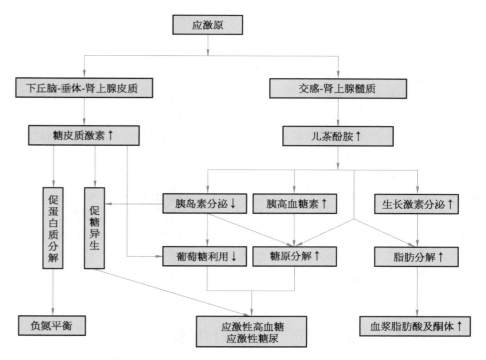

图 16-1　应激时糖、脂肪及蛋白质代谢的变化

227

（二）应激时的代谢变化有助于机体应付"紧急情况"

应激时，血糖水平、血液中游离脂肪酸水平等的升高为机体应对紧急情况提供了足够的能源，血浆氨基酸水平的升高为机体合成急性期反应蛋白及热休克蛋白提供了原料。但是持续的应激状态可使机体能源物质大量消耗，导致消瘦、贫血、抵抗力下降、创面愈合迟缓等。

三、机体功能变化

（一）中枢神经系统（CNS）

CNS是应激反应的调控中心，对刺激起整合调控作用，主要涉及大脑皮质、边缘系统、下丘脑及脑桥的蓝斑等脑区。这些部位在应激时可出现活跃的神经传导、神经递质和神经内分泌变化，并出现相应的功能改变。

（二）心血管系统

应激时心血管系统的主要变化为心率加快，心肌收缩力增强，心排血量增加，血压升高，总外周阻力增加和血液重新分配，也可见冠脉痉挛、血小板聚集、血液黏滞度升高等不利影响，这些反应主要由交感-肾上腺髓质系统兴奋导致儿茶酚胺分泌增多引起的。但强烈的精神应激有时可诱发心律失常，甚至猝死。

（三）消化系统

应激时消化系统的典型表现为食欲减退，可能与CRH的分泌增加有关。但也有部分病例出现进食增加，甚至诱发肥胖症，其机制可能与应激时下丘脑中内啡肽和单胺类（如NE、多巴胺、5-HT）递质水平升高有关。此外，应激还能引起胃肠血管收缩，血流量减少，出现应激性溃疡。

（四）免疫系统

免疫系统变化表现为先增强后抑制。急性应激时，机体非特异性免疫反应常有增加，如外周血中性粒细胞数目增多、吞噬活性增强、补体系统激活、细胞因子及淋巴因子等释放增多。但持续强烈的应激可造成免疫功能的抑制，甚至功能障碍，诱发自身免疫性疾病。

（五）血液系统

急性应激时，血液凝固性增高，表现为血小板数增多，黏附及聚集性增强，纤维蛋白原浓度升高，凝血因子Ⅴ、Ⅷ和血浆纤溶酶原、抗凝血酶Ⅲ等浓度升高。慢性应激时，患者常出现贫血。贫血常呈低色素性，血清铁降低。但是与缺铁性贫血不同，其骨髓中的铁含量正常甚或增高，补铁治疗无效，其机制可能与单核-吞噬细胞系统对红细胞的破坏加速有关。

（六）泌尿生殖系统

应激时泌尿系统的主要变化为尿少、尿比重升高和尿钠浓度降低。引起该变化的机制有：交感-肾上腺髓质的兴奋使肾血管收缩，肾小球滤过率（GFR）降低，尿量减少；肾素-血管紧张素-醛固酮系统的激活亦引起肾血管收缩，GFR降低，水钠重吸收增多；ADH的分泌增多也促进水的重吸收。

应激对下丘脑促性腺激素释放激素（GnRH）和垂体的黄体生成素（LH）的分泌具有抑制作用，引起性功能减退、月经紊乱或闭经，以及哺乳期妇女乳汁明显减少或泌乳停止等。

228

第三节　应激的细胞反应

细胞对多种应激原可出现一系列的细胞内信号转导和相关基因的激活，表达相关的、具有保护作用的一些蛋白质，如热休克蛋白、急性期反应蛋白等，成为机体在细胞、蛋白质和基因水平的应激反应表现。

一、热休克蛋白

热休克蛋白(heat-shock protein, HSP)是指在热应激或其他应激时细胞新合成或合成增加的一组蛋白质。HSP 最初是从经受热应激(25 ℃提高到 30 ℃,30 min)的果蝇唾液腺中发现的,故称热休克蛋白。后发现许多应激原如缺氧、寒冷、感染、饥饿、创伤、中毒等也能诱导细胞生成 HSP。因此,HSP 又称为应激蛋白(stress protein, SP)。HSP 在细胞内发挥作用,属非分泌型蛋白质。

(一) HSP 的基本组成

HSP 是一组广泛存在、在进化上十分保守的蛋白质,这提示 HSP 对于维持细胞的生命十分重要。目前已知,HSP 是一个具有多个成员的大家族,人类以分子量 70kD 的一组 HSP (HSP70)为主。HSP 可分为结构性 HSP(为细胞的结构蛋白,正常时即存在于细胞内)和诱生性 HSP(由各种应激原如缺氧、感染、高温等诱导生成)两种。

(二) HSP 的功能

HSP 在细胞内含量相当高,约占细胞总蛋白质的 5%,其主要生物学功能是帮助蛋白质的正确折叠、移位、复性和降解。由于其本身不是蛋白质代谢的底物或产物,但始终伴随着蛋白质代谢的许多重要步骤,因此被形象地称之为“分子伴娘”(molecular chaperone)。正常状态下,从核糖体上新合成的蛋白质由于未经过正确折叠,尚未形成具有一定空间构型的功能蛋白质,其疏水基团常暴露在外。如果没有 HSP 分子伴侣的存在,这些蛋白质可通过其疏水基团相互结合、聚集而失去活性。HSP 通过其 C 末端的疏水区与这些新合成的多肽链结合,从而防止其聚集,并帮助其在折叠酶的作用下逐步完成正确折叠。折叠完成后,HSP 即脱离蛋白质底物,而折叠成具有一定空间构型的蛋白质可转运至线粒体或其他细胞器发挥作用。在应激状态下,各种应激原使蛋白质成为未折叠的或错误折叠的多肽链,其疏水区域可重新暴露在外,因而形成蛋白质聚集物,导致蛋白质变性,对细胞造成严重损伤。基础表达或诱导表达的 HSP 充分发挥其分子伴侣功能,防止这些蛋白质的变性、聚集,并促进已经聚集蛋白质解聚和复性。如蛋白质损伤过于严重,无法再解聚及复性时,HSP 家族成员泛素将会与其结合,经过蛋白酶体将其降解,以恢复细胞的正常功能。

HSP 的发现及其功能与调控的研究深化了人们对应激反应的认识,使应激反应的研究从整体水平深入到细胞、分子水平。

二、急性期反应蛋白

由于感染、炎症、组织损伤等原因引起应激时,血浆中某些蛋白质浓度迅速增高,这种反应称为急性期反应(acute phase response, APR),这些蛋白质被称为急性期反应蛋白(acute phase protein, APP)或急性期蛋白。最早发现的 APP 蛋白是 C-反应蛋白(C-reactive protein),因它能与肺炎双球菌的荚膜成分 C-多糖起反应,故起名为 C-反应蛋白。

(一) 主要构成

正常时血浆中 APP 浓度较低,在多种应激原作用下,血浆中浓度增加的 APP 种类繁多,可分为 5 类,即参与抑制蛋白酶作用的 APP(如 α1 抗胰蛋白酶等);参与凝血和纤溶的 APP(如纤维蛋白原、纤溶酶原等);属于补体成分的 APP;参与转运的 APP(如血浆铜蓝蛋白等);其他多种 APP(如 C-反应蛋白、纤维连接蛋白、血清淀粉样 A 蛋白等)。少数蛋白质在急性期反应时反而减少,如白蛋白、运铁蛋白等,称为负 APP。

（二）主要来源

APP 主要由肝脏产生。少数 APP 来源于巨噬细胞、血管内皮细胞、成纤维细胞和多形核白细胞等。

（三）生物学功能

APP 的种类很多，其功能也相当广泛。

1. 抑制蛋白酶活化　在炎症、创伤、感染等引起应激时，体内蛋白水解酶增多，可引起组织细胞的损伤。APP 中有多种蛋白酶抑制剂，如 α_1-抗胰蛋白酶、α_1-抗糜蛋白酶、α_2-巨球蛋白等，可抑制这些蛋白酶活性，从而减轻组织细胞损伤。

2. 清除异物和坏死组织　某些 APP 具有迅速地、非特异性地清除异物和坏死组织的作用。其中，C-反应蛋白的作用最明显，其容易与细菌的细胞壁结合，起抗体样调理作用，并能激活补体经典途径，促进吞噬细胞功能，减少炎症介质释放等。因 C-反应蛋白的血浆水平与炎症的活动性有关，故临床上常测定 C-反应蛋白以判断炎症及疾病的活动性。

3. 抑制自由基产生　APP 中的铜蓝蛋白能促进亚铁离子的氧化，故能减少羟自由基的产生。

4. 其他作用　血清淀粉样蛋白 A 有促进损伤细胞修复的作用；纤维连接蛋白能促进单核-巨噬细胞和成纤维细胞的趋化性，促进单核细胞膜上 Fc 受体和 C3b 受体的表达，并激活补体旁路，从而促进单核细胞的吞噬功能。

然而，急性期反应及急性期反应蛋白对机体亦具有某些不利影响，如引起代谢紊乱、贫血、生长迟缓、恶病质等。在某些慢性应激患者，血清淀粉样蛋白 A 浓度升高可能导致某些组织发生继发性淀粉样变。

第四节　应激与疾病

许多疾病或病理过程都伴有应激反应。习惯上将由应激所直接引起的疾病称为应激性疾病，如应激性溃疡，而将那些以应激作为条件或诱因，在应激状态下加重或加速发生发展的疾病称为应激相关疾病。

与应激相关的疾病大致可分为两大类，一类是应激诱发或加剧的躯体疾病，另一类则是应激诱发的心理、精神障碍。

一、应激与躯体疾病

与应激相关的躯体疾病种类繁多，但通常多见于心血管系统（如原发性高血压病、冠心病）、消化系统（如应激性溃疡、神经性呕吐、溃疡性结肠炎等）、免疫系统（如多种自身免疫性疾病、类风湿关节炎、哮喘等）和内分泌系统（如甲状腺功能亢进症、糖尿病、月经紊乱、发育迟缓等）。

（一）应激性溃疡

1. 概念　应激性溃疡是指患者在遭受各类重伤、重病和其他应激情况下，出现胃、十二指肠黏膜的急性损伤，表现为胃、十二指肠黏膜的糜烂、溃疡、出血。其病变常较表浅，少数溃疡可穿孔。当溃疡侵蚀大血管时，可引起上消化道大出血。

2. 发病机制

（1）黏膜缺血：应激时由于交感-肾上腺髓质系统兴奋，血液重新分布，内脏血流量减少，胃肠黏膜缺血，使上皮细胞能量不足，碳酸氢盐及黏液减少，胃黏膜屏障遭到破坏，胃腔内的 H^+ 顺浓度差弥散进入黏膜，而黏膜血流量减少又不能将弥散入黏膜的 H^+ 及时运走，使 H^+ 在黏膜内积聚而造成损伤。

（2）糖皮质激素作用：应激时糖皮质激素明显增多，一方面抑制胃黏液的合成与分泌，另一方面可使胃肠黏膜细胞的蛋白质合成减少，分解增加，从而使黏膜细胞更新减慢，再生能力降低，从而削弱黏膜屏障功能。

（3）其他因素：酸中毒时胃肠黏膜细胞中 HCO_3^- 减少，从而降低黏膜对 H^+ 的缓冲能力。胆汁逆流在胃黏膜缺血的情况下可损害黏膜的屏障功能，使黏膜通透性升高，H^+ 反向逆流入黏膜增多等。

（二）应激与免疫功能障碍

应激所导致的免疫功能障碍主要表现为两大方面：自身免疫病和免疫抑制。

1. 自身免疫病　许多自身免疫病都可以追溯出精神创伤史或明显的心理应激因素，如类风湿关节炎、系统性红斑狼疮等。同时，严重的心理应激常可诱发自身免疫病的急性发作。

2. 免疫抑制　临床研究亦发现遭受严重精神创伤后一段时间内有明显的免疫功能低下，其主要机制可能是 HPA 轴的持续兴奋，导致糖皮质激素分泌过多引起的。

（三）应激与心血管疾病

情绪心理应激因素与心血管疾病关系较密切的有原发性高血压病、冠心病和心律失常 3 种疾病。

持续的负性情绪因素，特别是敌意情绪已证实可促进高血压和冠心病的发生。交感-肾上腺髓质兴奋，血管紧张素及血管加压素分泌增多，导致外周阻力增加；GC 的持续升高引起代谢的改变，使血胆固醇升高；GC 还可使平滑肌细胞对升压因素更敏感。醛固酮和抗利尿激素分泌增多导致钠、水潴留。上述因素都可能促进高血压和动脉粥样硬化的发生。

动物实验表明，刺激交感神经可诱发心室纤颤。临床发现，在情绪紧张、惊恐、愤怒等心理应激状态下，某些患者发生严重心律失常及猝死，这些变化主要由儿茶酚胺分泌增多引起的。

（四）应激与内分泌功能障碍

应激可引起神经、内分泌功能的广泛变化，而持续应激则与多种内分泌功能的紊乱有关系，下面仅举几例。

1. 生长　慢性应激可引起儿童生长发育缓慢，青春期延迟，并常伴有行为异常，如抑郁、异食癖等，被称为心理社会呆小状态（psychosocial short stature）或心因性侏儒。如失去父母或生活在父母粗暴、亲子关系紧张家庭中的儿童。

2. 应激与性腺轴　应激对性腺轴的抑制常表现在慢性应激，如过度训练比赛的运动员、芭蕾舞演员等，可出现性欲减退、月经紊乱或停经。急性应激有时也可引起性腺轴的明显紊乱，如一些突发的生活事件和精神打击（如丧失亲人）等，可使妇女突然绝经或哺乳期妇女突然断乳。

二、应激与心理、精神障碍

（一）社会心理应激影响认知功能、情绪及行为

研究表明，社会心理应激可对认知功能产生明显影响。良性应激能使机体保持一定的唤起状态，对环境变化保持积极反应，因而增强认知功能。但是持续的劣性应激可以损害认知功能。

社会心理应激对情绪及行为亦有明显影响。动物实验证明，慢性精神、心理应激可导致记忆的改变及焦虑、抑郁、愤怒等情绪反应。愤怒的情绪亦可导致攻击性行为反应，焦虑使人变得冷漠，抑郁甚可导致自杀等消极行为反应。

（二）社会心理应激能直接导致一组功能性精神疾患的发生

根据临床表现及时间长短，应激相关精神障碍可分为以下 3 类。

1. **急性心因性反应**　指由于在急剧的、强烈的心理社会应激原作用后，在数分钟至数小时内所引起的功能性精神障碍。患者可表现为伴有情感迟钝的精神运动性抑制，也可表现为伴有恐惧的精神运动性兴奋。上述状态持续时间较短，一般在数日或 1 周内缓解。

2. **延迟性心因性反应**　又称创伤后应激障碍，指受到严重而剧烈的精神打击而引起的延迟出现或长期持续存在的精神障碍，一般在遭受打击（如经历恐怖场面、残酷战争、凶杀场面等）后数周至数个月后发病。其主要表现为反复重现创伤性体验，做噩梦；易出现惊恐反应，不敢看电视、电影，不敢与周围人接触等。大多数患者可恢复，少数呈慢性病程，可长达数年之久。

3. **适应障碍**　是由于长期存在的心理应激或困难处境，加上患者本人脆弱的心理特点和人格缺陷，而产生的以抑郁、焦虑、烦躁等情感障碍为主，伴有社会适应不良、学习工作能力下降、与周围接触少等表现的一类精神障碍。该类障碍通常在应激事件或环境变化发生的 1 个月内发生，一般病情持续时间不超过 6 个月。

第五节　应激的临床处理原则

应激本质上是一种防御适应反应，但当应激成为引起机体自稳态的变动，甚至导致内环境紊乱和疾病的因素时，对应激的恰当处置就成为影响患者康复的重要举措，其基本的病理生理防治原则如下。

一、排除应激原

如控制感染，修复创伤，清除有毒物质，改变生活环境等。

二、糖皮质激素的应用

在严重创伤、感染、休克等应激状态下，机体释放糖皮质激素是一种重要的防御保护机制。在机体应激反应低下的患者，适当补充糖皮质激素可能帮助机体度过危险期。

三、补充营养

应激时的高代谢率及脂肪、糖原与蛋白质大量分解，对机体造成巨大消耗，应及时补充营养。

四、综合治疗

对心理应激原所导致的躯体或精神疾患可采取针灸、理疗、心理治疗等多种方法。恰当的心理治疗、护理，能够及时消除、缓解患者的心理应激，从而增强患者的康复信心，对疾病的治疗和痊愈都极有好处。

五、及时识别和治疗应激性损伤

及时正确地处理烧伤、创伤、感染、休克等，以尽量防止或减轻对人体的不利影响。

（王　哲）

第十七章

缺血-再灌注损伤

导学

掌握：缺血-再灌注损伤对心、脑、肠功能、代谢的影响。
熟悉：缺血-再灌注损伤的原因、条件。
了解：缺血-再灌注损伤发生机制。

　　当组织缺血时，尽早恢复血流灌溉是防止缺血性损伤的基本原则。近年来，随着溶栓疗法、动脉搭桥术、心脏外科体外循环和器官移植等技术的推广应用，使得许多组织、器官缺血后得到血液再灌注。多数情况下，恢复血流可以使缺血组织、器官的功能得以修复，病情得到控制。但是，有时恢复缺血组织的血液灌流，反而导致组织、器官的功能障碍和结构损伤进一步加重，这种现象称为缺血-再灌注损伤（ischemia-reperfusion injury），简称为再灌注损伤（reperfusion injury），该概念首先由 Jennings 于 1960 年提出。在机体内，心、肝、肾、肺、胃肠、脑等多种组织和器官，以及休克、多器官功能衰竭等多种病理过程中都存在再灌注损伤现象，而在不同种属（兔、大鼠、猪、狗等）的大量动物实验也观察到该现象的发生。因此，探索缺血-再灌注损伤的特点、发生机制，做到恢复组织、器官血液供应减轻可逆性缺血性损伤的同时又要防止再灌注损伤发生，已成为当今医学的研究热点。

第一节　缺血-再灌注损伤的原因和条件

一、缺血-再灌注损伤的原因

　　凡是在组织、器官缺血基础上的血液再灌注，都有可能成为缺血-再灌注损伤的发生原因。常见的原因有：①组织、器官缺血后恢复血液供应，如休克时微循环的疏通、冠状动脉痉挛的缓解等；②心脏骤停后心、肺、脑复苏；③先进医疗技术的应用，如动脉搭桥术、溶栓疗法、断肢再植、器官移植、经皮腔内冠脉血管形成术等。

二、影响缺血-再灌注损伤发生的条件

　　再灌注损伤是否发生及其严重程度受多种因素的影响，包括缺血时间、侧支循环、再灌注的条件。

　　1. 缺血时间　缺血时间的长短是影响再灌注损伤的重要因素。组织、器官可耐受一定时间的

缺血。缺血时间短且在可耐受时间内,恢复血供后可无明显的再灌注损伤。若缺血时间长,超过组织、器官可耐受的缺血时间,恢复血供则易出现再灌注损伤。但缺血时间过长,导致缺血器官出现不可逆性损伤,反而不会出现再灌注损伤。不同动物、不同组织和器官发生再灌注损伤所需的时间不同,小动物相对较短,大动物相对较长,如家兔心肌再灌注损伤所需的缺血时间一般为 40 min,脑一般为 30 min(全脑血流阻断),肝脏一般为 45 min(部分肝血流阻断),肾脏一般为 60 min,小肠大约为 60 min,骨骼肌甚至可达 4 h。

2. 侧支循环　侧支循环容易建立的组织、器官,不易发生再灌注损伤。因为侧支循环形成后,可缩短缺血时间,减轻缺血程度。

3. 再灌注条件　灌注液的压力、温度、pH、电解质的浓度都与再灌注损伤的发生密切相关。适当采用低温(25 ℃)、低压、低 pH 和与细胞内液离子成分相近的灌流液(Na^+、Ca^{2+} 含量较低、K^+、Mg^{2+} 含量较高),有利于减轻再灌注损伤。

第二节　缺血-再灌注损伤的发生机制

缺血-再灌注损伤的发生机制尚未彻底阐明,目前认为,主要与自由基作用、细胞内钙超载和白细胞的激活三个方面的因素有关。

一、自由基的作用

(一)自由基的概念和分类

自由基(free radical)是指在外层电子轨道上具有单个不配对电子的原子、原子团和分子的总称。自由基含有未配对的电子,易于失去电子(氧化)或夺取电子(还原),化学性质非常活泼。其氧化作用强,具有强烈的脂质过氧化作用。自由基的种类很多,主要包括以下几类。

1. 氧自由基　由氧诱发的自由基称为氧自由基(oxygen free radical,OFR),包括超氧阴离子(O_2^-,单电子还原)和羟自由基(OH·,三电子还原)。过氧化氢(H_2O_2)和单线态氧($^1O_2$)都不是自由基,但氧化作用很强,如 H_2O_2 在 Fe^{2+} 或 Cu^{2+} 的作用下生成 OH· 或由于 H_2O_2 均裂作用形成 OH·,使细胞发生氧化应激,故 H_2O_2、$^1O_2$ 与氧自由基同属活性氧(reactive oxygen species,ROS)的范畴。

2. 脂性自由基　指氧自由基与多价不饱和脂肪酸作用后生成的中间代谢产物,如烷自由基(L·),烷氧自由基(LO·),烷过氧自由基(LOO·)等。

3. 其他　如一氧化氮自由基(NO·)、氯自由基(Cl·)和甲基自由基(CH_3·)等。NO 是一种具有保护和损伤双重作用的气体自由基,本身是一种弱氧化剂,可与超氧阴离子反应后生成亚硝基阴离子($ONOO^-$),偏酸条件下 $ONOO^-$ 极易自发分解生成 NO_2· 和 OH·,具有强烈的氧化损伤作用。

(二)缺血-再灌注时氧自由基生成增多的机制

1. 黄嘌呤氧化酶形成增多　已知黄嘌呤氧化酶(xanthine oxidase,XO)主要存在于血管内皮细胞,其合成后主要以黄嘌呤脱氢酶(xanthine dehydrogenase,XD)的形式存在。健康组织中,XO 占 10%,XD 占 90%。当组织血流量降低时,Ca^{2+} 重新分布而使胞质内 Ca^{2+} 含量增加,激活钙依赖性蛋白酶,促进 XD 转变为 XO。同时,缺血时 ATP 含量减少,AMP 含量增加并分解成次黄嘌呤和黄嘌呤,再灌注时,缺血组织获得大量氧,在 XO 的作用下,次黄嘌呤转变为黄嘌呤并进而催化黄嘌呤转变为尿酸的两步反应中,都以分子氧为电子接受体,产生大量的 O_2^-,进一步生成更活跃的 OH·。

2. 中性粒细胞的呼吸爆发　激活的中性粒细胞耗氧显著增加，产生大量氧自由基，造成组织细胞损伤，称为呼吸爆发(respiratory burst)或氧爆发(oxygen burst)。此外，黄嘌呤氧化酶系统引发自由基生成增加，内皮细胞释放的氧自由基作用于细胞膜后产生大量趋化因子如白三烯、C3 片段等，吸引并激活中性粒细胞，通过呼吸爆发进一步造成损伤。

3. 线粒体电子传递链受损　因缺血、缺氧使 ATP 减少，Ca^{2+} 进入线粒体增多，导致线粒体氧化磷酸化功能障碍，细胞色素氧化酶系功能失调，电子传递链受损，经单电子还原形成的氧自由基增多。同时，缺氧致 Ca^{2+} 内流，激活蛋白酶对 MnSOD 的水解作用，抗氧化剂和抗氧化酶降低，进而增加自由基水平。

4. 儿茶酚胺自氧化　儿茶酚胺的氧化是组织再灌注损伤氧自由基的来源之一。缺血时，交感-肾上腺髓质系统分泌儿茶酚胺，儿茶酚胺一方面起到代偿调节的作用，另一方面，儿茶酚胺氧化能产生具有细胞毒性的氧自由基，如肾上腺素代谢过程中有超氧阴离子产生，增加自由基水平。

（三）自由基在缺血-再灌注损伤中的作用

自由基具有极为活泼的反应性，可经中间代谢产物不断扩展，形成连锁反应。自由基可与各种细胞成分(膜磷脂、蛋白质、核酸)发生反应，破坏细胞结构，导致功能代谢障碍。

1. 膜脂质过氧化增强　膜脂质微环境的稳定是保证膜结构完整和膜蛋白功能正常的基本条件。氧自由基作用于膜脂质，形成脂质自由基和过氧化物，从而造成严重损伤，具体表现为：①细胞膜、细胞器膜结构遭到破坏，膜的液态性和流动性降低，膜的通透性增高；②脂质过氧化使膜脂质发生交联、聚合，抑制了膜蛋白功能，导致胞质 Na^+、Ca^{2+} 浓度升高；③促进自由基和其他生物活性物质生成；④线粒体膜脂质过氧化，ATP 生成减少，细胞能量代谢障碍加重。

2. 抑制蛋白质功能　自由基和蛋白质的氨基酸残基发生氧化反应可引起肽链的断裂，使蛋白质结构改变，失去活性。胞质及膜蛋白与某些酶交联成二聚体或更大的聚合物使蛋白质与脂质结合形成聚合物，损伤蛋白质功能。如肌质网钙转运蛋白受损可导致钙调节功能异常。

3. 破坏核酸及染色体　自由基对细胞的毒性作用主要表现为染色体畸变，核酸碱基改变或 DNA 断裂。这种作用 80% 为 OH· 所致，OH· 易与脱氧核糖核酸及碱基反应，使其结构改变。外面无组蛋白保护的线粒体 DNA 对氧化应激和线粒体膜的脂质过氧化较为敏感，故易造成碱基片段丢失、碱基修饰及插入突变等。

再灌注损伤使自由基生成增多，自由基生成增多又加重细胞损伤，两种互为因果，形成恶性循环，促进再灌注损伤的发生、发展。

二、钙超载的作用

正常时细胞外钙离子浓度远高于细胞内，当各种原因引起细胞内钙含量异常增多并导致细胞结构损伤和功能代谢障碍，甚至造成细胞死亡的现象，称为钙超载(calcium overload)。

（一）缺血-再灌注时钙超载的发生机制

细胞内钙超载主要发生在再灌注期，主要原因是钙内流增加。再灌注时钙超载的发生机制可能与下列因素有关。

1. Na^+-Ca^{2+} 交换异常　Na^+-Ca^{2+} 交换蛋白是心肌细胞膜钙转运蛋白之一，对细胞内外 Na^+、Ca^{2+} 进行双向转运。生理条件下，Na^+-Ca^{2+} 交换蛋白以正向转运方式将细胞内 Ca^{2+} 运出细胞，与肌质网和细胞膜钙泵共同维持心肌细胞静息状态的低钙浓度。病理条件下，Na^+-Ca^{2+} 交换蛋白则以反向转运的方式将细胞内 Na^+ 排出，细胞外 Ca^{2+} 进入细胞。缺血再灌注时，Na^+-Ca^{2+} 交换蛋白反向转运的原因为：①缺血时，细胞内 Na^+ 升高，再灌注时细胞内高 Na^+ 可迅速激活 Na^+-

235

Ca^{2+}交换蛋白,以反向转运的方式加速Na^+外流,Ca^{2+}进入胞质。②缺血时,H^+生成增多,再灌注时,组织液H^+迅速下降,细胞内外pH梯度差明显,激活H^+-Na^+交换蛋白,Na^+内流增加,激活Na^+-Ca^{2+}交换蛋白的反向转运。③缺血、再灌注时,儿茶酚胺释放增加,蛋白激酶C活化,促进H^+-Na^+交换进而增加Na^+-Ca^{2+}交换,促进Ca^{2+}内流。现已证实,Na^+-Ca^{2+}交换蛋白反向转运是缺血-再灌注损伤时钙离子进入细胞的主要途径。

2. 生物膜损伤　细胞膜、细胞器膜是维持细胞内外、细胞内各间区离子浓度的重要结构。缺血或无钙灌流期造成细胞膜外板与糖被表面的分离,细胞膜的这种损伤为再灌注损伤时Ca^{2+}的大量内流创造了条件。增加的细胞内Ca^{2+}可激活磷脂酶,降解膜磷脂。同时,再灌注时自由基生成增多,大量产生的活性氧可以破坏细胞膜,造成膜通透性增加,从而使钙内流增加。活性氧还可以损伤线粒体膜,导致ATP生成减少,抑制钙泵活性;损伤肌质网和内质网,影响钙的转运,加剧细胞内钙超载。

(二) 钙超载引起再灌注损伤的机制

细胞钙超载是再灌注损伤的一个重要特征,钙超载引起再灌注损伤的可能机制如下。

1. 线粒体功能障碍　聚集在细胞内的Ca^{2+}被肌质网、线粒体摄取的过程中,消耗大量ATP,同时,线粒体内的Ca^{2+}与含磷酸根的化合物反应形成磷酸钙,干扰线粒体氧化磷酸化,ATP生成减少,能量代谢发生障碍。

2. 激活钙依赖性磷脂酶　细胞内游离的Ca^{2+}增加,可激活多种磷脂酶,磷脂酶通过生物膜磷脂水解而导致细胞膜和细胞器膜受损。与此同时,膜磷脂的降解产物溶血磷脂、花生四烯酸等增多,加重细胞功能紊乱与结构破坏。

3. 引起心律失常　细胞内钙超载时,通过Na^+-Ca^{2+}交换蛋白形成一过性内向电子流,在心肌动作电位后形成去极,引起心律失常。

4. 促进氧自由基形成　细胞内钙超载使钙依赖性蛋白水解酶活性增高,促进XD转变为XO,使自由基生成增多,损害组织细胞。另外,钙依赖性磷脂酶A2的激活,花生四烯酸生成增加,可在环加氧酶和脂加氧酶作用下,产生H_2O_2、$OH\cdot$。自由基产生增多与钙超载是一对互为因果的损伤因素。

三、白细胞的作用

研究表明,组织缺血早期即可见大量白细胞浸润,再灌注时白细胞聚集进一步增加。因此,白细胞在缺血再灌注损伤中的作用,日益受到重视。

(一) 白细胞增加的机制

1. 趋化物质生成增多　组织损伤时,细胞膜磷脂降解,花生四烯酸代谢产物增多,其中白三烯、血小板活化因子、补体、激肽等具有很强趋化作用,吸引大量的白细胞进入组织或吸附于血管内皮。实验研究证明,犬心肌缺血再灌注5 min,心内膜中性粒细胞可增加25%。同时,白细胞与血管内皮细胞本身也可释放具有趋化作用的炎症介质,使微循环中白细胞进一步增多。

2. 细胞黏附分子生成增多　黏附分子是指由细胞合成的,可促进细胞与细胞之间、细胞与细胞外基质之间黏附的一类分子的总称。正常情况下,微血管内皮细胞仅表达少量黏附分子。缺血-再灌注时,中性粒细胞和血管内皮细胞的多种黏附分子表达增强,导致中性粒细胞黏附、聚集于受损的血管内皮之间。同时,被激活的中性粒细胞可释放TNF、IL-1等细胞因子,增加中性粒细胞与血管内皮之间的亲和力,导致白细胞大量黏附、聚集。

（二）白细胞引起再灌注损伤的机制

1. 微血管损伤　　生理状态下,血管内皮细胞与血液中流动的中性粒细胞的互相排斥作用是保证微血管血液灌流的重要条件。缺血再灌注时,黏附分子生成增加,中性粒细胞容易与血管内皮细胞发生黏附,不易分离,加之中性粒细胞体积大,变形能力差,导致中性粒细胞的聚集极易造成嵌顿、微血栓形成。同时,由于组织水肿、缩血管物质大量释放,加重血管堵塞,有助于无复流现象的发生。

2. 炎症反应失控　　中性粒细胞和血管内皮细胞的活化,释放大量促炎症细胞因子,如 TNF、IL-1、IL-8、血小板活化因子(PAF)、自由基、蛋白酶、溶酶体酶等,引起血管通透性增加,引发水肿,造成周围组织细胞的损伤。

第三节　缺血-再灌注损伤时器官的功能和代谢变化

一、心肌缺血-再灌注损伤的变化

心肌缺血-再灌注损伤最为常见,对其研究最多,其主要表现在功能、代谢、超微结构等多方面发生明显变化。

（一）心肌舒缩功能降低

缺血再灌注后,心肌舒缩功能下降。短期缺血后,心肌可不发生坏死,但引起结构、代谢和功能的改变,再灌注后其需要数小时甚至数日才能恢复正常。这种缺血心肌恢复血液供应后一段时间内出现可逆性舒缩功能降低的现象称为心肌顿抑(myocardial stunning)。缺血再灌注时自由基爆发、细胞内钙超载是造成心肌顿抑的主要原因。

（二）缺血-再灌注性心律失常

再灌注性心律失常发病率高,以室性心律失常多见,受缺血心肌细胞数量、缺血时间、缺血程度和再灌注恢复的速度等因素影响。心肌缺血再灌注时,自由基和钙超载造成心肌细胞静息膜电位负值变小,早期后去极和延迟后去极的形成,为再灌注性心律失常的发生奠定了基础。自由基导致心肌损伤、ATP 生成减少,也促进了再灌注性心律失常的发生。

（三）对心肌能量代谢的影响

缺血时,氧化磷酸化功能障碍,心肌 ATP、磷酸肌酸含量降低。如缺血损伤较轻,心肌高能磷酸化合物含量可较快恢复,心肌代谢迅速改善。如缺血时间较长后再灌注,由于再灌注时自由基和钙超载对线粒体的损伤,高能磷酸化合物的含量会进一步降低。

（四）对心肌超微结构的影响

可见基底膜缺失、质膜破坏;肌原纤维断裂、节段性溶解和收缩带形成;线粒体损伤(极度肿胀、嵴破裂、溶解、基质内磷酸盐沉积形成的致密物增多)。

二、脑缺血-再灌注损伤的变化

脑对缺氧最为敏感,它的活动完全依靠葡萄糖有氧氧化产生的 ATP。因此,脑缺血时间较长,可引起严重的不可逆性损伤。

（一）对脑代谢的影响

脑缺血后首先出现能量代谢障碍,短时间内 ATP、磷酸肌酸、葡萄糖、糖原等减少,乳酸明显增加。缺血时,cAMP 增加,cGMP 减少,再灌注后 cAMP 增加更加明显,进而激活磷脂酶,使膜中的

237

磷脂降解,以花生四烯酸和硬脂酸为代表的游离脂肪酸生成增多。在氧自由基的作用下,启动膜脂质过氧化,形成脂性自由基。

(二)对脑功能的影响

脑缺血时,脑细胞生物电发生改变,出现病理性慢波,缺血一定时间后再灌注,慢波持续并加重。实验研究证明,脑组织缺血-再灌注损伤时,氨基酸类神经递质代谢会发生明显变化,兴奋性氨基酸递质降低,而抑制性氨基酸递质在缺血再灌注早期会明显升高。

(三)对脑组织结构的影响

脑缺血时最明显的变化是脑水肿及脑细胞坏死,两者又互为因果关系。缺血时,膜质降解,游离脂肪酸增多致脑水肿发生;再灌注时,过氧化使膜结构被破坏,脑水肿进一步加重。

三、肠缺血-再灌注损伤的变化

肠缺血时毛细血管通透性升高,形成间质水肿。再灌注时,肠壁毛细血管通透性进一步增高,严重可致肠黏膜上皮与绒毛分离,固有层破损,肠壁出血及溃疡形成。此外,广泛的肠吸收功能障碍,黏膜屏障受损,损伤的肠道还可吸收大量有毒物质,如内毒素、胺、硫醇等。

(于　丹)

第十八章

休 克

导学

掌握：休克的概念、分期、各期微循环变化的特点及其机制。
熟悉：休克的病因、起始环节、休克时细胞代谢改变和结构损害。
了解：休克时器官功能障碍和衰竭及休克的防治原则。

休克（shock）是机体在各种强烈的有害因子作用下，发生的有效循环血量降低，组织微循环灌流量急剧减少，由此导致细胞和各重要器官功能代谢紊乱、结构损害的一种全身性病理过程。休克可见于临床各科，是一种危急综合征。其典型临床表现为面色苍白、皮肤湿冷、血压下降、心率加快、脉搏细速、尿量减少、烦躁不安或表情淡漠甚至昏迷等。休克的发病机制复杂，多种病因、多个发病环节、多种体液因子参与了休克的发生和发展。

第一节　休克的病因和分类

一、病因

（一）失血与失液

1. **失血**　大量失血可引起失血性休克（hemorrhagic shock），见于外伤出血、胃溃疡出血、食管静脉曲张出血及产后大出血等。休克的发生与否取决于失血的速度和失血量，若快速失血超过总血量的 20％，超过机体代偿能力，即可引起休克；若失血超过总血量的 50％，常迅速导致死亡。

2. **失液**　剧烈呕吐、腹泻、肠梗阻、大汗淋漓等均可导致大量体液丢失，引起血容量和有效循环血量的急剧减少而发生休克。

（二）烧伤

大面积烧伤可引起烧伤性休克（burn shock）。休克早期主要与疼痛及血浆大量渗出导致有效循环血量减少有关，晚期则因继发感染而引起感染性休克。

（三）创伤

严重的创伤可引起创伤性休克（traumatic shock），其发生与失血和强烈的疼痛刺激有关。多见于战争时期、自然灾害和意外事故中。

（四）感染

严重感染(尤其革兰阴性细菌感染)可引起感染性休克(infectious shock)。在革兰阴性细菌引起的休克中,细菌内毒素(endotoxin)中的有效成分脂多糖(lipopolysaccharide,LPS)起重要作用。感染性休克常伴有败血症,又称败血症休克(septic shock)。

（五）过敏

过敏体质者注射某些药物、血清制剂或疫苗,甚至接触某些物品、进食某些食物可引起过敏性休克(anaphylactic shock),属Ⅰ型超敏反应。发病与大量组胺、缓激肽释放入血,引起外周血管舒张,血管床容积增大,毛细血管通透性增加,而致有效循环血量减少有关。

（六）心脏和大血管严重病变

大面积急性心肌梗死、急性心肌炎、严重的心律失常(房颤或室颤)、心包填塞及肺动脉栓塞等可引起心源性休克(cardiogenic shock)。其发生因心排血量急剧减少,有效循环血量和灌流量显著降低所致。

（七）强烈的神经刺激

剧烈疼痛、高位脊髓麻醉或损伤等可引起神经源性休克(neurogenic shock),其发病与血管运动中枢抑制、血管床容积增大、总外周阻力降低、回心血量减少、血压下降有关。

二、分类

休克有多种分类方法,比较常用的有:

（一）按病因分类

休克按病因分为失血性休克、失液性休克、烧伤性休克、创伤性休克、感染性休克、过敏性休克、心源性休克和神经源性休克等。

（二）按发生的起始环节分类

虽然休克的病因不同,但有效循环血量减少是多数休克发生的共同基础。充足的血流量、良好的心功能、正常的血管床容积是保障有效循环血量的3个基本条件。各种病因引起任何一个条件的变化均可使有效循环血量减少、微循环灌流量不足而导致休克发生。因此血容量减少、血管床容量增大和心排血量急剧降低是休克的起始环节(图18-1)。据此,休克可分为以下3类。

1. 低血容量性休克 由血容量减少所致的休克称为低血容量性休克(hypovolemic shock)。常因严重的失血、失液、烧伤、创伤等因素引起。

2. 心源性休克 由心排血量急剧降低,有效循环血量下降所致的休克,称为心源性休克(cardiogenic shock)。常因心肌源性疾病如心肌梗死、严重的心律失常等引起,也可因非心肌源性疾病如急性心脏填塞、肺动脉栓塞等引起。

3. 血管源性休克 由外周血管床容量增大,血液淤滞于微循环内,使有效循环血量减少所致的休克,称为血管源性休克(vasogenic shock),也称为分布异常性休克(maldistributive shock)。常因感染、过敏和强烈的神经刺激等因素引起。

（三）按血流动力学特点分类

1. 低排高阻型休克(低动力型休克) 是临床最常见的类型。其血流动力学特点是心排血量降低而总外周血管阻力增高。因皮肤血管收缩,血流减少,使皮肤温度降低,又称"冷休克"。失血失液性休克、心源性休克、创伤性休克和大多数感染性休克均属此型。

2. 高排低阻型休克(高动力型休克) 血流动力学特点是外周血管阻力低,心排血量高。因皮肤血管扩张,血流量增多,使皮肤温度升高,又称"暖休克"。多数感染性休克早期属此型。

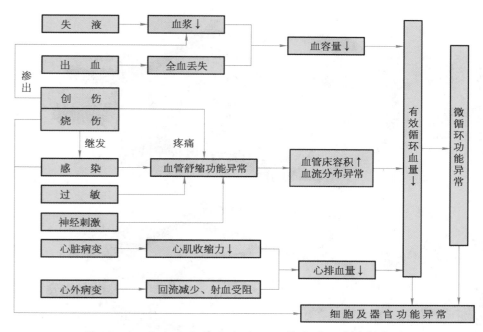

图 18-1 休克发生的原因、起始环节和共同基础模式图

3. 低排低阻型休克 血流动力学特点是心排血量降低,总外周血管阻力也降低。因此,血压明显降低,这是失代偿的表现,各种类型休克的晚期均属此型。

第二节 休克的分期和发病机制

休克的发展过程具有一定的阶段性。以失血性休克为例,根据其血流动力学和微循环变化特点,可将休克过程分为以下 3 期。

一、休克早期

休克早期又称休克代偿期或微循环缺血期。

(一)微循环变化的特点

此期微循环变化的特点是缺血。微循环血管持续收缩痉挛,尤其是微动脉、后微动脉和毛细血管前括约肌的收缩更显著,使毛细血管前阻力增加,真毛细血管网大量关闭,血流减少,血流速度减慢;血液通过直捷通路和开放的动-静脉吻合支回流;微循环出现"少灌少流、灌少于流"的现象;组织出现缺血性缺氧(图 18-2)。

(二)微循环变化的机制

1. 儿茶酚胺大量释放 各种原因引起的有效循环血量减少导致交感-肾上腺髓质系统强烈兴奋,儿茶酚胺大量释放入血。儿茶酚胺可刺激 α 受体,使该受体分布占优势的皮肤、腹腔内脏和肾脏的小血管持续痉挛收缩,也可刺激 β 受体使动-静脉吻合支开放。

2. 其他体液因子的释放 血容量降低、交感神经兴奋和儿茶酚胺释放增多,可刺激机体产生较多的血栓烷(TXA_2)、血管紧张素Ⅱ、加压素等其他体液因子,引起血管收缩。

241

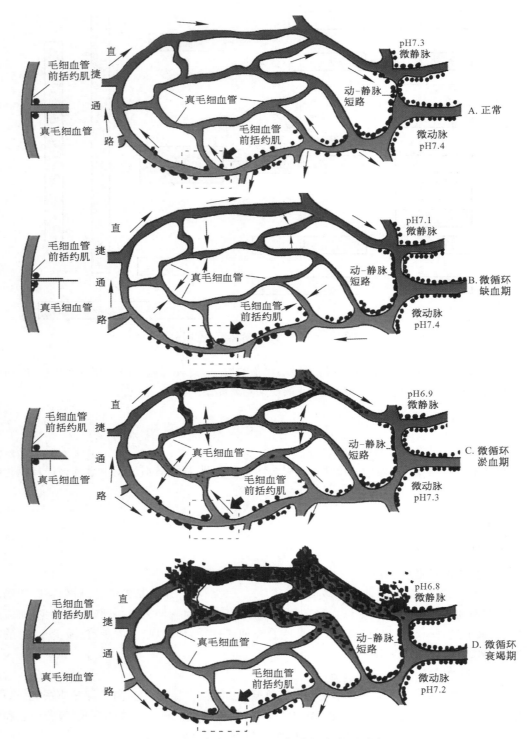

图 18-2　休克时微循环障碍发展过程模式图

左侧小图为中央图方框处的放大,显示毛细血管前括约肌功能状态

（三）微循环变化对机体的代偿意义

1. 保证心、脑重要器官的血液供应　不同器官的血管对儿茶酚胺敏感性不同，皮肤、腹腔内脏血管的α受体密度高，对儿茶酚胺比较敏感，收缩明显；脑血管交感缩血管纤维分布较稀少，α受体密度也低，故收缩不明显；冠状动脉有α受体和β受体双重支配，但以β受体为主，且在交感神经兴奋时，心脏活动增强，代谢产物中扩血管物质（如腺苷）增多，故冠状动脉可扩张。上述的血液重新分布，保证了重要生命器官心、脑的血液供应。

2. 维持动脉血压　此期动脉血压可不降低或略有升高，其机制如下。

（1）回心血量增加：当儿茶酚胺等缩血管物质使微静脉、小静脉及肝脾等储血库收缩时，回心血量快速增加，起到"自身输血"的作用，是休克时增加回心血量的"第一道防线"；微循环灌流不足，毛细血管中流体静压下降，促使组织液回流进入血管，起到"自身输液"的作用，是休克时增加回心血量的"第二道防线"；肾素-血管紧张素-醛固酮系统的激活，可使肾小管对钠、水重吸收增加，有助于血容量的恢复。

（2）心排血量增加：因交感神经兴奋、儿茶酚胺释放增多和静脉回流量增多，使心率加快，心肌收缩增强（心源性休克除外），心排血量增加。

（3）外周血管阻力增高：休克早期，大量缩血管物质的作用使总外周血管阻力升高。

（四）主要临床表现

休克早期患者临床表现主要为面色苍白，四肢厥冷，脉搏细数，少尿或无尿，烦躁不安，血压可正常，但脉压差减小（图18-3）。

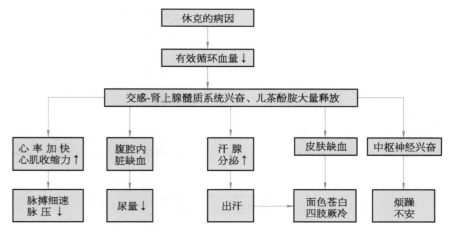

图18-3　休克早期的临床表现及代偿机制模式图

此期如能及时消除休克的病因，采取输血、输液等措施补充血容量，解除微循环障碍，可阻止休克进展。若未进行及时有效的治疗，可继续发展进入休克期。

二、休克期

休克期又称休克中期、可逆性失代偿期、微循环淤血期或休克进展期。

（一）微循环变化的特点

此期微循环变化的特点是淤血。休克持续一段时间后，微动脉、后微动脉痉挛较前减轻，血液不再局限于通过直捷通路，而是由弛张的毛细血管前括约肌大量进入真毛细血管网。但微静脉端因血流缓慢、血细胞嵌塞和血黏度增加，使血流受阻，毛细血管后阻力增加，微循环出现"灌多流少、

243

灌多于流"的现象。大量血液淤滞于毛细血管,组织细胞出现严重淤血性缺氧(图18-2)。

(二)微循环变化的机制

1. **酸中毒** 微循环持续性缺血缺氧引起组织氧分压下降,CO_2和乳酸堆积而发生酸中毒。在酸性环境下,微循环血管对儿茶酚胺的反应性降低而舒张。

2. **局部舒血管物质增多** 长期缺血、缺氧、酸中毒使组胺释放增多,ATP的分解产物腺苷堆积或激肽类物质生成增多等,均可引起血管平滑肌舒张和毛细血管扩张。此外,细胞解体时释出的K^+增多等,也可引起血管扩张。

3. **血流动力学的改变** 此期血液流速明显降低,微静脉内血流缓慢,红细胞和血小板易聚集;组胺的作用使血管壁通透性增加,血浆渗出,血液黏度增高;灌流压下降,导致白细胞在黏附分子的介导下附壁黏着于微静脉或嵌塞毛细血管,这些均造成微循环血流缓慢、泥化、淤滞,使毛细血管后阻力增加,加剧微循环的淤血状态。

4. **内毒素的作用** 除感染性休克时机体内存在内毒素外,其他类型休克时肠道细菌产生的内毒素,也可通过缺血损伤的肠黏膜吸收入血。内毒素可激活血液中的白细胞,使其释放多肽类物质和NO,导致血管扩张;激活凝血因子Ⅻ或补体系统,释放激肽类物质、组胺等,使毛细血管扩张,通透性升高。

(三)微循环变化的后果

此期微循环血管床大量开放,血液淤积在皮肤和内脏毛细血管内,使回心血量减少,"自身输血"停止;毛细血管内流体静压升高,不仅"自身输液"作用停止,反而有血浆渗出到组织间隙。此外,在组胺、激肽、酸性代谢产物及溶酶体水解产物等作用下,也可发生血浆外渗,血液浓缩。淤血导致有效循环血量锐减,回心血量减少,心排血量和血压进行性下降,使交感-肾上腺髓质系统更加兴奋,血液灌流量进一步降低,组织缺氧更趋严重,形成恶性循环。而血液浓缩、黏滞度升高,进一步加重了恶性循环。

休克期微血管反应性低下,丧失了参与重要生命器官血流调节的能力,使整个心血管系统功能恶化,机体由代偿逐渐向失代偿发展。

(四)主要临床表现

患者主要表现为血压进行性下降,心搏无力,心音低钝,神志淡漠甚至昏迷,少尿甚至无尿,皮肤出现发绀、花斑(图18-4)。本期机体虽由代偿向失代偿发展,但若经积极救治,病情仍可逆转。若持续时间较长,则进入休克晚期,出现不可逆的改变。

244

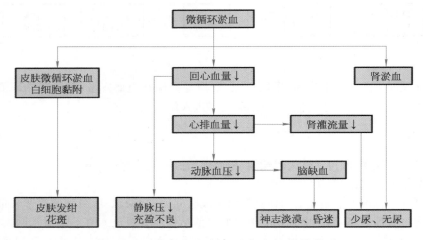

图18-4 休克期临床表现产生机制模式图

三、休克晚期

休克晚期又称休克不可逆期、休克难治期或微循环凝血期。

（一）微循环变化的特点

此期微循环变化的特点是广泛微血栓形成。随着缺氧和酸中毒的进一步加重，微血管出现麻痹性扩张，微循环处于"不灌不流"的状态（图 18-2）。因血流缓慢，血液浓缩，黏滞度增高，可诱发 DIC，并可继发纤溶系统活性亢进而引起出血。

（二）微循环变化的机制

此期微循环内血液凝固性增高，可出现 DIC，其促发因素主要有：

1. **血流动力学改变**　休克晚期微循环淤血继续加重，血浆渗出，血液进一步浓缩，血细胞比容增大，纤维蛋白原浓度增加，红细胞和血小板易于积聚，血液黏滞度升高，血液处于高凝状态，加之血流速度缓慢，极易导致 DIC。

2. **凝血系统的启动**　创伤、缺氧、酸中毒或内毒素等常损伤大量组织细胞及毛细血管内皮细胞，进而启动外源性和内源性凝血系统引发 DIC。

3. **其他**　缺氧、感染使血小板产生 TXA_2 增多，而血管内皮细胞损伤使前列腺素 I_2（PGI_2）生成减少，导致 TXA_2/PGI_2 平衡失调，促使血小板凝聚。此外，缺氧还可使单核-吞噬细胞系统清除凝血酶原、凝血酶和纤维蛋白的功能降低，促进 DIC 发生。

（三）微循环变化的后果

此期一旦发生 DIC，对微循环和各器官功能产生严重影响，使病情恶化。①微血栓阻塞微循环，使回心血量锐减。②大量凝血物质消耗及继发性纤溶系统活性亢进等因素易引起出血，使循环血量进一步减少，加重微循环障碍。③FDP 和某些补体成分可增加血管壁通透性，加重微血管功能紊乱。④纤维蛋白原和 FDP 等对网状内皮系统有封闭作用，使机体对来自肠道的内毒素等有害物质清除能力降低。⑤器官栓塞、梗死，加重其功能障碍。

此外，休克晚期肠道严重缺血、缺氧，屏障和免疫功能降低，内毒素及肠道细菌入血，作用于单核-巨噬细胞系统，引起全身炎症反应综合征（systemic inflammatory response syndrome，SIRS），也可导致重要器官功能衰竭，甚至发生多器官功能障碍综合征，使休克难以治疗。

（四）主要临床表现

本期患者血压进一步下降，甚至测不到；脉搏细速，中心静脉压降低，静脉塌陷，出现循环衰竭；即使大量输血和补液使血压回升，有时仍不能恢复毛细血管血流，称为无复流（no-reflow）现象；重要生命器官（如心、脑、肺等）出现严重的功能障碍或衰竭，病情迅速恶化甚至死亡（图 18-5）。

第三节　休克时细胞代谢改变和结构损害

一、细胞代谢改变

（一）物质代谢改变

休克时，细胞内最早发生的代谢变化是从优先利用脂肪酸转向优先利用葡萄糖供能。休克时微循环动脉血灌流急剧减少，组织细胞缺氧，有氧氧化过程障碍，无氧糖酵解过程显著增强。除部分患者可能出现高代谢状态外，休克时物质代谢变化总体表现为氧耗减少，糖酵解增强，脂肪和蛋白质分解增加、合成减少。

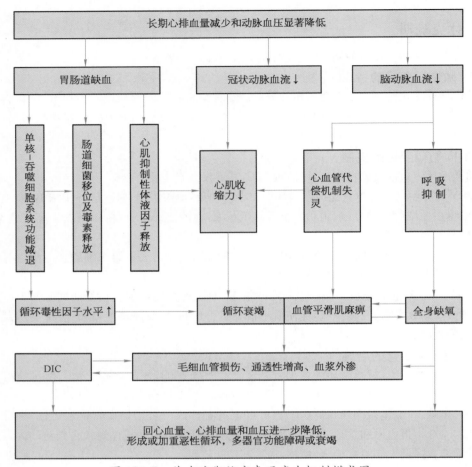

图 18-5　休克晚期临床表现产生机制模式图

（二）酸中毒

休克时的微循环障碍及组织缺氧，使葡萄糖无氧酵解增强，乳酸生成增多；肝脏因缺氧、功能受损不能充分摄取乳酸并将其转化为葡萄糖，而肾功能受损及灌流障碍使乳酸等代谢产物不能被及时清除，结果发生高乳酸血症及代谢性酸中毒。酸中毒后可通过心排血量减少、DIC发生、微循环淤血、高血钾损伤心肌、释放溶酶体酶损伤细胞等途径，使休克恶化。

（三）能量不足、钠泵失灵

休克时由于有氧氧化受抑制及糖酵解增强，使ATP生成显著减少。ATP供给不足，使细胞膜上的钠泵（Na^+-K^+-ATP酶）运转失灵，细胞内Na^+泵出减少，导致细胞内钠、水潴留，细胞水肿；细胞外K^+增多，引起高钾血症。

二、细胞结构损害

（一）细胞膜的变化

细胞膜是休克时细胞最早发生损伤的部位。休克时缺氧、ATP减少、高血钾、酸中毒、溶酶体酶释放、自由基引起膜的脂质过氧化、炎症介质和细胞因子等因素都会引起细胞膜损伤，常表现为离子泵功能障碍、膜离子运转功能紊乱、膜通透性增加、膜流动性下降、膜受体功能障碍。细胞膜损伤后会引起细胞外水、Na^+、Ca^{2+}内流，细胞内K^+外流，导致细胞水肿、细胞酸中毒和高钾血症。

（二）线粒体的变化

线粒体是休克时最先发生变化的细胞器。休克时缺血、酸中毒、钙超载、内毒素和氧自由基等因素都会引起线粒体损害。休克早期，线粒体只发生功能性损害，ATP合成减少。休克后期，线粒体可发生肿胀、结构稀疏化、嵴消失和膜完整性破坏等形态改变，最后基质外溢，线粒体崩解破坏。线粒体损伤引起呼吸链和氧化-磷酸化障碍，ATP合成减少甚至完全停止，最终导致细胞坏死。此外，休克时线粒体膜通透性增高，释放细胞凋亡诱导因子、细胞色素C和凋亡蛋白酶激活因子，启动细胞凋亡。

（三）溶酶体的变化

休克时缺血、缺氧及酸中毒等因素可引起溶酶体肿胀、空泡形成并释放溶酶体酶，其主要危害是引起细胞自溶，消化基底膜，激活激肽系统，生成心肌抑制因子（myocardial depressant factor，MDF）等毒性多肽。休克时溶酶体酶的释放增多，加重了微循环障碍，导致组织细胞损伤和多器官功能障碍，使病情恶化。溶酶体的非酶性成分可引起肥大细胞脱颗粒、释放组胺，增加毛细血管通透性和吸引白细胞。

第四节　休克时器官功能障碍和衰竭

一、常见器官功能障碍

休克常因一个或多个重要器官相继或同时发生功能障碍甚至衰竭而导致死亡，现将机体主要器官系统常发生的功能障碍简述如下。

（一）肾功能障碍

由于休克时血液重新分布的特点，肾脏是最早受损害的器官之一。休克早期发生的急性肾功能衰竭主要因肾血流量严重不足，肾小球滤过率下降所致。此时，若及时恢复肾血流量，肾功能可立刻恢复，称为功能性肾衰竭。若休克继续发展，或不恰当地长时间大剂量使用缩血管药，可引起急性肾小管坏死，出现器质性肾功能衰竭。其发生与肾持续缺血、肾毒素（如药物、血红蛋白、肌红蛋白等）作用、肾内微血栓形成和氧自由基损伤等因素有关。此时，即使恢复正常肾血流量，短期内肾功能也不可能恢复正常。急性肾功能障碍临床表现为少尿、无尿，同时伴有高钾血症、代谢性酸中毒和氮质血症。

（二）肺功能障碍

休克早期，因创伤、出血、感染等刺激使呼吸中枢兴奋，呼吸加快，通气过度，发生低碳酸血症甚至呼吸性碱中毒。休克进一步发展，交感-肾上腺髓质系统兴奋及其他缩血管物质作用使肺血管阻力升高。严重休克患者晚期，经复苏治疗在脉搏、血压和尿量都趋于平稳后，仍可发生急性呼吸衰竭。

肺功能障碍较轻者称为急性肺损伤（acute lung injury），病情恶化可发展为急性呼吸窘迫综合征（acute respiratory distress syndrome，ARDS），两者仅为程度上的差别。ARDS是以进行性呼吸窘迫、进行性低氧血症、发绀、肺水肿和肺顺应性降低为特征的急性呼吸衰竭。肺部主要病理变化为急性炎症导致的呼吸膜损伤，突出表现为间质性肺水肿、局部性肺不张、肺淤血、肺出血、肺内微血栓形成及肺泡透明膜形成。

247

（三）心功能障碍

休克患者心功能障碍发生率较低。因为除心源性休克伴有原发性心功能障碍外，其他非心源性休克早期，由于机体的代偿作用，能够维持冠脉血流量，心功能一般不会受到明显影响。但休克发展到一定阶段，也可使心肌收缩力减弱，对儿茶酚胺反应性降低，甚至发生急性心力衰竭。休克持续时间越长，心功能障碍越严重。

非心源性休克发生心功能障碍的机制主要有：①血压（特别是舒张期血压）进行性下降，或心率加快，使冠状动脉血流量减少，心肌供血不足。而交感-肾上腺髓质系统兴奋引起的心率加快和心肌收缩加强可增加心肌耗氧量，加重心肌缺氧。②心肌微血管内 DIC 的形成影响心肌的血液供应，引起局灶性心肌变性、坏死和心内膜下出血，使心肌收缩力减弱。③水、电解质代谢紊乱与酸碱平衡紊乱（如酸中毒、高钾血症、低钙血症等）影响心率和心肌收缩力。④心肌抑制因子的产生使心肌收缩性减弱。⑤细菌毒素（尤其是革兰阴性细菌的内毒素）可损伤心肌细胞。

（四）脑功能障碍

脑组织对缺氧十分敏感，需要较高的血液灌流量。休克早期，由于血液重新分布和脑循环的自身调节，脑血流量供应可得到相对保证，患者仅有因应激而引起的烦躁不安，没有明显脑功能障碍的表现。随着休克的进展，心排血量减少和血压进行性下降，不能维持脑的血液供给，脑组织缺血缺氧，能量代谢障碍，酸性代谢产物堆积，细胞内外离子转运紊乱。休克晚期，脑微循环内可出现微血栓形成和出血，加重脑微循环障碍，临床上可出现表情淡漠、神志不清甚至昏迷。由于缺血、缺氧使脑部毛细血管壁通透性增高，还可引起脑水肿和颅内高压，使脑功能障碍加重，严重者甚至形成脑疝，压迫重要生命中枢，导致患者死亡。

（五）胃肠功能障碍

休克患者胃肠道的变化主要有胃黏膜损害、应激性溃疡和肠缺血，可引起胃肠功能障碍。临床表现为腹痛、消化不良、呕血和黑便等。

休克早期的血流重新分布使胃肠道血流量减少，出现缺血缺氧，继而发生淤血、出血及微血栓形成，导致肠黏膜变性、坏死、糜烂，形成应激性溃疡。病变早期仅有黏膜表层损伤，若穿透至黏膜下层甚至破坏血管，可引起溃疡出血。感染常是导致胃黏膜损伤的重要因素。此外，长期由静脉给予患者营养，亦会导致胃肠黏膜萎缩，屏障功能减弱，使肠道中的细菌和内毒素由肠道进入门脉系统。因此，胃肠功能紊乱使休克患者菌血症、内毒素血症和败血症的发生率明显提高，加重休克的恶化。

（六）肝功能障碍

休克时肝功能障碍常表现为黄疸和肝功能不全，肝性脑病很少发生。休克时肝脏容易受损与肝脏的解剖部位和组织学特征有关。休克时各种损伤因素降低肠道屏障功能后，引起内源性细菌和毒素的吸收、迁徙入血，首先作用于肝脏，一方面直接损害肝细胞或通过肝脏的巨噬细胞（Kupffer 细胞）的介导造成肝细胞损害；另一方面，直接或间接通过单核-巨噬细胞释放的 TNFα、IL-1 等介质造成组织损伤或灌流障碍。此外，肝脏富含嘌呤氧化酶，容易发生缺血-再灌注损伤。肝细胞和 Kupffer 细胞可出现变性、坏死及增生，坏死灶内有炎症细胞浸润。肝脏代谢功能的代偿能力较强，有时虽有肝脏的形态改变，但生化指标仍可正常，因此，临床常规检查往往不能及时发现肝功能障碍。由于休克时肝线粒体功能障碍，导致氧化-磷酸化障碍和能量产生减少，因此可从肝细胞能量代谢障碍的角度来探索肝功能障碍的发生。

二、多器官功能障碍综合征

多器官功能障碍综合征（multiple organ dysfunction syndrome，MODS）是指在严重创伤、感染

和休克时,原无器官功能障碍的患者同时或在短时间内相继发生两个或两个以上器官系统功能障碍。以往曾提出多器官功能衰竭(multiple organ failure,MOF)和多系统器官功能衰竭(multiple system organ failure,MSOF)的概念,但两者未能反映衰竭以前器官功能变化是由轻到重、由代偿到失代偿的逐渐发展过程,现多用 MODS 这一具有动态含义的概念。

(一)病因

在多数情况下,MODS 的病因是复合性的,一般分为两类。

1. 感染性病因　如败血症和严重感染。导致败血症的细菌主要为大肠埃希菌和铜绿假单胞菌,老年患者以肺部感染作为原发病因者最多,青壮年患者在腹腔脓肿或肺部侵袭性感染后MODS 发生率高。

2. 非感染性病因　如大手术和严重创伤。MODS 最早发现于大手术后,是大手术后的重要并发症。严重创伤后,无论有无感染存在均可发生 MODS。急性坏死性出血性胰腺炎也是引起MODS 的重要原因。

此外,治疗措施不当(如输液过多、吸氧浓度过高)、机体抵抗力显著低下(如营养不良的晚期肿瘤患者)、单核-吞噬细胞系统功能明显降低等均可诱发或促进 MODS 的发生。

(二)发病经过与临床类型

病因作用于机体后,引起 MODS,进而发展为 MSOF,这是一个有规律的发病过程。MODS 的临床发病形式有两种:

1. 速发单相型　又称为原发型 MODS,是由严重损伤因子直接引起,发展迅速,病变进程只有一个时相,器官功能损伤只有一个高峰。

2. 迟发双向型　又称为继发型 MODS,常在创伤、失血、感染等原发因子(称为"第一次打击")的作用经过一段缓解期或经支持疗法,甚至休克复苏后,又受到感染、失液等导致的致炎因子的第二次打击,发生多器官功能障碍甚至衰竭。病程中有两个高峰出现,呈双相。

(三)发病机制

原发型与继发型 MODS 的发病机制不尽相同。原发型 MODS 的器官功能障碍主要由损伤直接引起,继发型 MODS 的发病机制比较复杂,与多个环节的紊乱有关,如全身炎症反应失控、肠道细菌移位及肠源内毒素血症、缺血-再灌注损伤、能量和物质代谢障碍、血管内皮损伤导致微循环灌注障碍、细胞凋亡的发生、细胞内信号转导通路的活化等。

第五节　休克的防治原则

休克的临床防治应在去除病因的前提下及时采取合理的综合治疗措施,以恢复重要器官血液灌流和防止细胞损伤,防止发生多器官功能障碍综合征。对于多系统器官衰竭更应重在预防,一旦发生,应及早采取各种保护器官功能的支持疗法。根据休克的发生、发展机制和病理生理学变化,其主要的防治原则为:

一、病因学防治

积极防治引起休克的原发病,去除休克的原始动因。如对创伤患者及时做好包扎、止血、固定、止痛和保暖;过多失血失液患者及时做好输血或补液、纠正酸中毒和电解质平衡紊乱;对败血症等容易引发感染性休克的疾病进行积极有效的防治;在应用可能引起过敏性休克的药物或血清制剂前,应认真做好皮试,禁止皮试阳性者使用;输血应严格检查供者、受者血型是否相符。

二、发病学防治

1. **补充血容量** 各种休克都存在着有效循环血量绝对或相对不足，最终导致组织灌流量减少。除心源性休克外，补充血容量是提高心排血量和改善组织灌流的基本措施。输液应强调及时和尽早，一般应遵循"需多少，补多少"的原则，充分扩容。但应该注意的是，补液过多、过快会诱发肺水肿，加重休克肺。

2. **纠正酸中毒** 休克时存在不同程度的酸中毒，酸中毒可抑制心肌收缩力并影响血管活性药物的疗效，加重微循环障碍，促使 DIC 发生；酸中毒还可导致高血钾和酶活性改变等，临床上应根据酸中毒的程度及时补碱纠酸。

3. **合理应用血管活性药物** 临床治疗时，如何选择血管活性药物还存在一定的分歧。一般情况下，休克早期可选用舒血管药，以缓解微血管因过度代偿而出现的强烈收缩。但舒血管药可使血压一过性降低，必须在充分扩容的基础上使用。此外，对低排高阻型休克、扩容后微循环仍没有改善或休克中晚期体内儿茶酚胺浓度过高的患者，也可使用舒血管药。休克后期宜应用缩血管药物，特别是对肌性小静脉或微静脉起轻度选择性收缩作用，以防止容量血管过度扩张。对于过敏性休克和神经源性休克，治疗的最佳选择是使用缩血管药物。

4. **防治细胞损伤** 休克时细胞损伤可以原发，也可以继发于微循环障碍之后。应重视对细胞的保护，改善微循环是防止细胞损伤的措施之一。此外，还可采用稳膜、补充能量、清除自由基等方法。

5. **防治多器官功能障碍和衰竭** 器官功能障碍发生后，除采取一般的治疗措施外，还应针对不同器官功能障碍，采取不同治疗措施。如发生急性心力衰竭时，除减少和停止补液外，应及时强心、利尿，并适当降低心脏的前、后负荷；出现急性呼吸窘迫综合征，则采取人工辅助呼吸，正压给氧，改善呼吸功能；出现肾功能衰竭，则应尽早考虑利尿和透析等治疗措施，防止出现多系统器官功能衰竭。

6. **中医药防治休克** 临床上应用生脉散、参附汤、四逆汤等中药，或针刺水沟、内关等穴位对治疗休克有较好的疗效，其机制与升高血压、改善微循环、增强循环系统功能等有关。

三、支持与保护疗法

对一般患者，应给予营养支持，确保热量平衡；若病情危重，还应予以代谢支持，确保正氮平衡。针对体内的高代谢状态，应提高蛋白质和氨基酸（尤其是支链氨基酸）摄入量，促使肝脏合成蛋白质，减少芳香族氨基酸和含硫氨基酸对器官的损害。鼓励患者及早经口摄食，以维持和保护肠黏膜的屏障功能。此外，近年来采用连续血液净化疗法防治多器官功能障碍综合征取得一定进展，该疗法比传统的间歇血液透析更安全，疗效更好，是当今治疗危重患者的主要措施之一，其价值与机械通气和肠道外营养同样重要。

（王　莹）

第十九章

弥散性血管内凝血

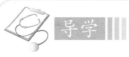

掌握：DIC 的概念、发病机制和临床表现。

熟悉：DIC 的分期与分型，影响 DIC 发生发展的因素。

了解：裂体细胞的概念，DIC 的防治原则，"3P"试验和 D-二聚体检查。

弥散性血管内凝血（disseminated intravascular coagulation，DIC）是指在某些致病因子作用下，凝血因子和血小板被激活，大量促凝物质入血，凝血酶增加，引起以广泛微血栓形成并相继出现以凝血功能障碍为主要特征的病理过程。由于在微循环内形成广泛的微血栓，消耗了大量凝血因子和血小板，继发性纤维蛋白溶解过程加强，使血液由高凝状态转变为低凝状态，导致患者出现明显的出血、休克、器官功能障碍和溶血性贫血等临床表现。在临床上 DIC 是一种危重的综合征。

第一节 弥散性血管内凝血的病因和发病机制

一、病因

引起 DIC 的原因很多，最常见的是感染性疾病，其次为恶性肿瘤，产科意外、大手术和严重创伤也较常见（表 19-1）。疾病过程中出现的缺氧、酸中毒和休克等因素也可促进 DIC 的发生、发展。

表 19-1 DIC 的常见病因

分 类	主要临床疾病或病理过程
感染性疾病	细菌感染引起的败血症，内毒素血症，严重的病毒感染
肿瘤性疾病	胰腺癌、结肠癌、肝癌、胃癌、前列腺癌、肾癌、恶性葡萄胎、白血病等
妇产科疾病	流产、妊娠中毒症、羊水栓塞、胎盘早剥、前置胎盘、宫内死胎滞留、剖宫产手术等
创伤及手术	严重软组织创伤、大手术、大面积烧伤、挤压伤综合征、器官移植术等
其他原因	毒蛇咬伤及输血反应

二、发病机制

DIC 的发病机制复杂，凝血过程启动是 DIC 发生的始动环节。主要机制如图 19-1。

251

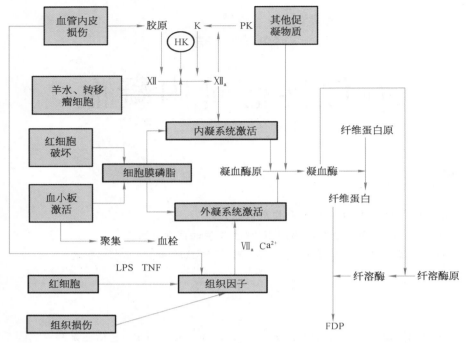

图 19-1　DIC 发生机制

PK：激肽释放酶原；K：激肽释放酶；HK：高分子激肽原；
LPS：脂多糖；TNF：肿瘤坏死因子；FDP：纤维蛋白降解产物

（一）组织严重损伤

组织损伤释放组织因子（tissue factor，TF），激活外源性凝血系统是引起 DIC 的关键环节。TF 又称凝血因子Ⅲ，广泛存在于机体各部位组织细胞，以脑、肺、胎盘等组织最为丰富。在严重创伤、烧伤、外科手术、产科意外、病变组织的大量坏死、癌细胞血行转移均可释放大量 TF 入血。TF 与凝血因子Ⅶ（Ⅶa）及 Ca^{2+} 形成复合物，激活凝血因子 X，启动外源性凝血系统。同时，少量的组织因子和凝血因子Ⅶ的复合物也能使凝血因子Ⅸ活化，启动内源性凝血系统。

（二）血管内皮细胞损伤

细菌、病毒、内毒素血症、抗原抗体复合物和持续性缺血、缺氧引起的酸中毒等均可引起血管内皮细胞损伤。损伤后的血管内皮细胞释放大量 TF，激活外源性凝血系统。内皮损伤，内皮下带负电荷的胶原暴露，激活凝血因子Ⅻ，启动内源性凝血系统；因子Ⅻ或Ⅻa 通过酶性水解而成为Ⅻf，可使血浆激肽释放酶原（prekallikrein，PK）激活成激肽释放酶（kallikrein，K），后者又可反过来进一步活化因子Ⅻ，加速内源性凝血系统的反应。血管内皮损伤还可激活血小板，产生黏附、聚集和释放反应，促进微血栓的形成。

（三）血小板激活，血细胞大量破坏

1. **血小板激活**　血小板在 DIC 的发生发展中发挥着重要作用。除前述血管内皮受损，造成血小板发生黏附并被激活引起释放反应外，某些微生物及其代谢产物（病毒、内毒素等）也可引起血小板活化。此外，DIC 早期形成的凝血酶，具有极强的活化血小板作用。激活的血小板释放出 ADP、血栓素 A_2、5-羟色胺和多种血小板因子，导致血管收缩及血小板聚集加强；释放的血小板因子（如 PF_3），加速凝血反应；活化的血小板含有磷脂胶粒，为凝血酶生成提供反应场所，促进 DIC 形成。

2. 红细胞的大量破坏　异型输血、溶血性贫血、短期内输入大量库存血和恶性疟疾时,红细胞大量破坏,一方面释放大量 ADP,促进血小板黏附和聚集;另一方面红细胞膜磷脂则可浓缩,局限凝血因子Ⅶ、Ⅸ、Ⅹ及凝血酶原,导致大量凝血酶生成,促进 DIC 的发生。

3. 白细胞损伤　急性白血病患者在化疗、放疗等导致白细胞大量破坏时,释放组织因子样物质,可促进 DIC 的发生。血液中的单核细胞、中性粒细胞在内毒素、TNF$_\alpha$、IL - 1 等刺激下,可诱导表达 TF,从而启动凝血反应。

（四）其他促凝物质进入血液

急性胰腺炎时,大量胰蛋白酶进入血液,可促进凝血酶原转变为凝血酶。某些恶性肿瘤细胞不但能表达 TF,而且能分泌其特有的促凝蛋白,可直接激活凝血因子 Ⅹ。蜂毒和蛇毒含有凝血酶样物质,可使纤维蛋白原转变为纤维蛋白。产科意外,如羊水栓塞、胎盘早剥时,大量的 TF 样成分可以激活凝血系统,促进 DIC 发生。

第二节　影响弥散性血管内凝血发生发展的因素

一、单核-吞噬细胞系统功能受损

单核-吞噬细胞系统具有吞噬和清除血液中的凝血酶、各种促凝物质、纤维蛋白、纤维蛋白降解产物(FDP)等物质的功能。因此,单核-吞噬细胞系统功能降低时,可促使 DIC 发生。如长期服用大量肾上腺皮质激素,可使单核-吞噬细胞系统功能明显降低,凝血物质在血液内增多,促使 DIC 发生或使其加重。又如感染性休克或者严重酮血症酸中毒,由于单核-吞噬细胞系统吞噬大量坏死组织、细菌、内毒素或大量脂质可使其功能处于“封闭”状态而诱发 DIC。

二、肝功能严重障碍

肝脏不仅能合成凝血因子,又能合成抗凝物质(如抗凝血酶Ⅲ、蛋白 C 和纤溶酶原等);还具有灭活凝血因子Ⅸa、Ⅹa 和Ⅺa 的作用。肝功能严重障碍时,可使凝血、抗凝、纤溶过程失调。此外,肝细胞坏死本身也释放组织因子,肝功能障碍使乳酸堆积,损伤血管内皮细胞和促进血小板聚集,均可启动凝血过程。

三、血液高凝状态

血液中凝血物质增多或纤溶系统功能降低,可破坏凝血和纤溶的平衡,促使 DIC 发生。临床上妊娠期妇女,血中血小板和多种凝血因子均增高,而具有抗凝作用和纤溶活性的物质均降低,故在妊娠后期及产科意外时,容易发生 DIC。酸中毒可损伤血管内皮细胞,启动凝血系统,引起 DIC 的发生。此外,血液 pH 降低,使凝血因子的酶活性升高,肝素的抗凝血活性降低,血小板聚集性加强,使血液处于高凝状态。

四、微循环障碍及其他

休克等原因导致微循环严重障碍时,血流缓慢,血液黏稠度增加,血小板黏附、聚集,酸中毒和内皮损伤也有利于 DIC 的发生。低血容量时,由于肝肾等脏器处于低灌流状态,不能及时清除某些凝血或纤溶产物,也可促进 DIC 发生。临床上不恰当地使用纤溶抑制剂(6 - 氨基己酸或对羧基苄胺)等药物,过度抑制了纤溶系统,导致血液黏度增高,也可促进 DIC 的发生。

第三节　弥散性血管内凝血的分期和分型

一、分期

根据其发展过程和病理生理特点,典型的 DIC 可分为 3 期。

(一)高凝期

由于各种病因导致凝血系统激活,凝血酶含量增高,微循环中形成大量微血栓。此时主要表现为血液的高凝状态,实验室检查有凝血时间缩短,血小板黏附性增加。

(二)消耗性低凝期

由于微循环中大量微血栓形成,消耗了凝血因子和血小板,血液处于低凝状态,同时继发性纤溶系统被激活,患者出现出血症状。实验室检查血小板数目减少,凝血酶原时间延长和纤维蛋白原含量减少。

(三)继发性纤溶亢进期

凝血酶和Ⅻa 等激活了纤溶系统,使大量纤溶酶原变成纤溶酶;进而 FDP 形成,使纤溶和抗凝作用增强,患者出血明显。实验室检查血小板减少,凝血酶原时间延长,纤维蛋白原含量下降,FDP增加。

二、分型

(一)按 DIC 发生的快慢分型

1. 急性 DIC　起病急,可在数小时或 1～2 d 发生。临床表现明显,常以休克、出血为主,病情迅速恶化。分期不明显。常见于严重感染、严重创伤、羊水栓塞、异型输血和急性移植排异反应等。实验室检查明显异常。

2. 慢性 DIC　发病缓慢,病程较长,临床表现不明显或较轻,可有某脏器功能不全的表现。常见于恶性肿瘤、胶原性疾病和慢性溶血性贫血等。有些病例只在尸检中才发现或证实存在慢性 DIC。

3. 亚急性 DIC　DIC 在数日内逐渐形成,临床表现介于急性和慢性 DIC 之间。常见于恶性肿瘤转移、胎盘早期剥离和宫内死胎等。

(二)按 DIC 发生后机体的代偿情况分型

DIC 发生、发展过程中,一方面,血浆凝血因子和血小板不断消耗,另一方面,机体存在一定的代偿性反应,如骨髓生成和释放血小板,肝脏产生纤维蛋白原和其他凝血因子等。根据消耗和代偿状况不同,DIC 分为以下 3 型。

1. 失代偿型　凝血因子和血小板的消耗超过生成,主要见于急性 DIC。实验室检查血浆纤维蛋白原含量明显降低,血小板计数明显减少。临床表现为出血和休克。

2. 代偿型　凝血因子和血小板的消耗与代偿基本保持平衡,主要见于轻症 DIC。实验室检查常无明显异常。临床表现不明显或仅有轻度出血或血栓形成的症状。

3. 过度代偿型　患者机体代偿功能较好,凝血因子和血小板的代偿性生成迅速,有时可多于消耗,主要见于慢性 DIC 或 DIC 的恢复期。实验室检查血浆纤维蛋白原浓度有暂时性增高,血小板计数减少有时并不明显。患者的临床症状不明显。病因的作用性质及强度发生变化后也可转为失代偿型 DIC。

第四节　弥散性血管内凝血的临床表现

一、出血

出血是 DIC 患者最初和最常见的临床表现,可有多部位出血倾向,如皮肤瘀斑和紫癜、呕血、黑便、咯血、血尿、牙龈出血等。出血程度不一,轻者仅在皮肤、黏膜有小出血点,重者有大片出血及内脏出血。引起出血的机制有以下 3 方面。

(一)凝血物质大量消耗

DIC 时广泛的微血栓形成,致使血小板和凝血因子被大量消耗,因代偿不足,血液转入低凝状态,凝血过程障碍,导致出血。

(二)纤溶系统激活

血液中凝血因子Ⅻ激活为Ⅻa 的同时,激肽系统也被激活,产生激肽释放酶,激肽释放酶使纤溶酶原变为纤溶酶,从而激活了纤溶系统。一些富含纤溶酶原激活物的器官,如子宫、前列腺、肺等,因血管内凝血而发生缺血缺氧、变性坏死时,激活物大量释放入血而激活纤溶系统,引起纤溶酶增多。纤溶酶能使纤维蛋白(原)被降解,还可水解凝血因子 V、Ⅷ、Ⅻa 和凝血酶。

(三)FDP 的形成

纤溶酶产生后,可水解纤维蛋白原和纤维蛋白形成 FDP。FDP 的各种片段不仅具有强烈的抗凝作用,而且这些片段大多能与血小板膜结合,降低血小板的黏附、聚集、释放功能,引起出血。

各种 FDP 片段的检查在 DIC 的检查中具有重要意义,其中主要有"3P"试验和 D-二聚体的检查。①"3P"试验:即鱼精蛋白副凝试验(plasma protamin paracoagulation test)。其原理是:将鱼精蛋白加入患者血浆后,可与 FDP 结合,使血浆中原与 FDP 结合的纤维蛋白单体分离并彼此聚合而凝固。这种不需酶的作用而形成纤维蛋白的现象称为副凝试验。DIC 患者呈阳性反应。②D-二聚体的检查:D-二聚体(D-dimer)是纤溶酶分解纤维蛋白的产物。纤维蛋白原只有被凝血酶分解产生纤维蛋白多聚体,纤溶酶分解纤维蛋白多聚体才能生成 D-二聚体。换言之,只有在继发性纤溶亢进时,才会产生 D-二聚体。原发性纤溶亢进时,如富含纤溶酶原激活物的器官(子宫、卵巢、前列腺等)因手术、损伤等原因导致纤溶亢进时,血中 FDP 增高,但 D-二聚体并不增高。D-二聚体除用于 DIC 的诊断外,还用于血栓性疾病,如急性心肌梗死溶栓疗法的监测。

二、休克

急性 DIC,常伴有休克。DIC 时微循环内广泛微血栓形成,使回心血量减少;心肌损伤,使心排血量减少;广泛出血所引起的血容量减少等因素,致使有效循环血量严重下降,出现全身微循环障碍。在 DIC 形成过程中,凝血因子Ⅻ的激活,可相继激活激肽系统、补体系统和纤溶系统,产生一些血管活性物质,使血管扩张,通透性增加。FDP 的某些成分增加组胺、激肽的扩血管作用。

三、器官功能障碍

全身微血管内微血栓形成,导致缺血性器官功能障碍,严重者可致多器官功能衰竭,甚至死亡。因累及脏器不同,临床表现不同。如发生在肾脏可累及入球小动脉或肾毛细血管,引起急性肾衰竭,出现少尿、蛋白尿和血尿等。如累及肺脏,可出现呼吸困难、肺出血,或呼吸衰竭等。肝脏受累,可出现黄疸、肝功能衰竭。胃肠道受累,可表现为恶心、呕吐、腹泻和消化道出血。累及肾上腺

255

可引起皮质出血性坏死,造成华-佛综合征(Waterhouse Fri-derichsen syndrome)。神经系统受累可出现神志模糊、嗜睡、昏迷、惊厥等。

四、微血管病性溶血性贫血

DIC时可出现一种特殊类型的贫血,即微血管病性溶血性贫血(microangiopathic hemolytic anemia,MHA)。其特征是外周血涂片中可见形态特殊的变形红细胞或红细胞碎片,称为裂体细胞,外形可呈盔甲形、星形、新月形等。这些碎片由于脆性高,容易发生溶血。临床表现为发热、黄疸、血红蛋白尿和少尿等溶血症状及面色苍白、全身乏力等贫血症状。其发生机制是在凝血反应的早期,纤维蛋白丝在微血管腔内形成细网,血流中的红细胞可黏着滞留或挂在纤维蛋白丝上,在血流的不断冲击下,引起红细胞破裂。同时,由于血流受阻,红细胞可从内皮细胞的间隙被挤压而发生扭曲、变形和碎裂(图19-2)。但是,某些DIC患者也可以见不到裂体细胞。

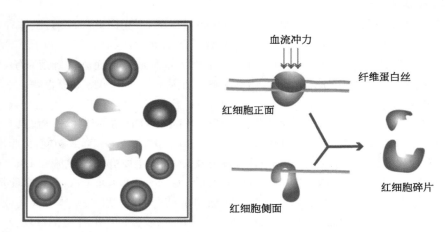

图 19-2 微血管病性溶血性贫血及红细胞碎片的形成机制

第五节 弥散性血管内凝血的防治原则

DIC的防治必须采取综合措施,主要原则如下。

一、防治原发病

DIC大多继发于其他疾病,因此预防和及时治疗原发病是防治DIC的根本措施。如有效控制感染、切除肿瘤、取出死胎、纠正酸中毒、及时抢救休克等,对DIC的预防和治疗具有非常重要的作用。

二、改善微循环

疏通被微血栓阻塞的微循环,增加重要器官和组织的血液灌流量,在防治DIC的发生发展中具有重要作用。如补充血容量,解除血管痉挛,适当应用舒血管药物等。使用抗血小板黏附和聚集的药物,如双嘧达莫、阿司匹林等。活血化瘀中药对改善微循环有一定的疗效,如川芎嗪对血小板有解聚作用,有促进或增强纤溶作用,丹参可通过抑制凝血、促进纤溶而改善微循环。

三、建立新的凝血和纤溶间的动态平衡

在 DIC 的高凝期和消耗性低凝期,可适当应用肝素、ATⅢ等抗凝剂。但在 DIC 后期伴有继发性纤溶亢进时要慎用或不用。在 DIC 恢复期,可酌情输入新鲜全血、冰冻血浆,以补充 DIC 时消耗的凝血因子和血小板,重建凝血、纤溶间新的平衡。

（李素云）

第二十章

心 功 能 不 全

掌握：心力衰竭、充血性心力衰竭和高排血量性心力衰竭的概念，心力衰竭的发病机制。

熟悉：心功能不全的原因、诱因，机体的代偿反应，心功能不全时机体主要的功能和代谢变化。

了解：心功能不全的分类和防治原则。

心力衰竭(heart failure)又称泵衰竭(pump failure)，是指在各种致病因素的作用下，心脏的收缩和(或)舒张功能发生障碍，使心排血量绝对或相对下降，以致不能满足机体代谢需要的病理生理过程。心功能不全(cardiac insufficiency)是指心功能受损后从代偿阶段到失代偿阶段的全过程，而心力衰竭一般是指心功能不全的晚期失代偿阶段，表现出明显的临床症状和体征。两者在发病学上本质是相同的，只是程度上有所区别，临床上往往通用。心力衰竭常伴有明显的肺循环和(或)体循环静脉系统被动性淤血，也称为充血性心力衰竭(congestive heart failure)。

第一节　心功能不全的原因、诱因和分类

一、原因

引起心功能不全的原因很多，基本包括两类，即原发性心肌舒缩功能障碍和心脏负荷过度。

(一)原发性心肌舒缩功能障碍

1. 心肌病变　常见于心肌炎、心肌梗死、心肌病、心肌纤维化等，当其达到一定程度和范围时，心肌舒缩功能发生障碍而导致心力衰竭。

2. 心肌代谢障碍　多见于冠状动脉粥样硬化、呼吸功能衰竭、严重贫血等疾病，心肌缺血缺氧，可使心肌能量生成障碍、代谢产物蓄积和酸中毒。此外，维生素 B_1 缺乏，影响生物氧化过程导致能量代谢障碍。

(二)心脏负荷过度

1. 压力负荷过度　又称后负荷过度，压力负荷系指心室收缩时所承受的负荷。左心室压力负荷过度常见于高血压病和主动脉瓣狭窄等，右心室压力负荷过度常见于肺动脉高压、肺动脉瓣狭窄、肺栓塞和慢性阻塞性肺疾病等。

2. 容量负荷过度　又称前负荷过度，容量负荷系指心室舒张时承受的负荷，即心室舒张末期

的容积。左心室容量负荷过度主要见于二尖瓣或主动脉瓣关闭不全,右心室容量负荷过度主要见于三尖瓣或肺动脉瓣关闭不全、室间隔缺损及高动力循环状态。

二、诱因

1. 感染　各种感染,尤其是呼吸道感染是最常见的诱因。感染可引起发热、心率加快,使耗氧量加大,加重心脏负荷;内毒素可直接损害心肌,抑制心肌的舒缩;呼吸道感染还可因肺通气、换气障碍,加重心肌缺血、缺氧,同时缺氧使肺小血管收缩,增加右心压力负荷。

2. 心律失常　尤其以心房纤颤、室性心动过速、室性纤颤等快速型心律失常为多见,因心肌耗氧量增加和心室充盈障碍,以及舒张期过短而妨碍冠状动脉血液灌流,诱发心力衰竭。心律失常亦可引起房室活动不协调,妨碍心室射血功能而诱发心力衰竭。

3. 其他　如水、电解质和酸碱平衡紊乱和妊娠、分娩、输液过多过快、创伤及手术、过度劳累、情绪激动等均可诱发心力衰竭。

三、分类

通常将心功能不全晚期按以下方法进行分类。

(一)按发生速度分类

1. 急性心力衰竭　起病急,心排血量急剧减少,机体来不及发挥代偿功能,即发生急性心力衰竭,易出现肺水肿、心源性休克、昏迷。多见于急性心肌梗死、严重的心肌炎等。

2. 慢性心力衰竭　起病缓慢,病程较长,常伴有心肌肥大、心腔扩大等代偿表现。随着疾病发展,机体代偿能力逐渐丧失,心力衰竭症状逐渐表现出来,如心排血量减少、水肿、淤血等。常见于高血压病、心瓣膜病和肺动脉高压等的后期。

(二)按发生部位分类

1. 左心衰竭　是心力衰竭中最常见的类型。由于左室心肌舒缩功能障碍或负荷过度,导致左室泵血功能下降。多见于冠心病、高血压病、风湿性心脏病、二尖瓣关闭不全、主动脉瓣狭窄或关闭不全等,主要引起肺循环淤血,患者出现肺水肿,呼吸困难等症状。

2. 右心衰竭　由于右心室不能将体循环回流的血液充分排至肺循环,右心室负荷过度,常见于慢性阻塞性肺疾病、肺动脉高压等,也可继发于左心衰竭。主要引起体循环淤血,患者出现颈静脉怒张、肝肿大、下肢水肿等症状。

3. 全心衰竭　是指左心、右心衰竭同时存在。见于弥漫性心肌炎、心肌病和严重贫血等引起的心力衰竭,亦可见于持久的左心衰竭发展到右心衰竭,临床上既有肺循环淤血又有体循环淤血的表现。

(三)按心排血量的高低分类

1. 低排血量性心力衰竭　是指心力衰竭时,心排血量低于正常休息时的心排血量。常见于冠心病、高血压病、心瓣膜病、心肌炎等引起的心力衰竭。

2. 高排血量性心力衰竭　由于患者的心排血量长期处于高排血量状态,心力衰竭发生后,虽然心排血量较心力衰竭前降低但仍高于或等于正常值。多见于甲状腺功能亢进症、严重贫血、动-静脉瘘等高动力循环状态的疾病。高动力循环状态的持久存在与发展,增加心脏负担,发展为心力衰竭。

第二节　心功能不全时机体的代偿反应

当心肌负荷过度或心肌受损而心排血量减少时,机体会出现一系列代偿活动。若通过代偿能使心排血量满足机体活动的需要而不出现心力衰竭,称为完全代偿,若经过代偿,心排血量只能满足机体安静状态下的代谢需要,已发生轻度心力衰竭,则称为不完全代偿。若不能满足机体安静时的代谢需要,出现明显的心力衰竭表现者,称为失代偿。心功能不全时,机体的代偿活动有心脏本身的代偿活动和心外代偿活动。

一、心脏代偿反应

1. 心率加快 心率加快是一种快速代偿反应,一定范围内的心率加快可以增加每分心排血量。但心率过快,每分钟超过 180 次时,每分钟心排血量反而减少,失去代偿意义。

2. 心脏扩张 心功能不全时心脏的扩张有两种类型,一种是起代偿作用的紧张源性扩张,另一种是代偿失调后出现的扩张,即肌源性扩张。

根据 Frank-Starling 定律,在一定范围内心肌收缩力和心排血量与心肌纤维的初长度成正比。当肌节的初长度为 $1.7 \sim 2.2 \, \mu m$ 时,随着肌节长度的增加,收缩力也逐渐加大,心排血量也越大。同时,静脉回心血量增加,心室前负荷加大,这种伴有心肌收缩力增强的心脏扩张,称心脏紧张源性扩张。但当心室进一步扩大,心肌收缩力和心排血量反会降低,如肌节长度超过 $3.65 \, \mu m$ 时,因粗、细肌丝不能重叠,肌节就不能收缩。这种伴有心肌收缩性降低的心脏扩张称为心脏肌源性扩张。

3. 心室重塑 也称心室重构,指心功能不全时心肌及心肌间质在细胞结构、功能、数量、遗传表型方面出现的适应性、增生性变化,以适应心脏负荷的增加。心肌肥大是心脏超负荷所导致的心肌细胞水平上心室重塑的主要表现,包括向心性肥大和离心性肥大两种。向心性肥大是指心肌纤维并联性增生,肌纤维变粗,心肌壁厚度增加,心腔无明显扩大,多见于长期后负荷增大的情况,如高血压病等。离心性肥大是指心肌纤维串联性增生,肌纤维变长,心腔明显扩大,多见于长期前负荷增大的情况,如主动脉瓣关闭不全等。一定程度的心肌肥大,可增强心肌收缩力,增加心排血量。但过度肥大的心肌可发生不平衡生长,心肌收缩性减弱。

二、心外代偿反应

1. 血容量增加 心功能不全时心排血量减少,肾血流量减少,使肾小球滤过率降低,肾小管对水、钠的重吸收增加。上述作用使尿排出减少,血容量增加,对提高心排血量、维持动脉血压具有代偿意义。但血容量增加过多,则会加重心脏负荷,失去代偿意义。

2. 血流重新分布 心功能不全心排血量减少时,因交感-肾上腺髓质系统兴奋,外周血管收缩,血流量减少,而心脏和脑的供血量增加,以保证重要生命器官心脏和大脑有足够的血液供应。但周围器官长期缺血、缺氧,会出现功能障碍。同时,外周血管长期收缩,外周阻力增加,可引起心脏后负荷增大,促发心力衰竭。

3. 红细胞增多 心功能不全造成循环性缺氧,刺激肾脏促红细胞生成素释放增加,促进骨髓造血功能增强,使红细胞和血红蛋白增多,增加了携氧能力,具有一定的代偿意义。但红细胞过多,可引起血液黏滞性增大,心脏负荷增加。

4. 组织利用氧的能力增强 心功能不全时,缺氧的组织细胞内线粒体数量和膜的表面积均增多,呼吸链中酶的活性增加,使组织对氧的储存和利用能力增强。同时,糖无氧酵解过程加强,在一定程度上也能增加能量的生成。

第三节 心力衰竭发生的基本机制

心力衰竭的发生机制比较复杂,尚未完全阐明,一般认为其基本机制是心肌舒缩功能障碍。

一、正常心肌舒缩的分子基础

心肌收缩的基本单位是肌节。肌节由粗、细两种肌丝组成,粗肌丝主要成分是肌球蛋白(myosin),细肌丝主要成分为肌动蛋白(actin)、原肌球蛋白(tropomyosin)和肌钙蛋白(troponin)。

(一)收缩蛋白

1. 肌球蛋白 呈长杆状,一端游离形成横桥,其顶端呈球形膨大,具有 ATP 酶活性,可分解 ATP 释放能量供肌丝滑动。

2. 肌动蛋白 呈球形,互相串联成双螺旋的细长纤维,它有特殊的与肌球蛋白头部结合的"作用点",能形成可逆性结合。

(二)调节蛋白

1. 原肌球蛋白 呈杆状,嵌在肌动蛋白双螺旋的沟槽内。

2. 肌钙蛋白 由向肌球蛋白亚单位(TnT)、钙结合亚单位(TnC)和抑制亚单位(TnI)三个亚单位构成。Ca^{2+} 与肌钙蛋白和向肌球蛋白可逆性结合,封闭和开启肌动蛋白上的"作用点",实现对心肌舒缩的调节。

(三)兴奋-收缩耦联

当心肌兴奋时,心肌细胞膜去极化,可激活细胞膜上的 L-型钙通道开放,细胞外液中的 Ca^{2+} 进入细胞内,进而肌质网内受体激活向胞质释放 Ca^{2+},使胞质中 Ca^{2+} 浓度迅速升高,当 Ca^{2+} 浓度从 10^{-7} mol/L 升至 10^{-5} mol/L 时,Ca^{2+} 便与肌钙蛋白结合,形成 Ca^{2+}-肌钙蛋白-向肌球蛋白复合体,引起向肌球蛋白空间构型的改变,解除了其对肌动蛋白"作用点"的抑制,使肌球蛋白横桥能够与肌动蛋白"作用点"结合。同时,Ca^{2+} 又激活肌球蛋白头部的 ATP 酶,水解 ATP 释放能量,启动肌球蛋白头部定向偏转,使细肌丝沿着粗肌丝向肌节中央滑行,结果肌节缩短,心肌收缩。

(四)心肌的舒张

心肌收缩后复极化时,大部分 Ca^{2+} 由肌质网通过钙泵作用摄取并储存,小部分 Ca^{2+} 又转移至细胞外,胞质内 Ca^{2+} 浓度迅速降低,当降至 10^{-7} mol/L 时,Ca^{2+} 即与肌钙蛋白解离,细肌丝滑向原位,心肌舒张(图 20-1)。

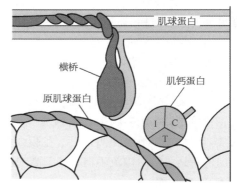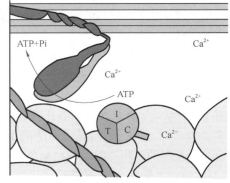

图 20-1 心肌舒缩的分子生物学基础

二、心肌收缩功能减弱

从心肌舒缩的分子生物学基础上看,决定心肌收缩过程的基本因素是心肌收缩蛋白、正常的能量代谢和兴奋-收缩耦联,当这些因素发生明显改变时,便可导致心力衰竭。

(一)收缩相关蛋白的破坏

心肌细胞死亡后,与收缩相关的蛋白质随即被分解破坏,心肌的收缩力亦随之下降。心肌细胞的死亡包括坏死和凋亡两种方式。

1. 心肌细胞坏死　主要见于严重的心肌缺血、缺氧、感染、中毒或负荷过重等因素,使大量的心肌细胞变性、坏死,坏死的心肌细胞内溶酶体破裂,引起细胞自溶,与收缩相关的蛋白质也被彻底分解破坏,心肌的收缩功能减弱而发生心力衰竭。

2. 心肌细胞凋亡　氧化应激、缺血缺氧、钙稳态失衡、心脏负荷过重、线粒体功能异常或某些细胞因子(如 TNF)作用后等,心肌细胞可发生凋亡,引起心肌细胞数量减少而发生心力衰竭。

(二)心肌能量代谢障碍

心肌的能量代谢过程可分为能量的生成、储存和利用三个阶段。正常心肌的收缩和舒张过程所消耗的能量,主要来自脂肪酸、葡萄糖、乳酸、丙酮酸、氨基酸等物质的氧化过程。氧化所释放的能量部分转移至高能磷酸键上,以 ATP 和 CP 形式储存起来。心肌细胞收缩时,能直接利用 ATP 中的化学能,转变成机械能。因此,凡是干扰心肌能量代谢的因素,都可导致心肌收缩性减弱。

1. 能量生成障碍　主要见于缺血、缺氧性疾病,如严重的贫血、冠状动脉粥样硬化症等,因氧化磷酸化障碍,导致能量生成不足;维生素 B_1 缺乏使丙酮酸不能通过氧化脱羧转变为乙酰辅酶 A 进入三羧酸循环,使 ATP 生成减少,也可导致心肌收缩性减弱。

2. 能量利用障碍　长期的心脏负荷过重而引起心肌过度肥大时,心肌细胞内的肌球蛋白头部 ATP 酶活性降低,ATP 水解作用减弱,心肌能量利用减少,心肌收缩性减弱。

(三)心肌兴奋-收缩耦联障碍

引起心肌兴奋-收缩耦联障碍的主要环节是 Ca^{2+} 的运转失常。

1. 肌质网对 Ca^{2+} 的摄取、储存、释放障碍　当心肌缺血、缺氧时,ATP 供应不足,肌质网 Ca^{2+} 泵活性减弱以及能量利用障碍,导致肌质网摄取、储存 Ca^{2+} 的能力下降。因此,当心肌兴奋时,向细胞内释放的 Ca^{2+} 减少;若伴有酸中毒时,肌质网和钙结合牢固,也可使 Ca^{2+} 释放困难,胞质中 Ca^{2+} 浓度不能迅速达到激发心肌收缩的浓度,从而导致兴奋-收缩耦联障碍。

2. 细胞外 Ca^{2+} 内流受阻　心肌收缩时,胞质中的 Ca^{2+} 大部分来自肌质网,还有一部分是由胞外流入胞内的。目前认为,Ca^{2+} 内流的途径主要有两条:一是经过钙通道内流,另一是经过钠钙交换体内流。钙通道分"膜电压依赖性"Ca^{2+} 通道和"受体操纵性"Ca^{2+} 通道,前者受膜电位调节而开、闭。去极时,膜内电位变正,通道开放,胞外 Ca^{2+} 顺浓度差流入胞内;复极时,膜内电位变负,通道关闭,Ca^{2+} 内流停止。后者受细胞膜上 β-受体和某些激素调控,当去甲肾上腺素(NE)与 β-受体结合时,激活腺苷酸环化酶,使心肌细胞内 ATP 转变为 cAMP,激活膜上的钙通道,使其开放而使 Ca^{2+} 内流;当去甲肾上腺素减少和腺苷酸环化酶活性降低,钙通道关闭,Ca^{2+} 内流停止。Ca^{2+} 内流的另一途径 $Na^+ - Ca^{2+}$ 交换体,其性质为酶蛋白质,活性在心、脑组织中最大,在膜内电位为正时,$Na^+ - Ca^{2+}$ 交换体的作用方向是 Na^+ 向外、Ca^{2+} 向内转运。Ca^{2+} 内流不但直接升高细胞内 Ca^{2+} 浓度,还可通过蛋白激酶的活化,使肌质网摄取和释放 Ca^{2+} 加速。

当各种原因引起的心脏负荷过重时,心肌肥大,严重肥大的心肌肌膜 β-受体密度相对减少、NE 合成减少或消耗过多,以致心肌内 NE 含量减少,Ca^{2+} 的内流减少,导致心肌兴奋-收缩耦联障碍。

3. 肌钙蛋白与 Ca^{2+} 结合障碍　Ca^{2+} 与肌钙蛋白结合是启动兴奋-收缩耦联的关键,它既要求胞质内 Ca^{2+} 浓度要迅速上升到"收缩阈值"(10^{-5} mol/L),还要求肌钙蛋白有正常的活性,各种原因引起的心肌细胞酸中毒时,由于 H^+ 与肌钙蛋白亲和力远较 Ca^{2+} 大,H^+ 占据了肌钙蛋白上的 Ca^{2+}

结合位点,即使胞质内 Ca^{2+} 浓度已上升到"收缩阈值",也无法与肌钙蛋白结合,从而妨碍了兴奋-收缩耦联过程。

三、心室舒张功能异常

心脏的射血功能不但取决于心肌的收缩性,还取决于心室正常的舒张功能。临床上约有 30% 的心力衰竭患者是由于心室舒张功能异常引起的。

(一) Ca^{2+} 复位延缓

心肌舒张时,要求胞质中 Ca^{2+} 浓度迅速下降至"舒张阈值"(10^{-7} mol/L),Ca^{2+} 与肌钙蛋白解离,肌钙蛋白恢复原有构型。在心肌缺血、严重贫血等情况下,肌膜上的钙泵不能迅速将胞质内的 Ca^{2+} 向胞外排出,肌质网 Ca^{2+}-ATP 酶活性降低也不能将胞质中的 Ca^{2+} 重摄回去,使胞质内 Ca^{2+} 不能降至与肌钙蛋白解离的水平,导致心肌舒张异常。

(二) 肌球-肌动蛋白复合体解离障碍

心肌舒张需使肌球蛋白头部与肌动蛋白分开,即拆除横桥。这不但需要 Ca^{2+} 从肌钙蛋白结合处及时脱离,而且还需要 ATP 参与。当缺血、缺氧等导致 ATP 缺乏时,肌球-肌动蛋白复合体不能分离,同时钙泵运转障碍,心肌处于收缩状态,舒张能力下降。

(三) 心室舒张势能减少

心室的舒张势能来自于心室的收缩,心室收缩末期由于心肌几何结构的改变可产生一种促进心室复位的舒张势能,即心室收缩越好,这种势能就越大。因此,心肌收缩力下降,可使舒张势能减少,心室不能充分舒张。此外,舒张期冠状动脉的充盈不足,也影响心室的舒张功能。

(四) 心室顺应性降低

心室顺应性(ventricular compliance)是指心室在单位压力变化下所引起的容积改变(dV/dP)。反之,若单位心室容积改变引起的压力变化(dP/dV),则称为心室僵硬度(ventricular stiffness)。心肌肥大、心肌炎、心肌纤维化时,室壁僵硬度增加,致心室顺应性降低。缩窄性心包炎、心包填塞时,心室舒张受限,也可导致心室顺应性降低,妨碍了心室的充盈。

四、心脏各部舒缩活动不协调

在正常情况下,心脏各部包括左-右心之间、房-室之间和心室壁各区域之间的活动处于高度的协调状态,以保证有足够的心排血量。心肌受损如心肌梗死、心肌炎等,致使心脏各部在空间和时间上舒缩活动不协调、不同步,可严重影响心排血量,导致心力衰竭(图 20-2)。

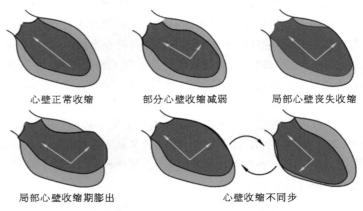

心壁正常收缩　　　　部分心壁收缩减弱　　　　局部心壁丧失收缩

局部心壁收缩期膨出　　　　心壁收缩不同步

图 20-2　心室各部舒缩活动不协调的常见类型

第四节　心功能不全时机体主要的功能和代谢变化

心功能不全时,因心排血量减少和静脉回流障碍可引起一系列临床表现,归纳为心排血量减少和静脉淤血。

一、心排血量减少

心功能不全时,因心肌的收缩和(或)舒张功能障碍,导致心排血量绝对或相对不足,出现一系列外周血液灌流不足的症状和体征,严重时将发生心源性休克。

(一)皮肤苍白或发绀

由于心排血量减少,加上交感-肾上腺髓质系统兴奋,皮肤血管收缩,血流量减少,致患者皮肤苍白、温度降低和汗腺分泌等,严重时皮肤呈斑片状或浅蓝色。

(二)疲乏无力、失眠、嗜睡

心功能不全时,身体各部骨骼肌的血液供应减少,能量代谢降低,患者常感觉疲乏无力。当机体的代偿失调后,脑血流量减少,供氧不足,表现为头痛、失眠、烦躁不安、眩晕等症状,严重者出现嗜睡,甚至昏迷。

(三)尿量减少

心排血量减少,肾供血不足,加上交感神经兴奋引起肾血管收缩,使肾血流量进一步减少,造成肾小球滤过率下降和肾小管重吸收功能增强,尿量减少。

(四)心源性休克

急性、严重心力衰竭(如大面积心肌梗死)时,由于心排血量急剧减少,机体来不及代偿,造成休克。

二、静脉淤血

(一)肺循环淤血

左心衰竭时,因心室舒张末期容积增加,压力升高,肺静脉血液回流受阻,发生肺淤血。临床上主要表现为各种形式的呼吸困难和肺水肿。

1. **呼吸困难**　指患者主观感到呼吸费力,并有喘不过气的感觉,这是由于肺淤血、水肿所引起,其表现形式如下。

(1)劳力性呼吸困难:指伴随着体力活动而发生的呼吸困难,休息后症状可减轻或消失。发生机制有:①体力活动时机体需氧量增加,而衰竭的心脏不能提供与之相适应的心排血量,机体缺氧加剧,反射性地兴奋呼吸中枢,引起呼吸运动加强。②活动时心率加快,心舒期缩短,冠脉灌流量减少,心肌缺血缺氧加剧;同时心率加快,心肌耗氧量增加。③心舒期缩短,左室充盈减少,可加重肺淤血、水肿。④体力活动时回心血量增加,肺淤血、水肿加重,肺顺应性降低,呼吸肌做功增加,患者感到呼吸困难。

(2)端坐呼吸:指严重的心功能不全患者因呼吸困难不能平卧,被迫采取半卧位甚至坐位,才能减轻呼吸困难的状态。发生机制有:①平卧时,腹腔内脏及下肢的静脉血液回流增多,加重肺淤血、肺水肿。②平卧时,膈肌上升,胸腔容积缩小,肺活量显著减少,限制了肺的呼吸活动。③平卧时,肥大的心脏可压迫肺静脉而加重肺淤血。

(3)夜间阵发性呼吸困难:指患者夜间入睡后,突然感到气闷而惊醒,被迫立即坐起,呼吸困难加重,常伴有喘息和咳嗽。若发作时伴有哮鸣音,则称为心性哮喘。其发生机制有:①卧位时,体静脉回流增加;膈肌上移,肺扩张受限;肺淤血加重。②入睡后,迷走神经兴奋性相对升高,支气管收缩,通气阻力加大。③熟睡后,中枢神经系统处于相对抑制状态,对外周传入刺激的敏感性降低,故只有在肺淤血比较严重,PaO_2 降到一定水平时,才能刺激呼吸中枢,使患者突感呼吸困难而惊醒。

2. 肺水肿 是急性左心衰竭最严重的表现。由于肺淤血引起肺毛细血管流体静压升高、毛细血管壁通透性增加,导致肺泡、肺间质水肿,临床上主要表现为突发严重的呼吸困难、发绀、咳嗽、咳粉红色泡沫样痰等。

(二)体循环淤血

右心衰竭或全心衰竭时,因钠、水潴留和静脉回流障碍,可引起不同程度的淤血。

1. 静脉淤血和静脉压升高 右心衰竭或全心衰竭时,因心排血量减少,心室舒张时室内压增高,静脉回流受阻,加之钠、水潴留,使体循环静脉系统大量血液淤积。临床上表现为颈静脉怒张、肝颈静脉反流征阳性等。

2. 水肿 右心衰竭时,钠、水潴留和毛细血管流体静压升高引起的水肿,称为心性水肿。由于重力的关系,水肿首先出现于身体的下垂部位,严重时发展为全身性水肿,并可出现胸、腹水。

3. 肝肿大、压痛和肝功能异常 因右心衰竭时下腔静脉压升高,肝静脉血液回流受阻,导致肝脏淤血肿大。肿大的肝脏牵张肝被膜,引起疼痛,触摸时引起压痛。长期的肝脏淤血、缺氧可致淤血性肝硬化和肝功能异常。

第五节 心功能不全防治的病理生理基础

一、积极防治原发疾病,消除诱因

如治疗先天性心脏病、心肌炎、贫血等,积极控制高血压、冠心病等。同时有效防治诱因,如控制感染、纠正心律失常、维持水电解质和酸碱平衡等。

二、改善心肌的舒缩功能

针对心肌收缩性减弱,可采用各种强心药物(如强心苷和其他正性肌力作用药物)提高心肌收缩性。针对心肌舒张不良,可采用钙拮抗剂阻止 Ca^{2+} 内流,改善心肌的舒张性。

三、减轻心脏前后负荷

1. 降低后负荷 应用动脉血管扩张药物可降低左心室射血阻力,提高心排血量,同时改善外周血管灌流。

2. 调整前负荷 在前负荷过高的心力衰竭患者,可使用静脉扩张药物以减少回心血量。限制食盐摄入和适当应用利尿剂,也有利于减低心脏前负荷。

四、其他

如改善患者的缺氧状态、控制水肿等。

265

(于兰英)

第二十一章

肺功能不全

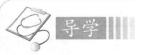

肺脏主要生理功能是外呼吸功能，即通过肺通气和肺换气实现与外界的气体交换，以维持机体血气平衡和内环境稳定。多种原因可以造成肺组织或呼吸道损伤，导致呼吸功能不全，机体出现呼吸困难和低氧血症。本章仅介绍其中的外呼吸功能不全，其严重阶段称为呼吸衰竭。

呼吸衰竭（respiratory failure）是指外呼吸功能严重障碍，导致肺吸入氧气和（或）排出二氧化碳功能不足，出现动脉血氧分压（PaO_2）降低，伴有或不伴有二氧化碳分压（$PaCO_2$）升高的病理过程。诊断呼吸衰竭的主要血气标准为：海平面、静息状态、呼吸空气条件下，PaO_2 低于 60 mmHg，伴有或不伴有 $PaCO_2$ 高于 50 mmHg，并排除外呼吸功能障碍以外的疾病。

呼吸衰竭必定有 PaO_2 降低，根据 $PaCO_2$ 是否升高，可将呼吸衰竭分为低氧血症型（hypoxemic respiratory failure，Ⅰ型）和伴有低氧血症的高碳酸血症型（hypercapnic respiratory failure，Ⅱ型）。根据主要发病机制的不同，分为通气性和换气性。根据原发病变部位不同，分为中枢性和外周性。根据发病的缓急，分为慢性和急性呼吸衰竭。

第一节 呼吸衰竭的病因和发病机制

当各种病因通过引起肺通气障碍、弥散障碍和肺泡通气与血流比例失调等环节，使通气和（或）换气过程发生严重障碍，均可导致呼吸衰竭。

一、肺通气功能障碍

通气是肺泡与外界进行气体交换的过程。当肺通气功能障碍使肺泡通气不足时可发生呼吸衰竭。肺泡通气障碍包括限制性和阻塞性通气不足。

（一）限制性通气不足

限制性通气不足（restrictive hypoventilation）是指吸气时肺泡的扩张受限所引起的肺泡通气不足。通常吸气运动是吸气肌收缩引起的主动过程，呼气运动则是肺泡弹性回缩和肋骨与胸骨借重力作用复位的被动过程。主动过程容易发生障碍，导致肺泡扩张受限。其发生原因如下。

1. **呼吸肌活动障碍**　中枢或周围神经的器质性病变(如脑外伤、脑血管意外、脑炎、脊髓灰质炎、多发性神经炎等)、过量安眠药、镇静药和麻醉药抑制呼吸中枢,以及呼吸肌收缩功能障碍(如长时间呼吸困难和呼吸运动增强引起的呼吸肌疲劳,营养不良所致的呼吸肌萎缩,低钾血症、缺氧等所致的呼吸肌无力等),这些因素均可使吸气肌收缩功能减弱而引起限制性通气不足。

2. **胸廓顺应性降低**　胸廓是弹性组织,欲使其容积扩张,需克服组织弹性阻力。这种由于弹性变化引起囊腔容积扩张的特性谓之顺应性。胸膜纤维化、胸廓畸形、胸壁外伤等,均可限制胸廓的扩张。

3. **肺顺应性降低**　肺泡的弹性回缩力是肺泡间隔中弹性纤维和胶原纤维以及肺泡内层的表面张力所形成的。严重的肺纤维化或肺表面活性物质减少可降低肺的顺应性,使肺泡扩张的弹性阻力增大而导致限制性通气不足。正常时,由肺泡Ⅱ型上皮细胞产生的表面活性物质,Ⅱ型上皮细胞受损(成人呼吸窘迫综合征)或发育不全(新生儿呼吸窘迫综合征)时,可使表面活性物质合成与分泌不足;肺过度通气或肺水肿时,可使表面活性物质大量消耗、稀释和破坏,从而导致表面活性物质减少。

4. **胸腔积液和气胸**　胸腔大量积液或张力性气胸压迫肺脏,使肺扩张受限。

(二) 阻塞性通气不足

阻塞性通气不足(obstructive hypoventilation)是指气道狭窄或阻塞所致的通气障碍。气道阻力是通气过程中主要的非弹性阻力,影响气道阻力的因素有气道内径、长度、形态、气流速度和形式等,其中最主要的是气道内径。气管痉挛、管壁肿胀或纤维化,管腔被黏液、渗出物、异物等阻塞,肺组织弹性降低,以致对气道管壁的牵引力减弱等,均可使气道内径变窄或不规则而增加气流阻力,从而引起阻塞性通气不足。气道阻塞可分为中央性和外周性两种。

1. **中央性气道阻塞**　指声门至气管分叉处的气道阻塞,多见于气管内异物、肿瘤、白喉等。①阻塞若位于胸外(如声带麻痹、炎症、水肿等),吸气时气体流经病灶引起的压力降低,可使气道内压明显低于大气压,导致气道狭窄加重;呼气时则相反,气道内压高于大气压,气道阻塞减轻,患者可出现明显吸气性呼吸困难。②阻塞若位于中央气道的胸内部分,吸气时由于胸内压降低,使气道内压大于胸内压,使阻塞减轻;用力呼气时胸内压升高而压迫气道,使气道狭窄加重,患者表现为呼气性呼吸困难(图21-1)。

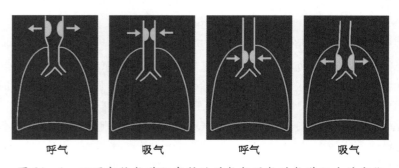

呼气　　　　吸气　　　　呼气　　　　吸气

图21-1　不同部位气道阻塞所致呼气与吸气时气道阻力的变化

267

2. **外周气道阻塞**　指内径<2 mm的小支气管、细支气管阻塞,见于慢性阻塞性肺疾病、支气管哮喘等。慢性阻塞性肺疾病时,小气道管壁增厚或痉挛和顺应性降低,同时管腔也可因分泌物潴留而发生堵塞。此外,由于肺泡壁的损坏,可降低其对细支气管的牵引力,导致管壁狭窄而不规

则,使小气道阻力显著增加,患者表现为呼气性呼吸困难。

(三)肺泡通气不足时的血气变化

肺泡通气量不足会使肺泡气氧分压(alveolar PO_2,PaO_2)下降和肺泡气二氧化碳分压(alveolar PCO_2,$PaCO_2$)升高,因而流经肺泡毛细血管的血液不能被充分动脉化,导致 PaO_2 降低和 $PaCO_2$ 升高,最终出现 Ⅱ 型呼吸衰竭。$PaCO_2$ 的增加与 PaO_2 降低呈一定比例关系。

二、肺换气功能障碍

(一)弥散障碍

弥散障碍(diffusion impairment)是指由于肺泡膜面积减少或肺泡膜异常增厚和弥散时间缩短引起的气体交换障碍。气体弥散量和速度受肺泡膜两侧气体的分压差、气体分子量和溶解度、肺泡膜的面积和厚度及血液与肺泡接触的时间(弥散时间)等因素影响。

1. 弥散障碍的原因　①肺泡膜面积减少:可见于肺实变、肺不张、肺气肿和肺叶切除等。②肺泡膜厚度增加:肺泡膜为气体交换部位,由毛细血管内皮细胞、基底膜、毛细血管与肺泡上皮间网状间隙、肺泡上皮、肺泡上皮表面的液体层及表面活性物质等结构组成。在肺水肿、肺透明膜形成、肺纤维化、间质性肺炎等病理状态下,可引起肺泡膜厚度增加,使弥散距离增宽而致弥散速度减慢,气体弥散障碍。③弥散时间缩短:肺泡膜面积减少和增厚的患者,在体力负荷增加等使心排血量增加和肺血流加快,血液和肺泡接触时间过于缩短,气体交换不充分而发生低氧血症。

2. 弥散障碍时的血气变化　由于 CO_2 的弥散速度比 O_2 大 20 倍,血液中的 CO_2 能较快地弥散入肺泡,故单纯性弥散障碍的血气变化特点是 PaO_2 降低,而 $PaCO_2$ 并不增高。如果存在代偿性通气过度,则可使 P_ACO_2 与 $PaCO_2$ 低于正常。

(二)肺泡通气与血流比例失调

流经肺脏的血液得以充分换气的另一个重要因素是肺泡通气量与血流量的比例。正常成人在静息状态下,每分钟肺泡通气量($\dot{V}_A$)约为 4 L,每分钟肺血流量($\dot{Q}$)约为 5 L,$\dot{V}_A/\dot{Q}$ 约为 0.8。肺部疾患时,由于肺内病变分布不均和各处病变程度不等,对各部分肺的通气与血流影响也不一,可造成严重的肺泡通气和血流比例失调(ventilation-perfusion imbalance),导致换气功能障碍。

1. 肺通气与血流比例失调的类型和原因

(1) 部分肺泡通气不足,但血流量并不相应减少,使 $\dot{V}_A/\dot{Q}$ 比率降低:见于慢性阻塞性肺疾病、肺炎所致肺实变、肺纤维化、肺不张、肺水肿等引起的肺通气障碍。其通气障碍的分布常严重不均匀,病变严重的部位肺泡通气明显减少,但血流并无相应减少,甚至还可因炎性充血而有所增加,使 $\dot{V}_A/\dot{Q}$ 显著降低,导致流经该处的静脉血未经充分氧合便掺杂到动脉血内。这种情况类似肺动-静脉短路,故又称功能性分流,正常人仅占肺血流量的 3%。在严重阻塞性肺疾病时,功能分流可明显增加至相当于肺血流量的 30%～50%,从而严重影响换气功能而导致呼吸衰竭。

(2) 部分肺泡血流不足,但通气良好,使 $\dot{V}_A/\dot{Q}$ 比率增高:见于肺动脉栓塞、弥散性血管内凝血、肺动脉炎、肺毛细血管床减少(如肺气肿)、肺动脉压降低(出血、脱水)等。这些肺泡因血流量减少而失去换气功能或不能充分换气,因而肺泡内气体成分和气道内气体成分相似,犹如增加了肺泡死腔量。因此,又称为死腔样通气。正常人的生理死腔(dead space,V_D)约占潮气量(tidal volume,V_T)的 30%,疾病时功能性死腔(functional dead space,V_{Df})可显著增多,使 V_D/V_T 高达 60%～70%,从而导致呼吸衰竭(图 21-2)。

(3) 解剖分流增加:在生理情况下,肺内也存在解剖分流,即一部分静脉血经支气管静脉和极

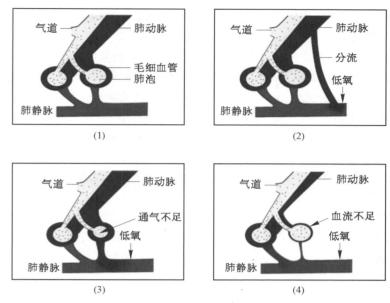

图 21-2 肺通气与血流比例失调模式图

(1) 肺通气与血流比例正常；(2) 解剖分流增加（真性静脉血掺杂）；

(3) 功能分流增加；(4) 死腔样通气增加

少的肺内动-静脉交通支直接流入肺静脉。这些解剖分流的血流量正常时占心排血量的 2%～3%。支气管扩张症可伴有支气管血管扩张和肺内动-静脉短路开放，使解剖分流量增加，静脉血掺杂异常增多，而导致呼吸衰竭。解剖分流的血液完全未经气体交换过程，故称为真性分流。肺的严重病变，如肺实变和肺不张等，使该部分肺泡完全失去通气功能，但仍有血流，流经的血液完全未进行气体交换而掺入动脉血，类似解剖分流，也称为真性分流。吸入纯氧可有效地提高功能性分流的 PaO_2，而对真性分流的 PaO_2 则无明显作用，用这种方法可鉴别功能性分流与真性分流。

2. 肺泡通气与血流比例失调时的血气变化　无论是部分肺泡通气不足引起的功能性分流增加，还是部分肺泡血流不足引起的功能性死腔增加，均可导致 PaO_2 降低，而 $PaCO_2$ 可正常或降低，极严重时也可升高。

第二节　呼吸衰竭时机体主要的功能和代谢变化

呼吸衰竭时发生的低氧血症和高碳酸血症可引起机体各系统代谢和功能的改变。首先是引起一系列代偿适应反应，以改善组织的供氧，调节酸碱平衡和改变组织器官的代谢、功能，以适应新的内环境。在代偿不全时，则可出现各系统严重的代谢和功能障碍。

一、酸碱平衡及电解质紊乱

外呼吸功能障碍可引起呼吸性酸中毒、代谢性酸中毒、呼吸性碱中毒，也可合并代谢性碱中毒，但临床上常见的多为混合性酸碱平衡紊乱。

（一）呼吸性酸中毒

最常见。Ⅱ型呼吸衰竭时，肺泡通气不足，CO_2 排出受阻而潴留，可引起呼吸性酸中毒，此时血液电解质主要发生以下变化。

1. **高钾血症** 急性期由于酸中毒可致细胞内 K^+ 外移;慢性期由于肾小管上皮细胞分泌 H^+ 增多,$NaHCO_3$ 重吸收增多,而致排 K^+ 减少,造成血钾增高。

2. **低氯血症** 高碳酸血症使红细胞内 HCO_3^- 生成增多,血浆中 Cl^- 进入红细胞与 HCO_3^- 交换,可导致低血氯和 HCO_3^- 增多。同时,肾小管产生 NH_3 增多和 $NaHCO_3$ 重吸收增多,使尿中有更多 Cl^- 以 NH_4Cl 和 $NaCl$ 形式排出,故血清 Cl^- 降低。当合并代谢性酸中毒时,血清 Cl^- 可正常。

(二)代谢性酸中毒

由于严重缺氧使无氧酵解加强,乳酸等酸性代谢产物增多,可引起代谢性酸中毒。此外,呼吸衰竭时可能会发生功能性肾功能不全,致肾小管排酸保碱功能降低,也可导致代谢性酸中毒。酸中毒可致细胞内 K^+ 外移和肾小管排 K^+ 减少,造成血钾增高。在代谢性酸中毒时,由于 HCO_3^- 降低,可使肾排 Cl^- 减少,故血清 Cl^- 增高。

(三)呼吸性碱中毒

I 型呼吸衰竭的患者如有过度通气,血中 $PaCO_2$ 明显下降,可发生呼吸性碱中毒,此时患者可出现血 K^+ 降低、血 Cl^- 增高。

二、呼吸系统变化

外呼吸功能障碍导致的低氧血症和高碳酸血症可进一步影响呼吸功能。当 PaO_2 降低时,可刺激颈动脉体与主动脉体化学感受器,反射性地增强呼吸运动,此反应要在 PaO_2 低于 60 mmHg (8.0 kPa)才明显,PaO_2 为 30 mmHg (4.0 kPa)时肺通气量最大。$PaCO_2$ 升高主要作用于中枢化学感受器,使呼吸中枢兴奋,引起呼吸加深、加快,以增加肺泡通气量。但当 PaO_2 低于 30 mmHg (4.0 kPa)时,缺氧对中枢的抑制作用可大于反射性的兴奋作用而使呼吸抑制;当 $PaCO_2$ 高于 80 mmHg (10.7 kPa)时,同样也不能使呼吸中枢兴奋,反而可抑制呼吸中枢。此时呼吸运动主要依靠动脉血低氧分压对血管化学感受器的刺激得以维持。在此种情况下,氧疗只能吸入 24%～30% 的氧,以免缺氧完全纠正后反而呼吸抑制,使高碳酸血症加重,病情更恶化。

呼吸衰竭时的呼吸变化,多由原发疾病引起。如阻塞性通气不足,由于气流受阻,可表现为深慢呼吸。上呼吸道不完全阻塞时可出现吸气性呼吸困难,下呼吸道不完全阻塞时可发生呼气性呼吸困难。肺顺应性降低的疾病,因牵引感受器或肺毛细血管旁感受器(J 感受器)兴奋而反射性地引起呼吸浅快。中枢性呼吸衰竭或严重缺氧时,呼吸中枢兴奋性降低,可出现呼吸浅而慢、潮式呼吸、间歇呼吸、抽泣样呼吸或叹气样呼吸等呼吸节律紊乱,其中最常见者为潮式呼吸,可能由于呼吸中枢兴奋过低而引起呼吸暂停,从而使血中 CO_2 逐渐增多,$PaCO_2$ 升高到一定程度使呼吸中枢兴奋,恢复呼吸运动,从而排出 CO_2,使 $PaCO_2$ 降低到一定程度又可导致呼吸暂停,如此形成周期性呼吸运动。

三、循环系统变化

低氧血症与高碳酸血症对心血管的作用相似,两者具协同作用。

(一)对心脏和血管的影响

一定程度的缺氧和 CO_2 潴留,可反射性地兴奋心血管中枢,使心率加快、心肌收缩力增强,心排血量增加。一般器官的血管运动主要受神经调节,但脑血管和冠状动脉却受局部代谢产物如腺苷等的调节,直接扩张血管,这种血流分布的改变,有利于保证心、脑的血液供应。严重缺氧和 CO_2 潴留可直接抑制心血管运动中枢和心脏活动,扩张血管,导致血压下降、心肌收缩力减弱、心律失常甚至心脏停搏等严重后果。

（二）慢性右心衰竭

呼吸衰竭可累及心脏,导致右心室肥大和右心衰竭,即肺源性心脏病。其发病机制是:①肺泡缺氧和 CO_2 潴留所致血液 H^+ 浓度过高,可引起肺小动脉痉挛,使肺动脉压升高,致右心负荷增加,这是右心受累的主要原因。②肺小动脉长期收缩、缺氧均可导致肺血管肌层增厚和血管硬化,由此形成持久稳定的慢性肺动脉高压。③肺部炎症或肺气肿等病变,使肺毛细血管床减少,肺小动脉壁炎性增厚或纤维化,增加肺循环阻力,导致肺动脉高压。④长期缺氧引起的代偿性红细胞增多症,使血液黏度增高,从而增加肺血流阻力和加重右心的负担。⑤呼气困难时,用力呼气使胸内压升高,心脏受压,影响心脏舒张功能,或吸气困难时,用力吸气使胸内压降低,即心脏外面的负压增大,可增加右心收缩的负荷,促使右心衰竭。⑥缺氧、CO_2 潴留、酸中毒和电解质代谢紊乱,均可损害心脏,促使右心衰竭的发生。

四、中枢神经系统变化

中枢神经系统对缺氧最为敏感,随着缺氧程度的加重,可出现一系列中枢神经系统功能障碍。早期,当 PaO_2 降至 60 mmHg (7.98 kPa)时,可出现智力和视力轻度减退。当 PaO_2 迅速降至 40～50 mmHg (5.32～6.65 kPa)以下时,就会引起一系列神经精神症状,如头痛、欣快感、烦躁不安,逐渐发展为定向和记忆障碍、精神错乱、嗜睡,甚至昏迷等一系列神经精神症状。当 PaO_2 低于 20 mmHg (2.67 kPa)时,数分钟就可造成神经细胞的不可逆损害。慢性呼吸衰竭患者 PaO_2 低达 20 mmHg (2.67 kPa)时神志仍可清醒;而急性呼吸衰竭患者 PaO_2 达 27 mmHg (3.6 kPa)时即可昏迷。CO_2 潴留使 $PaCO_2$ 超过 80 mmHg (10.64 kPa)时,可引起头痛、头晕、烦躁不安、言语不清、扑翼样震颤、精神错乱、嗜睡、昏迷、抽搐、呼吸抑制等,称 CO_2 麻醉。

由呼吸衰竭引起的以中枢神经系统功能障碍为主要表现的综合征,称为肺性脑病(pulmonary encephalopathy)。Ⅱ型呼吸衰竭患者肺性脑病的发病机制如下。①酸中毒和缺氧对脑血管作用:CO_2 除对中枢有直接抑制作用外,还可直接扩张脑血管,$PaCO_2$ 升高 10 mmHg (1.33 kPa),约可使脑血流量增加 50%。缺氧也可使脑血管扩张。缺氧和酸中毒还能损伤血管内皮使其通透性增高,引起脑间质水肿。缺氧还可致细胞 ATP 生成减少,影响 Na^+ - K^+ 泵功能,使细胞内 Na^+ 和水增多,形成脑细胞水肿。脑血管扩张、充血、水肿,使颅内压升高,压迫脑血管,更加重脑缺氧,由此形成恶性循环,严重时可导致脑疝形成。②酸中毒和缺氧对脑细胞作用:呼吸衰竭时脑脊液的 pH 降低,神经细胞发生酸中毒,一方面可增加脑谷氨酸脱羧酶活性,使 γ-氨基丁酸生成增多,导致中枢抑制。另一方面可增强磷脂酶活性,使溶酶体水解酶释放,引起神经细胞和组织的损伤。

五、肾功能变化

呼吸衰竭时肾可受累,轻者尿中出现蛋白质、红细胞、白细胞及管型等,严重者可发生急性肾功能衰竭,出现少尿、氮质血症和代谢性酸中毒。此时,肾结构往往无明显改变,为功能性肾功能衰竭。其发生是由于缺氧与高碳酸血症反射性地通过交感神经使肾血管收缩,肾血流量严重减少所致。

六、胃肠变化

严重缺氧可使胃壁血管收缩,因而能降低胃黏膜的屏障作用,CO_2 潴留可增强胃壁细胞碳酸酐酶活性,使胃酸分泌增多,故呼吸衰竭时出现胃黏膜糜烂、坏死、出血及溃疡形成等病变。

第三节　呼吸衰竭防治的病理生理基础

一、防止和去除诱因、病因

做部分肺叶切除手术前,应检查患者心脏与肺的功能储备。功能储备不足者切除部分肺后可发生呼吸衰竭、肺动脉高压和肺源性心脏病。慢性阻塞性肺疾病患者,若发生感冒和急性感染,可诱发呼吸衰竭与右心衰竭,故应加强预防呼吸道感染并及时采取抗感染治疗。

二、给氧治疗及给氧原则

纠正低氧血症是治疗呼吸衰竭的重要措施,应尽快将 PaO_2 提高到 50 mmHg (6.65 kPa)以上。给氧的原则是:①持续低浓度低流量给氧(吸氧浓度不宜超过 30% 并控制流速),适合于 II 型呼吸衰竭。②对 I 型呼吸衰竭患者可吸入较高浓度的氧(一般不超过 50%)。若患者已出现呼吸调节障碍或 CO_2 潴留,则停用高浓度氧而改用持续低浓度、低流量给氧。

三、降低 $PaCO_2$

$PaCO_2$ 增高是由肺总通气量减少所致,应通过增加肺泡通气量以降低 $PaCO_2$。增加肺通气的方法有:

1. 解除呼吸道阻塞　如使用抗生素治疗气道炎症;用平喘药扩张支气管;用体位引流,必要时用气管插管清除分泌物。

2. 增强呼吸动力　如使用呼吸中枢兴奋剂尼可刹米等,对原发于呼吸中枢抑制所致限制性通气障碍是适用的,但对一般慢性呼吸衰竭患者用中枢兴奋剂,在增加肺通气的同时也增加呼吸肌耗氧量和加重呼吸肌疲劳,反而得不偿失。

3. 人工辅助通气　以人工呼吸维持必需的肺通气量,同时也可使呼吸肌得到休息,有利于呼吸肌功能的恢复。呼吸肌疲劳是 II 型呼吸衰竭的重要发病因素,是由呼吸肌过度负荷引起的呼吸肌(主要是膈肌)衰竭,表现为收缩力减弱和收缩与舒张速度减慢,往往出现在 $PaCO_2$ 升高以前。

4. 补充营养　慢性呼吸衰竭患者由于呼吸困难影响进食、消化和吸收功能,常有营养不良而致体重减轻和膈肌萎缩,后者可使收缩无力,更易发生呼吸肌疲劳,故除呼吸肌休息治疗外,还应补充营养以改善呼吸肌功能。

四、改善内环境及重要脏器功能

如纠正酸碱平衡与电解质紊乱,预防和治疗肺源性心脏病及肺性脑病等。

五、中医药治疗

多采用中医辨证与辨病相结合方法,在呼吸衰竭的缓解期采用宽胸理气、活血化瘀等方药治疗具有一定临床疗效,急性期可配合西药使用。

(胡建鹏)

第二十二章

肝 功 能 不 全

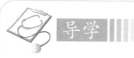

导学

掌握：肝功能衰竭和肝性脑病的概念。
熟悉：肝性脑病的发病机制及诱发因素。
了解：肝功能不全的分类、病因和对机体的影响。

第一节　概　　述

一、概念和分类

当各种致肝损伤因素作用于肝脏或长期反复作用于肝脏后，使肝脏细胞发生严重损害，致其分泌、排泄、合成、生物转化与免疫功能严重障碍，机体出现黄疸、出血、继发性感染、肾功能障碍、顽固性腹水、肝性脑病等一系列临床综合征，这种综合征称之为肝功能不全（hepatic insufficiency）。肝功能衰竭（hepatic failure）一般是指肝功能不全的晚期阶段，患者几乎都以肝性脑病而告终。肝功能不全按病情经过可分为急性和慢性两种。

1. 急性肝功能不全　起病急，进展快，病死率高。发病数小时后出现黄疸，2～4 d后即由嗜睡进入昏迷状态，并有明显的出血倾向，常并发肾功能衰竭。常见于暴发性病毒性肝炎、药物性肝损伤等。其主要是严重而广泛的肝细胞变性或坏死所致。

2. 慢性肝功能不全　病情进展缓慢，病程较长，多在某些诱因如上消化道出血、感染、服用镇静剂与麻醉剂、电解质与酸碱平衡紊乱、氮质血症等作用下病情突然加剧，进而发生昏迷。多见于各种类型肝硬化的失代偿期和部分肝癌的晚期。

二、常见病因和发病机制

1. 生物性因素　肝炎病毒感染尤其是乙型肝炎病毒感染是最常见的原因。乙肝病毒感染后激发的细胞免疫和体液免疫既有利于杀灭病毒也可攻击感染过的肝细胞，使肝细胞受损。一般认为 T 细胞介导的细胞免疫反应是引起肝细胞损伤的主要因素。

2. 药物及化学毒物　化学药品如四氯化碳、氯仿、磷、锑、砷等中毒；长期、大量或联合使用某些药物如抗肿瘤药物（环磷酰胺、甲氨蝶呤、5-氟尿嘧啶）、抗结核药物（利福平、异烟肼、乙胺丁醇）、调降血脂类（阿托伐他汀、洛伐他汀、非诺贝特、氯贝丁酯）等，常可引起肝内胆汁淤积和肝细胞

273

坏死。对于已有肝脏疾病的患者,用药不当,更有可能加重病情,使肝功能恶化。

3. **酒精中毒** 乙醇的分解和代谢均在肝内进行,乙醇本身及其衍生物均能导致肝脏损伤,尤其是乙醛。此外,嗜酒所致的营养缺乏也起一定的作用。慢性酒精中毒可引起脂肪肝、酒精性肝炎和肝硬化。

4. **遗传代谢障碍** 遗传性酶缺陷所致物质代谢紊乱引起的疾病可累及肝脏,造成肝炎、脂肪肝、肝硬化,如糖代谢病、脂类代谢病、氨基酸代谢病、金属元素代谢病、肝卟啉代谢病、胆红素代谢病等。

三、对机体的影响

(一)物质代谢障碍

1. **糖代谢障碍** 主要引起低血糖。肝功能障碍时由于糖原合成障碍、糖异生能力降低及肝细胞坏死,使糖原储备减少。此外,还可能由于肝严重受损使胰岛素灭活减少,出现高胰岛素血症等,均可导致低血糖。

2. **蛋白质代谢障碍** 主要导致低蛋白血症。肝脏是合成蛋白质的主要场所,在肝损伤时,由于肝细胞数量减少和肝细胞代谢障碍,蛋白质合成减少,出现低蛋白血症。由于造血原料缺乏,出现贫血及营养不良;凝血因子合成减少,造成出血倾向;应激时急性期反应蛋白的产生不足,使机体的防御功能下降。

3. **脂类代谢障碍** 肝脏与脂类的消化、吸收、运输、分解和合成有密切关系。肝功能障碍胆汁分泌减少,脂类消化吸收障碍,患者出现脂肪泻、厌油腻等;脂溶性维生素 A、D、E、K 的吸收障碍,患者出现相关的维生素缺乏症如夜盲症、出血倾向、骨质疏松等;脂蛋白的合成障碍,使肝细胞内脂质堆积引起脂肪肝。

(二)胆汁分泌和排泄障碍(黄疸)

胆红素的摄取、运输、酯化、排泄均由肝细胞完成。如果其中一个或数个环节发生障碍,就会导致高胆红素血症的发生,出现黄疸。胆汁酸的摄入、运载、排泄也由肝细胞完成,若胆汁分泌障碍致使正常分泌到胆汁中的物质蓄积于肝内和血清内,导致肝内胆汁淤积和高胆红素血症。

(三)凝血与纤维蛋白溶解障碍

肝脏参与多种凝血因子、纤溶酶、抗纤溶酶的合成和凝血因子、纤溶酶原激活物的清除,在凝血和抗纤溶方面起着重要作用。肝功能障碍可导致出血与出血倾向,甚至诱发 DIC。

(四)免疫功能障碍

Kupffer 细胞有很强的吞噬能力,能吞噬血中的异物、细菌、染料、内毒素及其他颗粒物质,是抵御细菌、病毒感染的主要屏障。因此,严重肝病时 Kupffer 细胞功能抑制可导致细菌感染及肠源性内毒素血症。

1. **细菌感染与菌血症** 严重肝病时,感染所致的病死率达 20%~30%。肝病并发感染常见于菌血症、细菌性心内膜炎、尿道感染和自发性细菌性腹膜炎等。

2. **肠源性内毒素血症** 肠道革兰染色阴性细菌释放内毒素,在正常情况下小量间歇地进入门静脉,入肝脏后迅速被 Kupffer 细胞吞噬而清除,故不能进入体循环。严重肝病时肠源性内毒素血症(intestinal endotoxemia)的发生与下列因素有关:①肝小叶正常结构被改建及门脉高压形成,出现肝内短路和肝外侧支循环,使来自肠道的内毒素绕过肝脏,不能被 Kupffer 细胞清除,直接进入体循环。②门静脉高压,内毒素从肠壁漏入腹腔增多。③肠黏膜屏障可能受损,内毒素吸收过多。④肝内淤积的胆汁酸、胆红素均可使 Kupffer 细胞功能抑制,对内毒素的清除减少。

（五）生物转化功能障碍

1. **激素灭活功能障碍** 肝细胞受损后多种激素（胰岛素、雌激素、抗利尿激素、醛固酮等）的灭活减少，出现相应的临床表现，如雌激素灭活减少出现女性月经减少、男性女性化、小动脉扩张等变化；醛固酮、抗利尿激素灭活减少，可致钠水潴留。

2. **药物代谢障碍** 严重肝病时肝脏代谢药物的能力下降，导致药物蓄积，因而增强某些药物尤其是镇静药、催眠药等的毒性作用，易发生药物中毒。此外，肝硬化时，肝血流量明显减少、侧支循环形成，门脉血中的药物或毒物绕过肝脏进入体循环，使药物在体内的分布、代谢与排泄也发生改变。因此，肝病患者用药要慎重。

3. **解毒功能障碍** 肝细胞损害时，其解毒功能障碍。尤其是来自肠道吸收的蛋白质代谢终末产物（如氨、胺类等毒性物质）不能通过肝脏进行生物氧化作用，使毒物入血增多；毒物也可经侧支循环绕过肝脏直接进入体循环，引起中枢神经系统发生严重功能障碍，以致发生肝性脑病。

（六）肝肾综合征

急、慢性肝功能不全晚期，可发生一种原因不明的肾功能衰竭，表现为少尿、无尿、氮质血症等，这种继发于严重肝脏疾病的肾功能衰竭称为肝肾综合征。根据肾损害及功能障碍的特点分为以下两类。

1. **功能性肝肾综合征**（functional hepatorenal syndrome） 以严重的肾脏低灌流为特征，肾脏仍保留一些浓缩功能，尿中几乎不含钠。一旦肾灌流量恢复，则肾功能迅速恢复。若功能性肝肾综合征得不到及时治疗，病情进一步发展，可发生器质性肝肾综合征。

2. **器质性肝肾综合征** 其主要病理变化是肾小管坏死，发生机制可能与内毒素血症有关。肝肾综合征是肝功能衰竭独特的综合征，亦是一种极为严重的并发症，发病率较高。

第二节　肝　性　脑　病

肝性脑病（hepatic encephalopathy）是由于急性或慢性肝功能衰竭，使大量毒性代谢产物在血循环中堆积，临床上出现一系列神经精神症状，最终出现肝性昏迷。这种继发于严重肝脏疾病的神经精神综合征，称为肝性脑病。早期表现为轻微的性格行为的改变，严重时可出现意识障碍甚至于昏迷。临床上一般分为 4 期，一期有轻微的性格和行为改变，轻微的扑翼样震颤；二期以精神错乱、睡眠障碍、行为失常为主，明显的扑翼样震颤；三期以昏睡和精神错乱为主；四期完全丧失神志不能唤醒，即进入昏迷阶段。

一、发病机制

肝性脑病时脑组织并无明显的特异性形态学改变，其发生主要是脑组织的代谢和功能障碍引起。目前有氨中毒、假性神经递质、血浆氨基酸失衡和 γ-氨基丁酸等学说，每个学说都能从不同角度揭示肝性脑病的发生，并指导临床治疗，但现每个学说都不完整，现分述如下。

（一）氨中毒学说

肝硬化或有门-体分流的患者，在进食大量高蛋白质或口服较多含氮物质后血氨水平升高，可出现肝性脑病的各种临床表现，而限制蛋白质摄入可缓解病情。临床上，肝性脑病发作时，多数患者血液及脑脊液中氨水平升高至正常的 $2 \sim 3$ 倍，约占 80%，而采取降血氨的治疗后症状可能缓解。这表明肝性脑病的发生与血氨升高密切相关。氨中毒学说（ammonia intoxication hypothesis）认为，氨的生成增多而清除不足时，增高的血氨可通过血脑屏障进入脑组织，从而引起脑功能障碍。

1. 血氨水平升高的原因

(1) 氨清除不足:体内氨主要在肝内经鸟氨酸循环合成尿素而清除。肝严重受损时,由于鸟氨酸循环所需的 ATP 不足、酶系统受损导致尿素合成减少,氨清除不足而致血氨升高。此外,门-体分流使肠内氨绕过肝脏而直接进入体循环。

(2) 氨的产生过多:肝功能障碍时氨产生过多主要见于肠道:①肝硬化时门静脉血流受阻,致使肠黏膜淤血、水肿,或由于胆汁分泌减少,食物消化、吸收和排空障碍,细菌大量繁殖,在细菌作用下,使氨的生成显著增多。②肝硬化合并上消化道出血,肠道内积血中的蛋白质在细菌作用下产生大量氨。③肝硬化晚期合并肾功能障碍而发生氮质血症,使弥散至胃肠道的尿素增加,经肠道产氨增加。除肠道产氨外,肝性脑病患者高度不安与躁动,使肌肉活动增强,肌肉中的腺苷酸分解代谢加强使产氨增多。

2. 氨对脑组织的毒性作用

(1) 干扰脑组织的能量代谢:由于血氨升高干扰了脑细胞葡萄糖生物氧化的正常进行,使脑中的 ATP 生成减少而消耗增多,致脑细胞完成各项生理功能所需的能量严重不足,从而引起脑功能障碍。其机制为:①氨与脑内的 α-酮戊二酸结合,生成谷氨酸,使三羧酸循环中间产物 α-酮戊二酸减少,影响糖的有氧代谢。同时,消耗大量还原型辅酶 I (NADH),妨碍呼吸链中的递氢过程,以致 ATP 产生不足。②氨与谷氨酸结合形成谷氨酰胺的过程中消耗大量 ATP。因此,脑细胞活动所需能量不足,不能维持中枢神经系统的兴奋活动,从而引起昏迷(图 22-1)。

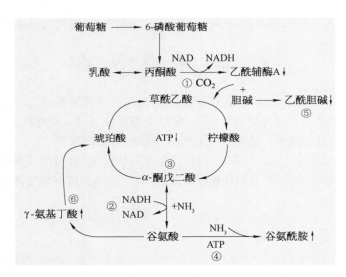

图 22-1　氨对脑能量代谢及神经递质的影响

① 丙酮酸氧化脱羧障碍;② NADH 减少呼吸链递氢过程受抑;③ α-酮戊二酸减少;
④ 合成谷氨酰胺时消耗 ATP,谷氨酰胺增多;⑤ 乙酰胆碱合成减少;⑥ γ-氨基丁酸蓄积

(2) 使脑内神经递质发生改变:脑氨增多可使脑内兴奋性神经递质(谷氨酸、乙酰胆碱)减少和抑制性神经递质(γ-氨基丁酸、谷氨酰胺)增多,致使神经递质之间的作用失去平衡,导致中枢神经系统功能发生紊乱(图 22-1)。

(3) 氨对神经细胞膜的抑制作用:氨干扰神经细胞膜上的 Na^+-K^+-ATP 酶的活性,影响复极后膜的离子转运,使膜电位变化和兴奋性异常。氨与 K^+ 有竞争作用,以致影响 Na^+、K^+ 在神经细胞膜内外的正常分布,从而干扰神经传导活动。

(二)假性神经递质学说

严重肝病时,假性神经递质在脑干网状结构中堆积,正常的神经递质被假性神经递质所取代,使神经冲动的传递发生障碍,引起中枢神经功能障碍而导致昏迷的发生。

1. 假性神经递质的生成　正常时蛋白质在肠中分解成氨基酸,再经肠道细菌脱羧酶作用形成胺类。其中芳香族氨基酸如苯丙氨酸和酪氨酸转变为苯乙胺和酪胺,被门静脉吸收入肝,经单胺氧化酶作用而分解清除。肝功能严重障碍时这些胺不能被分解或经门-体侧支直接进入体循环,使血中浓度增高,通过血脑屏障而进入脑组织。苯乙胺和酪胺在脑细胞非特异性 β-羟化酶作用下被羟化,形成苯乙醇胺和羟苯乙醇胺。这两者的化学结构与脑干网状结构的真性神经递质去甲肾上腺素和多巴胺极为相似(图 22-2),但传递信息的生理功能却远较去甲肾上腺素和多巴胺为弱,故称假性神经递质。

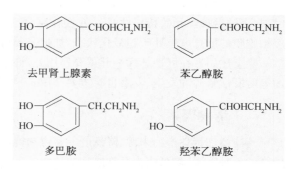

图 22-2　正常及假性神经递质

2. 假性神经递质的作用　正常脑干网状结构中的神经递质主要有去甲肾上腺素和多巴胺等,在维持网状结构上行激动系统唤醒功能中具有重要作用。当脑干网状结构中假性神经递质增多时,则竞争性地取代真性神经递质而被神经末梢所摄取和储存,每当发生神经冲动时再释放出来。因假性神经递质传递信息的功能远不及正常神经递质强,致使网状结构上行激动系统功能失常,传至大脑皮质的兴奋冲动受阻,以致大脑功能发生抑制,出现意识障碍乃至昏迷。

(三)血浆氨基酸失衡学说

严重肝病时,血浆支链氨基酸(BCAA)/芳香族氨基酸(AAA)比值变小,芳香族氨基酸(苯丙氨酸、酪氨酸、色氨酸)增多并大量进入脑细胞,使脑内假性神经递质和抑制性递质生成增多,并抑制去甲肾上腺素的合成,造成中枢神经系统功能紊乱。

1. 血浆氨基酸失衡的机制　造成氨基酸代谢异常的机制十分复杂,主要与肝功能障碍或门体-分流时肝脏对胰岛素和胰高血糖素的灭活减弱使其含量增高有关。①胰高血糖素升高,增强组织蛋白(肌肉和肝脏)分解,使芳香族氨基酸生成增多。②肝功能障碍对芳香族氨基酸的降解减少。③胰岛素增多,促进肌肉和脂肪组织摄取、利用支链氨基酸(缬氨酸、亮氨酸、异亮氨酸),使支链氨基酸减少。

2. 氨基酸失衡引起脑病的机制　芳香族氨基酸和支链氨基酸由同一载体转运通过血脑屏障进入脑细胞内。支链氨基酸含量减少,则芳香族氨基酸进入脑内增多。进入脑内的苯丙氨酸、酪氨酸在脑内生成苯乙醇胺和羟苯乙醇胺,使假性神经递质增多,从而干扰正常神经递质的功能。进入脑内的色氨酸生成的 5-羟色胺是中枢神经系统中重要的抑制性递质,同时也是一种假递质而被肾上腺素能神经元摄取、储存和释放。肝性脑病的发生可能由于假性神经递质的蓄积取代了真性神经递质和抑制性递质的增多作用的结果。由此不难看出,血浆氨基酸失衡学说是假性神经递质学说的补充和发展。

(四)γ-氨基丁酸学说

严重肝病时,血中 γ-氨基丁酸(GABA)增多,通过血脑屏障进入脑内,导致脑细胞膜 γ-氨基丁酸受体数增多并与之结合,引起中枢神经系统功能抑制。

1. 神经中枢 GABA 增多的机制　肠细菌丛是 GABA 的主要来源,大肠埃希菌、脆弱类杆菌等均可合成大量 GABA。正常肝在清除来自肠道门脉血中 GABA 具有重要作用。在肝功能衰竭时肝细胞对来自肠道 GABA 的摄取和代谢降低,因而使外周血浆内的 GABA 水平升高。门-体分流也可使 GABA 直接进入血液;血中 GABA 增多,经过通透性增高的血脑屏障进入中枢,抑制神经系统。

2. GABA 的毒性作用　GABA 是哺乳动物最主要的抑制性神经递质。当脑内 GABA 增多时,与突轴后神经元的特异性 GABA 受体结合,引起 Cl^- 通道开放,Cl^- 进入神经细胞内增多,使神经细胞膜的静息电位处于超极化状态,加强突轴后的抑制作用,产生肝性脑病。

除上述因素在肝性脑病中起重要作用外,许多蛋白质和脂肪的代谢产物如硫醇、短链脂肪酸、酚等对肝性脑病的发生、发展也有重要作用。

二、诱发因素

凡能增加毒性产物来源、降低肝的解毒功能、增加脑对毒性产物的敏感性,使血脑屏障通透性增高的各种因素,均可成为肝性脑病的诱因。

1. 氮负荷过度　是诱发肝性脑病的常见原因。肝硬化患者常见的上消化道出血、过量蛋白质饮食、输血等外源性氮负荷过度,可促进血氨增高而诱发肝性脑病。由于肝肾综合征等所致的氮质血症、低钾性碱中毒或呼吸性碱中毒、便秘、感染等内源性氮负荷过度等,也常诱发肝性脑病。

2. 使用麻醉药、镇静药　肝功能障碍时使用麻醉药、镇静药、安眠药可加重肝损害,并因肝脏对药物的解毒作用减弱使药物对机体产生明显的毒性作用,从而诱发肝性脑病。

3. 其他因素　酗酒可进一步损伤肝细胞,加重肝功能障碍,诱发肝性脑病;感染时细菌及毒素可损害肝脏,感染引起的发热和组织坏死可增加蛋白质分解引起氨中毒;肝硬化腹水患者若一次性放腹水量过多、速度过快,使腹腔压力骤然下降、有效循环血量减少,可加重肝功能衰竭,导致肝性脑病。

三、防治的病理生理基础

肝性脑病的发病机制复杂,是多因素作用的结果,因此,肝性脑病的治疗应采取综合治疗措施。其中去除诱因和防治并发症尤为重要,主要包括以下方面。

(一)防治诱因

去除诱因,无论对尚未发生肝性脑病的肝功能严重障碍者,或是已经发生肝性脑病者,都是十分重要的。主要措施有:

1. 减少氮负荷　严格控制蛋白质的摄入量,减少组织蛋白质分解,减少氮负荷,减少肠源性毒性物质的产生。

2. 预防上消化道大出血　为防止食管下端静脉破裂出血,应避免进食粗糙、刺激性食物。

3. 防治便秘　减少肠道有毒物质吸收入血。

4. 慎用镇静剂和麻醉剂　即使使用最低量,也要警惕药物蓄积和对中枢的抑制作用。

5. 纠正碱中毒　减少肠道产氨和利于氨的排出。

(二)针对肝性脑病发病机制的治疗

1. 降低血氨　①口服新霉素,以抑制肠道菌群繁殖,减少氨的生成。②应用谷氨酸和精氨酸降低血氨浓度。③口服乳果糖降低肠道 pH,减少肠道产氨和利于氨的排出。④纠正水、电解质和酸碱平衡紊乱,特别是碱中毒。

2. 应用左旋多巴　它易于通过血脑屏障进入中枢神经系统,并转变为正常神经递质取代假性神经递质,使神经系统功能恢复正常。

3. 应用支链氨基酸　恢复血氨基酸平衡来治疗肝性脑病。

（李瑞琴）

第二十三章

肾 功 能 不 全

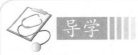

掌握:急性肾功能衰竭、慢性肾功能衰竭及尿毒症的概念。
熟悉:急、慢性肾功能衰竭的病因、发病机制及机体的功能和代谢变化。
了解:尿毒症的发病机制及机体的功能、代谢变化。

肾脏是泌尿系统的重要组成部分,具有许多重要的生理功能。①排泄功能:排出体内代谢产物和毒物。②调节功能:调节水、电解质和酸碱平衡及维持血压。③内分泌功能:产生肾素、前列腺素、促红细胞生成素及 1,25 -二羟维生素 D_3 等生物活性物质,并灭活甲状旁腺激素和胃泌素等,以调节体内相关物质的代谢平衡。

肾功能不全(renal insufficiency)是指各种原因引起肾脏泌尿功能严重障碍,导致多种代谢产物和毒物在体内蓄积,水、电解质和酸碱平衡紊乱以及肾脏内分泌功能障碍,并出现一系列症状和体征的临床综合征。肾功能衰竭(renal failure)是肾功能不全的晚期阶段,在临床应用中因发病机制相同而不加区别,根据发病缓急和病程长短,可将其分为急性和慢性两种,两者终末期的共同表现为尿毒症(uremia)。

第一节 急性肾功能衰竭

急性肾功能衰竭(acute renal failure, ARF)是指各种原因在短期内引起肾泌尿功能急剧降低,致使机体内环境发生严重紊乱的急性病理过程,主要表现有少尿或无尿、氮质血症、高钾血症、代谢性酸中毒和水中毒等,是临床常见的危重病症。

一、病因和分类

(一)病因

ARF 可由多种原因引起,一般将其分为肾前性、肾性和肾后性因素 3 类。

1. 肾前性因素 指凡能引起肾脏血液灌流量急剧减少(如失血、失液、烧伤、感染、血管床容积扩大、急性心力衰竭等)的因素,而这些因素均引起肾小球滤过率显著降低,由此引起的 ARF 称为肾前性 ARF,多见于各型休克的早期。肾前性因素引起的 ARF,早期尚未造成肾脏器质性损害,若能及时恢复肾血流灌注,肾功能可恢复正常,具有可逆性,又称为功能性 ARF (functional acute renal failure)。

2. 肾性因素 指在短期内能引起肾实质器质性病变,导致 ARF 发生的因素。主要见于肾实质损害,其中以急性肾小管坏死引起的 ARF 最为常见。肾性因素引起 ARF 时,因均有肾脏的器质性病变,又称为器质性 ARF(parenchymal acute renal failure)。常见的引起 ARF 的肾性因素有:

(1)急性肾小管坏死(acute tubular necrosis,ATN):多由肾持续缺血和肾毒物中毒引起。①肾持续缺血:严重休克、失血、烧伤和心力衰竭等所致肾缺血,造成肾小管坏死。②肾毒物中毒:汞、砷、铅、锑等重金属,先锋霉素、庆大霉素、卡那霉素、磺胺等药物,蛇毒、蕈毒、生鱼胆等生物性毒物和有机磷、甲醇等有机毒物,经肾脏排泄时,均可导致肾小管上皮细胞坏死。

(2)肾脏本身疾患:急性肾小球肾炎、恶性高血压病等所致的弥漫性肾小球病变,急性肾盂肾炎所致的肾间质损害,肾动脉血栓形成或栓塞等,均可引起 ARF。

3. 肾后性因素 指由下尿道(从肾盂至尿道口)的堵塞引起的 ARF,常见于双侧输尿管结石、前列腺癌、泌尿道及其周围的肿瘤。肾后性因素引起 ARF 的早期,肾脏并无器质性损害,如能及时解除梗阻,肾功能可很快恢复。

(二)分类

根据病因学分类,ARF 可分为肾前性、肾性和肾后性 ARF。根据尿量减少是否明显分为少尿型和非少尿型 ARF。根据肾实质是否损害,分为功能性 ARF 和器质性 ARF。

二、发病机制

不同类型 ARF 的发病机制不尽相同,但临床各种表现均源于肾小球滤过率(glomerular filtration rate,GFR)下降引起的尿量减少或无尿。下面简要介绍少尿型 ARF 的发病机制。

(一)肾血管及血流动力学异常

1. 肾灌注压下降 常因全身动脉血压显著下降引起,当血压降低到 50~70 mmHg(6.7~9.3 kPa)时,肾血流量和 GFR 降低 1/2~2/3;下降到 40 mmHg(5.3 kPa)时,肾血流和 GFR 几乎等于零。

2. 肾血管收缩 血容量减少或血压降低,可引起全身血管收缩,皮质肾单位的入球动脉收缩尤为明显,致使 GFR 降低。引起肾血管收缩的机制主要与交感-肾上腺髓质系统兴奋、儿茶酚胺分泌增多、肾素-血管紧张素系统激活,以及其他具有缩血管作用的活性物质增多有关。

3. 肾血流流变学变化 肾血管内皮细胞损伤、肿胀,导致管腔狭窄,血流阻力增加;血液黏度增高、白细胞附壁、血小板聚集等导致肾血管内凝血,均可进一步加剧肾缺血。

(二)肾小管因素

1. 原尿回漏 持续肾缺血或肾毒物作用,使肾小管上皮细胞坏死、脱落及 GBM 断裂,肾小管腔内的原尿经受损肾小管管壁漏入周围肾间质。原尿漏入肾间质,既可直接引起尿量减少,又可通过间质水肿压迫肾小管,使肾球囊内压升高,间接降低 GFR,引起尿量减少。

2. 肾小管阻塞 肾小管坏死时脱落的组织碎片、挤压综合征时形成的肌红蛋白、异型输血时的血红蛋白、大量服用磺胺类药产生的药物结晶等,均可造成肾小管管腔阻塞,妨碍原尿通过,引起少尿。同时,由于肾小管管腔内压升高导致球囊内压升高,使肾小球有效滤过压降低,GFR 下降,引起少尿。

(三)肾小球滤过系数降低

肾小球滤过系数(Kf)代表肾小球的通透能力,与滤过膜的面积和通透性有关。肾小球滤过率=滤过系数×有效滤过压,肾性因素引起急性肾实质损害,可因肾小球滤过膜损伤、滤过面积减少、系膜细胞收缩等致滤过系数降低,使 GFR 降低,引起少尿型 ARF。

(四)管-球反馈机制失调

管-球反馈机制是在肾单位水平的自身调节,它指的是当肾小管内液体中溶质浓度和流量发生改变时,其信号经肾小球旁器感受后,通过改变肾小球的血液灌流量和 GFR,以达到新的平衡。由

281

于某种病因如远曲小管内 Na^+ 和 Cl^- 浓度升高,经过管-球反馈机制异常激活后失调,促使肾小球入球小动脉明显收缩,GFR 持续下降,形成少尿。

总之,肾血管及血流动力学异常、肾小球滤过系数降低、肾小管损伤和管-球反馈机制失调等,是导致少尿型急性肾功能衰竭发病的主要机制。

三、发病过程、机体的功能和代谢变化

(一) 少尿型 ARF

其发展过程一般分为少尿期、多尿期和恢复期 3 个阶段。

1. 少尿期 此期患者的内环境严重紊乱,是病情最为危重的阶段,可持续数日至数周,平均 8～16 d。持续时间愈久,预后愈差。

(1) 尿的变化:①少尿或无尿,多数患者出现少尿(尿量<400 ml/d)或无尿(<100 ml/d),其机制已如上述。②尿比重降低,尿钠升高,因肾小管受损,对原尿浓缩、稀释功能及重吸收功能障碍所致。③血尿、蛋白尿、管型尿等,因肾小球滤过膜受损及肾小管损伤所致。

功能性 ARF 与器质性 ARF 相比,由于肾实质未损害,患者无肾小球和肾小管功能障碍,故两者仅有尿量减少的共同表现,在尿液成分改变方面有明显的区别,临床上不出现上述②、③中的表现,患者尿钠水平较低、尿比重高、尿蛋白和尿沉渣微量,可以此鉴别。

(2) 水中毒:ARF 时,由于少尿、分解代谢产生的内生水增多,水摄入过多等原因,可导致体内水潴留、稀释性低钠血症和细胞水肿。严重时可出现心功能不全、肺水肿和脑水肿。因此,此期患者应严密控制补液速度和补液量。

(3) 高钾血症:是 ARF 最严重的并发症,可引起心室纤颤、心脏骤停,常为少尿期患者死亡的主要原因。发生机制主要为:①少尿使肾脏排钾减少;②代谢性酸中毒和组织损伤使细胞内钾向胞外转移;③摄入过多含钾食物、药物,使用保钾利尿剂;④输入库存血液等。

(4) 氮质血症(azotemia):血液中尿素、肌酐、尿酸等非蛋白氮含量显著增多,称氮质血症。严重的氮质血症可引起尿毒症而危及生命。其发生主要与肾脏排泄功能障碍和体内蛋白质分解增加等因素有关。

(5) 代谢性酸中毒:具有进行性、不易纠正的特点。酸中毒可使心肌收缩力减弱、血管扩张,以致心排血量减少、血压降低,并促进高钾血症发生。其发生主要与尿量减少使酸性代谢产物在体内蓄积,肾小管泌 H^+ 功能障碍使 $NaHCO_3$ 重吸收减少,以及分解代谢增强使酸性代谢产物形成增多有关。

2. 多尿期 尿量增加到 400 ml/d 以上,表示进入多尿期,说明肾功能开始恢复和病情开始好转,以后尿量逐渐增多,甚至可达每日 3 000 ml 以上。

产生多尿的机制为:①肾血流量和肾小球滤过功能逐渐恢复。②肾间质水肿消退、肾小管阻塞解除。③少尿期潴留在体内的尿素等代谢产物排出增多,使原尿渗透压增高,产生渗透性利尿作用。④肾小管上皮细胞虽已再生,但其功能尚未完全恢复,重吸收功能仍较低下。

在多尿期早期,由于肾功能尚未完全恢复,其高钾血症、氮质血症、酸中毒等尚不能立即得到改善;而多尿期后期,则可因尿量过多而易发生脱水、低钠血症和低钾血症,应及时予以纠正。多尿期一般持续 1～2 周,进入恢复期。

3. 恢复期 患者尿量开始减少并逐渐恢复正常,但多尿期和恢复期之间并无明显界限,而肾功能恢复正常约需 3 个月至 1 年。多数 ARF 患者可以痊愈,少数病例则可发展成慢性肾功能衰竭。

(二) 非少尿型 ARF

约占 ARF 的 20%,其特点是尿量减少不明显,每日 400～1 000 ml,产生原因可能与肾小球滤

过功能损害较轻,同时存在肾小管浓缩功能障碍,使终末尿占原尿的比例有所增加所致。患者临床症状较轻,病程较短,并发症较少,预后较好。但如因误诊或治疗不当,非少尿型可转变为少尿型ARF,致使病情恶化。

第二节　慢性肾功能衰竭

慢性肾功能衰竭(chronic renal failure,CRF)是指各种肾脏疾病的晚期,由于肾单位进行性破坏,残存肾单位不足以充分排出代谢废物和维持内环境恒定,致使体内代谢产物蓄积,水、电解质和酸碱平衡紊乱,以及肾脏内分泌功能障碍的病理过程。

一、病因

肾脏疾患,如慢性肾小球肾炎、慢性肾盂肾炎、肾结核、系统性红斑狼疮、多囊肾、肾肿瘤等;肾血管疾患,如高血压性肾小动脉硬化、糖尿病性肾小动脉硬化、结节性动脉周围炎等;以及尿路结石、前列腺肥大等导致慢性尿路梗阻的疾患,因都能引起肾实质慢性进行性损害,故均可成为CRF的病因,其中50%~60%的CRF由慢性肾小球肾炎引起。

二、发病过程

肾脏具有强大的储备代偿能力,故CRF的发展呈现为缓慢的、渐进的过程。根据病变的发展将CRF分为4期,并以内生肌酐清除率作为评价慢性肾功能衰竭的重要指标(内生肌酐清除率=尿肌酐浓度÷血浆肌酐浓度×每分钟尿量,正常值为80~120 ml/min),见表23-1。

1. **肾功能不全代偿期**　肾储备能力虽逐渐降低,但尚能维持内环境稳定,无临床症状。此期内生肌酐清除率降低至50~80 ml/min,无血液生化指标的异常。但由于肾储备能力降低,在感染而水、钠负荷突然增加时易出现内环境紊乱。

2. **肾功能不全失代偿期**　肾储备能力进一步下降,有功能的肾单位进一步减少,即使通过代偿也不能维持内环境稳定,可出现多尿和夜尿、轻中度氮质血症、酸中毒、贫血等。内生肌酐清除率降至20~50 ml/min。

3. **肾功能衰竭期**　肾功能显著减退,内环境严重紊乱,出现明显的氮质血症、代谢性酸中毒、高磷血症、低钙血症和严重贫血等。内生肌酐清除率降至20 ml/min以下。

4. **尿毒症期**　为肾功能衰竭晚期,表现出更为严重的氮质血症和水、电解质与酸碱平衡紊乱,并出现一系列尿毒症中毒症状。内生肌酐清除率降至10 ml/min以下。

表 23-1　慢性肾功能衰竭的发展阶段

分　期	内生肌酐清除率(ml/min)	血尿素氮(mmol/L)	血肌酐(μmol/L)	氮质血症	临床表现
肾功能不全代偿期	>50	<9	<178	无	除原发病外、无临床症状
肾功能不全失代偿期	20~50	9~20	178~445	轻度或中度	乏力、贫血、多尿、夜尿、消化道不适
肾功能衰竭期	<20	20~28	445~707	较重	严重贫血、代谢性酸中毒和低钙、高磷、高氯、低钠血症
尿毒症期	<10	>28.6	>707	严重	尿毒症的各种症状

三、发病机制

CRF 的发病机制十分复杂,至今尚未完全阐明。

(一)发病学说

目前多采用 Briker 提出的三种学说来解释。

1. 健存肾单位学说　慢性肾脏疾病时,随病情缓慢进展,因肾单位不断被破坏并丧失功能,使健存的肾单位逐渐减少,肾脏储备代偿功能日益减退,不足以维持内环境稳定,导致 CRF 发生。

2. 矫枉失衡学说　指肾疾患晚期,机体在"矫正"某种物质代谢平衡时,过多产生的一种调节性介质却对其他系统产生了有害作用,从而使内环境进一步紊乱(失衡)。如 CRF 时,因肾小球滤过率降低,使血磷增加而血钙降低。此时,机体代偿性地出现甲状旁腺功能亢进,通过分泌过多的甲状旁腺激素(PTH),抑制肾小管对磷的重吸收,增加肾脏对磷的排泄,降低血磷,"矫正"体内的高磷状态,维持内环境稳定。但长期持续 PTH 分泌增多会动员骨钙入血,使骨质脱钙而发生肾性骨营养不良等。同时,PTH 还参与尿毒症时的许多代谢障碍过程,加重内环境的紊乱,出现矫枉失衡。

3. 肾小球超滤学说　该学说是健存肾单位学说的补充和发展。慢性肾脏疾病使肾单位不断遭受破坏并丧失功能,肾脏泌尿功能只能依靠健存肾单位来维持,随着病变发展,健存的肾单位因代偿负荷过重,出现高灌流和过度滤过,逐渐纤维化和硬化,最后也丧失功能,促进 CRF 的发生。

(二)肾单位功能丧失的机制

1. 原发病的作用　各种慢性肾脏疾患可通过炎症反应、免疫反应、缺血、尿路梗阻、大分子物质沉积等各种机制,造成肾实质进行性破坏。

2. 继发性进行性肾小球硬化　肾功能损伤达到一定程度后,即使原发病因去除,病情仍然进行性发展。其共同特征为系膜细胞过度生长和细胞外基质蛋白过度聚集,导致肾小球硬化、肾小球毛细血管闭塞和 GFR 下降。

3. 肾小管-间质损伤　主要表现为肾小管内细胞堆积、管腔堵塞,间质炎症及纤维化等。

综上所述,CRF 的发病机制主要是通过原发病的作用、继发性进行性肾小球硬化及肾小管-间质的损伤,导致有功能的肾单位不断减少,使肾功能逐渐丧失。

四、机体的功能和代谢变化

(一)尿的变化

1. 尿量变化　CRF 早期,患者常出现多尿、夜尿,晚期出现少尿。

(1)多尿:指 24 小时尿量超过 2 000 ml,其产生机制与下列因素有关:残存肾小球的血流量代偿性增多,原尿形成多、流速快,使肾小管来不及重吸收;原尿中的溶质增多产生渗透性利尿作用;肾髓质高渗环境破坏使尿浓缩功能降低。

(2)夜尿:正常成人夜间尿量和白天尿量分别占每日尿量的 2/3 和 1/3,CRF 早期夜尿增多,可接近甚至超过白天尿量,其机制不明。

(3)少尿:指 24 小时尿量少于 400 ml。当健存肾单位极度减少,肾小球滤过率显著降低时患者出现少尿。

2. 尿渗透压变化　CRF 早期,肾小管浓缩功能减退而稀释功能正常,使尿比重降低,因此出现低比重尿或低渗尿。晚期,由于肾小管浓缩、稀释功能均丧失,使尿渗透压接近血浆晶体渗透压(300 mmol/L),尿比重常固定在 1.008～1.012,即为等渗尿。

（二）氮质血症

CRF 早期，血中非蛋白氮含量无明显升高。晚期，因肾单位大量破坏及 GFR 显著降低，出现氮质血症。

1. **血浆尿素氮** CRF 时，氮质血症以血浆尿素氮增多为主，但应该注意到，血浆尿素氮在 GFR 下降到正常值的 40% 以前，仍可在正常范围内，其浓度除受 GFR 的影响外，也受外源性（蛋白质摄入）和内源性（感染、胃肠道出血）等尿素负荷的影响，故用血浆尿素氮判断肾功能衰竭时应考虑这些因素。

2. **血浆肌酐** 血浆肌酐浓度与外源性蛋白质摄入量无关，仅与肌肉中磷酸肌酸分解产生的肌酐量和肾脏排泄肌酐的功能有关，能较好地反映 GFR，临床上常用内生肌酐清除率作为评价肾功能的重要指标。但在 CRF 早期，血浆肌酐浓度变化也并不明显。

（三）水、电解质代谢紊乱

1. **水钠代谢失调** CRF 时，肾对水钠负荷的调节能力降低。水摄入增加时可发生水潴留，引起肺水肿、脑水肿和心力衰竭。而严格限制水摄入时，则可发生脱水而导致血容量减少甚至血压降低。CRF 时，尿钠排出量增加，若过多限制钠的摄入，易引起低钠血症，导致细胞外液和血容量减少，CRF 患者失钠的机制主要与渗透性利尿作用和甲基胍蓄积抑制肾小管对钠重吸收有关。但对 CRF 患者补钠应慎重，避免摄入过多而导致钠水潴留，使血压升高，加重心脏负荷等不良后果。

2. **钾代谢失调** CRF 患者早期，血钾浓度可长期维持正常。当晚期患者出现少尿、严重酸中毒、急性感染、摄钾过多或长期应用保钾利尿药时，可发生高钾血症。若进食过少、严重腹泻或应用排钾利尿药过多时，则可出现低钾血症。高钾血症和低钾血症均可影响神经肌肉和心脏的活动，严重时可引起严重心律失常，甚至心脏骤停。

3. **钙、磷代谢失调** CRF 时，血磷升高、血钙降低、继发甲状旁腺功能亢进和肾性骨营养不良。CRF 早期 GFR 降低，尿磷排出减少而致高磷血症。因血磷、血钙浓度之积为一常数，血磷升高必将导致血钙降低。血钙减少刺激甲状旁腺分泌 PTH，抑制肾小管对磷的重吸收，使磷排出增多，血磷可恢复正常。但随病情进展，CRF 晚期健存肾单位极度减少，GFR 极度下降，PTH 分泌增多已不足以充分排磷，导致血磷水平显著升高。同时，PTH 增多又加强了溶骨活性，使骨盐溶解、骨质脱钙，引发肾性骨营养不良，表现为儿童肾性佝偻病、成人骨软化症、纤维性骨炎和骨质疏松等。

CRF 时引起低钙血症的机制有：①血浆钙磷浓度之积为一常数，血磷增高导致血钙降低。②肾实质损伤使 1,25 -二羟维生素 D_3 生成不足，小肠对钙的吸收减少。③血磷增高时，磷酸根自肠道排出增多，可与食物中的钙形成不溶性磷酸钙，妨碍小肠对钙的吸收。④肾毒物滞留可损伤肠道，影响钙的吸收。

（四）代谢性酸中毒

CRF 晚期受损肾单位增多，可引起代谢性酸中毒，其发生机制与下列因素有关：由于 GFR 降低，硫酸、磷酸等酸性代谢产物排出减少，而机体分解代谢增强，酸性代谢产物生成增多；同时，肾小管泌 H^+、排 NH_4^+ 功能降低，影响 Na^+ 和 HCO_3^- 重吸收。酸中毒对神经和心血管系统具有抑制作用，并可促进细胞内钾外逸和骨盐溶解。

（五）肾性高血压

为 CRF 的常见并发症，其发生机制如下。

1. **钠水潴留** CRF 时肾脏排泄功能降低，使钠水潴留，从而引起血容量增加、心排血量增多、血压升高，称为钠依赖性高血压。

2. 肾素-血管紧张素-醛固酮系统活性增强　CRF 时,大部分肾单位纤维化、玻璃样变使肾血流量减少,肾素-血管紧张素-醛固酮系统激活。其中,血管紧张素形成过多造成外周血管强烈收缩,而醛固酮增多又导致钠水潴留,共同促成血压升高。

3. 肾分泌扩血管物质减少　CRF 时肾间质细胞分泌前列腺素 E_2 和 A_2 等舒张血管的物质减少,使其扩血管、排钠、降低交感神经活性等降压作用减弱,引起血压升高。肾性高血压可促使肾功能进一步减退,肾功能减退又促进血压进一步升高,从而导致恶性循环。

(六)出血倾向

CRF 患者常伴有出血倾向,表现为皮肤瘀斑、鼻衄、胃肠道出血等。其发生主要与血中毒性物质对血小板功能的抑制有关,而与血小板数量减少的关系不大。血小板功能障碍,主要表现为血小板黏附和聚集功能降低,血小板第3因子释放受抑,凝血酶原激活物生成减少等。

(七)肾性贫血

CRF 患者大多伴有贫血,且常常贫血程度与肾功能损害程度平行。肾性贫血的发生机制为:肾促红细胞生成素减少,导致骨髓红细胞生成减少;体内毒性物质蓄积对骨髓造血功能产生抑制作用;胃肠功能减退,使铁、叶酸和蛋白质等造血原料的吸收、利用障碍;毒性物质增多,使红细胞脆性增加及血小板功能受抑,引起溶血和出血,造成红细胞破坏、丢失过多和氮质血症。

第三节　尿　毒　症

尿毒症是急性和慢性肾功能衰竭的最严重阶段,除水与电解质紊乱、酸碱平衡和肾脏内分泌功能失调外,还出现内源性毒性物质蓄积而引起的一系列自体中毒症状,称为尿毒症。尿毒症患者需要靠透析和肾移植来维持生命。

一、尿毒症毒素

目前认为,尿毒症主要是体内产生多种尿毒症毒素引起的自体中毒。能引起尿毒症症状的代谢产物或毒性物质,称为尿毒症毒素。

(一)来源

尿毒症毒素来源包括:正常代谢产物在体内蓄积,如尿素、胍、多胺等;正常生理活性物质的浓度过高,如 PTH 等;毒性物质经机体代谢所产生的新毒性物质。

(二)分类

根据尿毒症毒素的分子量可分为 3 类。

1. 小分子毒素　分子量<500,包括尿素、肌酐、胍类、胺类、酚等。

2. 中分子毒素　分子量 500~5 000,多为细菌和细胞的代谢或裂解产物。

3. 大分子毒素　分子量>5 000,主要是体内异常增多的激素,如 PTH、胃泌素、生长激素等。

(三)常见的尿毒症毒素

1. 尿素　血中尿素浓度持续过高可引起头痛、恶心、呕吐、糖耐量降低、出血倾向。尿素的代谢产物氰酸盐可使蛋白质发生氨基甲酰化,从而抑制多种酶的活性和影响神经中枢的整合功能。

2. 甲状旁腺激素　PTH 可引起肾性骨营养不良、皮肤瘙痒、高脂血症、软组织坏死、周围神经损伤,并促进胃溃疡形成和铝在脑中蓄积而致尿毒症痴呆等。

3. 胍类化合物　为体内精氨酸的代谢产物。其中,甲基胍毒性最强,可引起厌食、呕吐、抽搐、溶血和心室传导阻滞等;胍基琥珀酸可抑制血小板功能,促进溶血等。

4. 多胺　是氨基酸代谢产物,包括精氨、精脒、尸胺、腐胺等。胺类物质在体内积聚可引起厌食、恶心、呕吐,并可增加微血管通透性,促进脑水肿、肺水肿的发生。

5. 未知中分子毒素　其化学结构不明确,包括正常代谢产物、细胞代谢紊乱产生的多肽、细胞或细菌崩解产物等。中分子毒素浓度增高可引起周围及中枢神经病变、嗜睡、运动失调,并能抑制红细胞生成、白细胞吞噬和细胞免疫功能等。

此外,肌酐、尿酸、酚类和大分子毒素,对机体也有一定的毒性作用。尿毒症的发生是多因素综合作用的结果。

二、机体的功能、代谢变化和发生机制

尿毒症时,机体可出现各器官系统功能及代谢障碍所引起的临床表现。

(一)神经系统变化

中枢神经系统功能紊乱是尿毒症的主要表现,如尿毒症脑病和周围神经病变,发生率可高达80％以上。尿毒症脑病表现为头痛、头昏、烦躁不安、记忆力减退,严重时可出现神经抑郁、嗜睡、昏迷等;周围神经病变表现为乏力、腱反射减弱或消失,严重时可出现运动障碍。其发生机制可能与某些毒物蓄积、电解质和酸碱平衡紊乱、肾性高血压引起脑血管痉挛、脑细胞缺氧和脑水肿有关。

(二)心血管系统变化

临床主要表现为充血性心力衰竭和心律失常,晚期可出现尿毒症性心包炎等。其中,心力衰竭与钠水潴留、高血压、酸中毒、贫血、毒性物质等因素有关;心律失常与高钾血症有关;心包炎系尿毒症毒素直接刺激心包引起,多为纤维素性心包炎。

(三)消化系统变化

症状出现最早,主要表现为食欲减退、恶心、呕吐、腹泻、消化道出血等。其主要机制是因消化道细菌尿素酶分解尿素产氨增加,刺激胃肠道黏膜,引起假膜性炎或溃疡。此外,胃泌素灭活减少,刺激胃酸分泌增多,也可促使溃疡形成。

(四)呼吸系统变化

临床主要表现为呼吸困难、呼气有氨味、肺水肿、尿毒症肺炎及纤维素性胸膜炎等。其中,酸中毒可引起深而慢的呼吸(Kussmaul 呼吸);尿素经唾液酶分解生成氨可使呼气中有氨味;钠水潴留、心力衰竭、低蛋白血症等与肺水肿形成有关;尿素刺激则可引起纤维素性肺炎和胸膜炎。

(五)免疫系统变化

以细胞免疫功能障碍为主,患者血中 T 淋巴细胞绝对数减少、迟发型皮肤超敏反应减弱、中性粒细胞趋化性降低等,以致患者常并发严重感染,成为尿毒症的主要死因之一。

(六)内分泌系统变化

除肾内分泌功能如前列腺素、促红细胞生成素、1,25 -二羟维生素 D_3 等分泌障碍和继发 PTH 分泌过多外,常出现性激素分泌紊乱和性功能障碍,主要表现为女性患者月经不规则、闭经、流产,男性患者性欲减退、阳痿、精子减少或活力下降等。

(七)皮肤变化

常见皮肤瘙痒、干燥,在汗腺开口处可见细小的白色结晶,称为尿素霜。皮肤瘙痒主要与毒性物质对皮肤感觉神经末梢的直接刺激和继发甲状旁腺功能亢进所致皮肤钙盐沉积有关;尿素霜是因尿素随汗排出时在汗腺开口处沉积而成。患者还可出现尿毒症特殊面容,表现为皮肤黑色素沉积、贫血和眼睑肿胀等。

此外,尿毒症患者物质代谢方面也出现异常,表现为葡萄糖耐量降低、负氮平衡、高脂血症等。

第四节　肾功能衰竭防治的病理生理基础

一、急性肾功能衰竭防治的病理生理基础

1. 积极治疗原发病　休克早期引起的功能性肾功能衰竭,应采取有效的抗休克措施;对持续肾缺血造成肾小管坏死的器质性肾功能衰竭,应在少尿期严格控制输液量。

2. 积极处理并发症

1）高钾血症的治疗方法:①静脉滴注葡萄糖和胰岛素,促进细胞外钾进入细胞内。②静脉缓注葡萄糖酸钙,对抗高钾血症对心脏的毒性作用。③应用钠型阳离子交换树脂,促进肠道排钾。④对严重高钾血症者应采用透析疗法,防止出现严重的心律失常和心脏骤停等。

2）氮质血症的控制方法:①静脉滴注葡萄糖减少蛋白质的分解代谢。②静脉缓慢滴注必需氨基酸促进蛋白质合成和肾小管上皮细胞的再生。③采用透析疗法以排除非蛋白氮等。

3. 合理使用药物　慎用对肾脏有毒性的药物,避免肾脏的进一步损害。

4. 饮食和支持疗法　少尿期限制蛋白质的摄入量,静脉滴注葡萄糖和必需的氨基酸;多尿期要注意补充水、电解质与维生素等;恢复期注意加强营养。

二、慢性肾功能衰竭和尿毒症防治的病理生理基础

1. 治疗原发病　防止肾实质的进一步损害。

2. 合理膳食　供给优质低蛋白质、高热量饮食,同时注意补充维生素。

3. 消除能增加肾功能负担的诱因　防止外伤、感染、手术等,加强护理。

4. 对症治疗　①降压治疗,合理使用利尿药、肾上腺素能神经阻断剂、钙通道阻断剂、RAS阻断剂和血管肽酶抑制剂等降压药,可有效控制血压,延缓肾功能恶化,减少心力衰竭和脑血管意外的发生率。②纠正水、电解质、酸碱平衡紊乱,有利于控制心律失常,增强心肌收缩力;纠正贫血,可改善组织供血供氧。

5. 透析和肾移植　肾功能衰竭患者必要时采取腹膜透析、血液透析,甚至进行肾移植治疗;当发生尿毒症时,应采取抢救措施,以维持内环境稳定。

（何彦丽）

主要参考书目

［1］ 黄玉芳. 病理学［M］. 3 版. 上海：上海科学技术出版社，2018.

［2］ 金惠铭，王建枝. 病理生理学［M］. 7 版. 北京：人民卫生出版社，2008.

［3］ 陈杰，李甘地. 病理学［M］. 北京：人民卫生出版社，2005.

［4］ 李玉林. 病理学［M］. 7 版. 北京：人民卫生出版社，2011.

［5］ 李桂源. 病理生理学［M］. 2 版. 北京：人民卫生出版社，2010.

［6］ 步宏. 病理学与病理生理学［M］. 2 版. 北京：人民卫生出版社，2008.

［7］ 金惠铭，王建枝. 病理生理学［M］. 6 版. 北京：人民卫生出版社，2006.

［8］ 陈主初. 病理生理学［M］. 北京：人民卫生出版社，2005.

［9］ 黄玉芳. 病理学［M］. 北京：中国中医药出版社，2007.

［10］ 杨光华. 病理学［M］. 5 版. 北京：人民卫生出版社，2002.

［11］ 吴伟康，赵卫星. 病理学［M］. 北京：人民卫生出版社，2007.

［12］ 谭郁彬，张乃鑫. 外科诊断病理学［M］. 天津：天津科学技术出版社，2000.

［13］ 李玉林. 病理学［M］. 北京：人民卫生出版社，2008.

［14］ 黄启福. 病理学［M］. 北京：科学出版社，2007.

［15］ 陈杰，李甘地. 病理学［M］. 2 版. 北京：人民卫生出版社，2010.

［16］ Vinay K，Ramzi SC，Stanley LR. Robbins Basic Pathology ［M］. 7th ed. Beijing：University Medical Press，2003.

［17］ Chadrasma P，Taylor CR. Concis Pathology ［M］. 2nd ed. London：Prentice-Hall International，1995.

［18］ Stevens A，Lows J. Pathology ［M］. London：Mosby Co，1995.

［19］ Colucci WS，Braunwald E. Pathophysiology of heart failure. In：Braunwald E. Heart disease ［M］. 5th ed. Philadelphia：Saunders，1997.

［20］ 冷静. 病理学［M］. 北京：科学出版社，2002.

［21］ 王恩华. 病理学［M］. 北京：高等教育出版社，2005.

［22］ 吴其夏. 新编病理生理学［M］. 北京：中国协和医科大学出版社，2002.

［23］ 吴立玲. 病理生理学［M］. 2 版. 北京：北京大学医学出版社，2005.

［24］ 王建枝，钱睿哲. 病理学与病理生理学［M］. 3 版. 北京：人民卫生出版社，2015.

［25］ 黄玉芳，刘春英. 病理学［M］. 4 版. 北京：中国中医药出版社，2016.